Werner H. Ritter / Bernhard Wolf (Hg.)

Heilung – Energie – Geist

Heilung zwischen Wissenschaft, Religion und Geschäft

Mit 3 Abbildungen

Vandenhoeck & Ruprecht

Biblisch-theologische Schwerpunkte

BAND 26

Bibliografische Information Der Deutschen Bibliothek

Die Deutsche Bibliothek verzeichnet diese Publikation in der
Deutschen Nationalbibliografie; detaillierte bibliografische Daten
sind im Internet über <http://dnb.ddb.de> abrufbar.

ISBN 3-525-61585-X

Umschlagabbildung: Sunlight Reflecting in Blue Water
© Guy Motil/CORBIS

Printed in Germany.
Satz: Satzspiegel, Nörten-Hardenberg
Druck und Bindung: Hubert & Co., Göttingen

Gedruckt auf alterungsbeständigem Papier.

Vorwort

„Zur Heilung der Welt" hieß das Thema der Zehnten Vollversammlung des Lutherischen Weltbundes in Winnipeg/Kanada 2003. Vorliegendes Buch nimmt das Stichwort *Heilung* auf.

Als verloren gegangene Kunst und ganzheitliches Geschehen wird „Heilen" in jüngster Zeit in unterschiedlichen Zusammenhängen wieder entdeckt und öffentlich thematisiert. Unkonventionelle Heilverfahren werden zunehmend zur wissenschaftlichen Herausforderung über die so genannte Schulmedizin hinaus. Neben Medizin und Psychologie zeigen sich daran, wenngleich unterschiedlich und mitunter sehr vorsichtig, Theologie und Religionswissenschaft interessiert, des Weiteren sogar auf den ersten Blick dem Thema eher fern stehende Wissenschaften wie Physik und Jurisprudenz.

Wir legen hiermit der interessierten Öffentlichkeit einen Band vor, der sein besonderes Profil dadurch bekommt, dass er das *Thema Heilung zum einen multidisziplinär erschließt und es zum anderen in das Spannungsfeld von Energie und Geist rückt* – Phänomene und Begriffe, die im Kontext von Heilung immer wieder in unterschiedlicher Konnotation auftauchen und theologisch, geistes- und naturwissenschaftlich auf ihre Konsistenz, Tragfähigkeit und ihre Anschlussfähigkeit hin zu überprüfen sind. Letztlich geht es dabei um die fundamentale Frage, mit welchen Bedingungs- und Einflussfaktoren wir heute bei Heilungsprozessen sinnvoller Weise rechnen können oder sogar müssen.

Die Idee zu diesem Buch geht auf eine Ringvorlesung an der Universität Bayreuth im Wintersemester 2002/2003 zurück, welche die beiden Herausgeber planten und moderierten. Da das Thema seiner Zeit nicht zuletzt infolge der Internet-Life-Übertragung der Vorlesungen enorm viel Aufmerksamkeit fand, reifte der Entschluss zu einer Buchfassung. Mehr als die Hälfte der hier vertretenen Autoren hat dafür neue Beiträge verfasst. Gerne hätten wir auch weibliche Stimmen zu diesem Thema zu Wort kommen lassen, aber unglücklicher Weise waren alle eingeladenen Autorinnen verhindert, einen Artikel zu verfassen.

An dieser Stelle ist Dank zu sagen: den Autoren für ihr Engagement, den Mitarbeitenden am Lehrstuhl Evangelische Theologie II der Universität Bayreuth, Frau Kathrin Tauscher, Frau Kerstin Stangl M. A., Frau Michaela Albrecht und Herrn apl. Prof. Dr. E. Nestler für vielfältige Zuarbeit, ebenso wie den Mitarbeiterinnen am FIZ Neue Religiosität der Universität Bayreuth, Frau Bärbel Mantz und Frau Anne Wolf, ferner Frau Dr. med. Inge Dannecker für zahlreiche Impulse und schließlich der Evangelisch-Lutherischen Kirche in Bayern sowie der VELKD für die finanzielle Unterstützung bei der Drucklegung.

Bayreuth,   *Werner H. Ritter*
im März 2005   *und Bernhard Wolf*

Inhalt

8

Einführung in die Texte

Der Praktische Theologe *Werner H. Ritter* schreibt in seinem einleitenden Beitrag „Heilung, Energie, Geist als wissenschaftliche Herausforderung" über Hoffnungen und Enttäuschungen, die sich mit der modernen Medizin verbinden. Die seit geraumer Zeit zutage tretenden Bedürfnisse nach einer „anderen Medizin" entstünden dabei aus entsprechenden Defiziten „moderner" Medizin und Theologie in Sachen Heilung. Vor diesem Hintergrund versteht der Autor alternative Medizin als wissenschaftliche Herausforderung, die Chancen zu einem mehrperspektivischen erklärenden und verstehenden Zugang zu Heilung bietet. Dabei könnten auch bislang eher vernachlässigte Faktoren, wie z. B. Energie, Geist etc. eine Rolle spielen.

Der Humanmediziner *Eike Uhlich* fragt in seinem Artikel „Die verlorene Kunst des Heilens. Reflexionen zu Thesen von Bernhard Lown": Was verstehen wir unter Heilen? Ist diese wichtige ärztliche Kunst wirklich in Vergessenheit geraten? Wurde Heilen durch all das, was „moderne Medizin" ausmacht, an die Peripherie ärztlichen Handelns gedrängt? Der Autor geht diesen Fragen im Dialog mit dem Buch „Die verlorene Kunst des Heilens" von Bernard Lown nach, skizziert ausgewählte Problemaspekte des gegenwärtigen Medizinsystems und zeigt, dass gerade heute die Rückbesinnung auf ein „ganzheitliches" Verstehen und Sorgen um den Patienten besonders wichtig ist: um ihn zu „heilen"...!

Der Psychologe und Psychiater *Jakob Bösch* schreibt zum Thema „Geistig-energetisches Heilen in Medizin und Psychiatrie". Auf dem Hintergrund wichtiger geschichtlicher Traditionen des Geistheilens in der abendländischen Medizin stellt er moderne Auffassungen und Erklärungsansätze solcher Heil-Wirkungen dar. Vor allem der Begriff der „Information in einem holographischen Universum" gewinne zunehmend Anerkennung als ein die verschiedenen Theorien vereinheitlichendes Konzept. Nach kurzen Ausführungen zum geistigen und seelischen Zustand der Heiler selbst wird anhand mehrerer Fallbeispiele das geistige Heilen in der Psychiatrie erläutert, das durchaus erstaunliche Erfolge zu verbuchen hat und das nach Ansicht des Autors eine ernst zu nehmende Ergänzung zu schulmedizinischen Behandlungsweisen darstellt.

Im Beitrag „Heilen durch ‚Energien'. Theoretische Überlegungen" konstatiert der Medizinpsychologe *Harald Walach*, dass geistiges Heilen und Heilen durch Gebet, im Kontakt oder aus der Ferne, im Rahmen unseres aufgeklärten modernen Weltbildes fragwürdig geworden sind, weil wir keinerlei Modellvorstellungen darüber haben, wie eine solche „Heilwirkung" vermittelt sein könnte. Dafür ist nach Auffassung des Autors v. a. ein verkürzter Ursachenbegriff, gekoppelt mit einem Beharren auf der Notwendigkeit lokaler Ursachen, verantwortlich. Ausgehend vom Synchronizitätsbegriff C. G. Jungs und neueren Entwicklungen der Quantenmechanik entwickelt er einen theoretischen Ansatz, der es ihm erlaubt, Phänomene der Heilung und der Fernheilung zu beschreiben, ohne dabei dem herrschenden Weltbild Gewalt anzutun, d. h. ohne esoterische Energien oder unwahrscheinliche Wirkungen bekannter Energien postulieren zu müssen. Wie dies konkret vorstellbar wäre, legt der Autor dar – verbunden mit einigen Überlegungen dazu, was dies praktisch-therapeutisch und forschungspraktisch bedeutet.

Mit Ausführungen zu „Energie, Leben und Heilung" wendet sich der Physiker *Martin Lambeck* gegen pseudo-physikalische Begründungen, die häufig zur „Verwissenschaftlichung" alternativer Heilmethoden herangezogen werden und vom Laien nicht leicht als falsch oder fragwürdig identifiziert werden können. Nach einer anschaulichen Erklärung zentraler Begriffe zeigt er, dass Physik und Alternativmedizin zwar oft die selben Wörter benutzen, aber etwas ganz Unterschiedliches damit meinen. Sodann demonstriert der Autor, wie physikalische Phänomene in ungerechtfertigter Weise auf andere Bereiche des Lebens übertragen werden und erläutert, warum der Physiker bestimmte Schlussfolgerungen nicht akzeptieren kann. So lasse sich z. B. aus dem Energieerhaltungssatz nicht einfach auf die Unsterblichkeit der menschlichen Seele schließen, da dieser Satz nur innerhalb der Physik anwendbar ist.

Mit „Geistiges Heilen als Lebenshilfe zwischen Therapie und Spiritualität. Religionskulturelle Orientierungen" hat Pfarrer *Bernhard Wolf* einen Artikel verfasst, in dem er die These vertritt, dass das sog. „Geistige Heilen" zunehmend an gesellschaftlicher Bedeutung gewinnt. Es stelle auch eine religionskulturelle Problemanzeige dar, insofern es auf eine Vielzahl religiöser Gruppen und Bewegungen verweise, aber auch in ganz unterschiedliche Kontexte führe wie die moderne Esoterik, den Spiritismus, das Positive Denken, die Charismatische Bewegung etc. Der Beitrag skizziert das heutige Spektrum Geistigen Heilens, seine Grundannahmen und Grundtypen und unternimmt eine religionskulturelle Ortsbestimmung. Geistiges Heilen wird im Spannungsfeld von Therapie und Spiritualität verortet: als spirituelle Lebenshilfe.

In seinem Beitrag „Alles was Recht ist – Alternative Heilverfahren in rechtlicher Sicht" geht der Rechtswissenschaftler *Gerhard Dannecker* der Frage nach, welche Grenzen bei alternativen Heilmethoden durch rechtliche Bestimmungen gesetzt sind und wie diese Regelungen in der Rechtspraxis angewendet werden. Er spricht dabei insbesondere die Zulassungserfordernisse für Heilberufe in Deutschland an. Sodann analysiert er die Anforderungen an die Ausübung der Heilkunde und die Aufklärungspflichten gegenüber den Patienten und geht auch auf die aktuelle Rechtsprechung des Bundesverfassungsgerichts zur Zulässigkeit des Geistheilens ohne staatliche Zulassung und die daraus resultierenden Gefahren ein. Hier fordert der Autor ein „Lebensbewältigungshilfegesetz", das es der Gesellschaft ermöglicht, angemessen auf die Gefahren zu reagieren, die von einem den Gesundheitsmarkt zunehmend unterwandernden Psychomarkt ausgehen, plädiert aber auch für Rahmenbedingungen, die der Patientenautonomie besser Rechnung tragen.

Die Ausführungen des Religionswissenschaftlers *Kocku von Stuckrad* befassen sich mit dem Thema „Heilung durch die Geister: Der moderne westliche Schamanismus". Dieses oft auch „Neo-Schamanismus" genannte Phänomen der religiösen Gegenwartskultur gewann in der zweiten Hälfte des zwanzigsten Jahrhunderts in Nordamerika und Europa zunehmend an Einfluss. Im Mittelpunkt der spirituellen Praxis steht die Kommunikation mit Geistwesen, die als Lehrer und Heiler betrachtet werden. Der Autor beschreibt die neoschamanische Heilungsarbeit und die dahinter stehende animistische Konzeption, um anschließend eine religionswissenschaftliche Einordnung vorzunehmen, in der westliche Seelenvorstellungen und der Konflikt zwischen verschiedenen Ontologien eine besondere Rolle spielen.

Der Alttestamentler *Eckart Otto* behandelt das Thema „Magie – Dämonen – göttliche Kräfte. Krankheit und Heilung im Alten Orient und im Alten Testament". Unverschuldetes Leid oder Krankheit stellen für die Menschen aller Zeiten eine Erfahrung der Irrationalität dar, die schwer auszuhalten ist. Daher entwickelte der antike Mensch im Vorderen Orient unterschiedliche Erklärungs- und Bewältigungsmodelle für persönliches Unglück: Übelwollende Geister und Dämonen als Verursacher von Erkrankungen wurden u. a. mit magischen „Ritualen der Notwende" bekämpft, während Leid als Folge der Verletzung des Willens der Götter durch ein Beichtritual abgewendet werden sollte. Im AT schließlich überlässt man die Antwort auf die Frage nach der Ursache von Krankheit und Unglück letztlich dem Geheimnis Gottes und weiß den leidenden Menschen von Gott getragen und angenommen.

Der Neutestamentler *Klaus Berger* plädiert in seinem Beitrag „Biblisches Christentum als Heilungsreligion" dafür, die neutestamentarischen Berichte über Jesu Wunderheilungen genauer als bisher in den Blick zu nehmen, da sie den Sinn für alle Schichten der christlichen Botschaft schärfen. Jesus werde dort als dies- und jenseitiger Arzt für Leib und Seele präsentiert. Seine Krankenheilungen und Exorzismen seien dabei nicht rein metaphorisch zu deuten, sondern als „realsymbolisches" Wirken Gottes in einer Welt, die vom Kampf zwischen Gut und Böse geprägt ist. Jesu Wirken ist also nicht nur humanitär, sondern als kämpferisches Verbreiten des Herrschaftsgebietes Gottes gegen die Machtsphäre des Satans zu sehen und als Zeichen für das Heilwerden der Welt in Gott. Umgekehrt zeige das NT den lebendigen Glauben des Individuums als zentrale Grundlage für Gesundheit: er wirke in jedem Falle heilend, weil er nicht nur subjektives Vertrauen, sondern objektive Teilhabe an der lebendig ordnenden Festigkeit Gottes ist.

Mit „Geist, Energie, Person. Überlegungen zur Gotteslehre" ist der Beitrag des Systematischen Theologen *Wolfgang Schoberth* überschrieben. Er fragt, in welchem Sinn „Geist", „Energie", „Person" geeignete Metaphern der Gottesrede sein können. In jeweils ergänzungs- und korrekturbedürftiger Weise bringen sie Gottes heilvolle Gegenwart in der Welt zur Sprache. Christliche Gottesrede erfordert aber auch eine kräftige Umwertung unserer Vorstellungen von Heil und Gesundheit, die mit Dietrich Ritschls Unterscheidung des „Athener" und des „Jerusalemer" Menschen umrissen wird.

„Zur Handlungslogik religiöser Heilung" hat der Praktische Theologe *Manfred Josuttis* seinen Beitrag überschrieben. Darin möchte er die Gemeinsamkeiten und Eigenarten religiöser Heilungen durch die Frage nach der Handlungslogik therapeutischer Verfahren klären. Alle Formen von Heilungsprozeduren schließen in der Regel einen lokalen, einen verbalen sowie einen energetischen Austausch ein. Die Eigenart der religiösen Heilung besteht darin, dass sie im Vollzug ihrer Methodik nicht nur mit physiologischen und psychologischen, sondern auch und vor allem mit religiösen Faktoren rechnet.

Heilung, Energie, Geist als wissenschaftliche Herausforderung

WERNER H. RITTER

1. Aus dem Bericht eines Arztes

Vor zwei Jahren wurde ich auf den Bericht eines mir mittlerweile persönlich bekannten Arztes aufmerksam. Dort heißt es:

> „Abendvisite auf einer Intensivstation des Aachener Klinikums. Viele künstlich beatmete Patienten, darunter ein neuer, besonders schwerer ‚Fall‘. Der Oberarzt meint, statistisch bestehe hier keine reelle Chance für ein Überleben. Anschließend das Gespräch mit der Schwiegermutter des Patienten, in dem ich sie vorsichtig darauf vorbereite, dass die Medizin hier wohl am Ende ihrer Möglichkeiten sei. Die kleine Dame hört zu und als ich geendet habe, schaut sie mich entschlossen an, wirft den Kopf in den Nacken und sagt mit fester Stimme: ‚Aber es gibt doch noch einen Herrgott!‘ Ich muss ihr kleinlaut und betreten Recht geben, aber Hoffnung habe ich für ihren Schwiegersohn nicht. Was dann folgt, ist ein langer Kampf über viele Wochen mit allen Möglichkeiten der Intensivmedizin. Immer wieder scheint es sinnvoller, den Kampf aufzugeben und die Therapie einzustellen. Trotzdem wird weitergemacht, nicht zuletzt deshalb, weil einer der Chefärzte immer nur sagt: ‚Er ist doch noch so jung.‘ An einem Wochenende, als die Frau des Patienten auf einer Wallfahrt dabei ist, kommt der erste größere Durchbruch: Seine Niere fängt wieder an zu arbeiten."[1]

Soweit der Bericht. Zufall, Glück gehabt, gut gelaufen, könnte man sagen und zur Tagesordnung übergehen, oder – die andere Möglichkeit – fragen, ob sich hier Beziehungen und Zusammenhänge auftun, die über die gewöhnliche und

---

1 J. Hägel: „Glaube und Medizin" in: Bayreuth Evangelisch 3 (2003), 5.

auch medizinisch übliche Sicht der Dinge hinausgehen. Kann bei Heilungen wie dieser etwas im Spiel sein – sei es Kraft, Geist, Energie oder wie man es nennen will –, das uns heute zu einem neuen Nachdenken über mögliche Bedingungsfaktoren von Heilung veranlassen könnte oder sogar sollte?

2. Moderne Medizin – Hoffnungen und Enttäuschungen

Auf jeden Fall verzeichnen wir für die letzten zwei Jahrzehnte ein sprunghaft ansteigendes Interesse am Thema Heilung. Der Mediziner und Theologe Manfred Lütz hat in einem Aufsehen erregenden Buch „Lebenslust"[2] von einer neuen Religion, der „Gesundheitsreligion" gesprochen. Danach erwarten Menschen vom Gesundheitssystem nicht nur Heilung, sondern Heil und Erlösung schlechthin:

> „Wenn heute überhaupt etwas auf dem Altar steht, angebetet und mit allerhand schweißtreibenden Sühneopfern bedacht wird, so ist es die Gesundheit."[3]

An sie hängen Menschen ihr Herz, ihren Sinn, ihre Existenz. „Hauptsache gesund!" ist zur stehenden (wenn auch fragwürdigen) Redewendung unserer Tage geworden. Hauptsache! – Gesundheit als die Religion unserer Tage, auch wenn es für Menschen unter den Bedingungen moderner Gesellschaft keineswegs mehr notwendig ist, explizit religiös zu sein und sich mit der Sinnfrage zu beschäftigen.[4]

Herkömmlicherweise hat wissenschaftlich orientierte Medizin das Kranke und Pathologische im Blick und kann hier – gerade im Vergleich mit der Zeit vor fünfzig oder hundert Jahren – in der Tat enorme Heilerfolge aufweisen, die wir gar nicht hoch genug schätzen können. Gleichwohl lässt sich

---

2 M. Lütz: Lebenslust. Wider die Diät-Sadisten, den Gesundheitswahn und den Fitness-Kult, München 2005.
3 Lütz: Lebenslust, 12.
4 Vgl. N. Luhmann: Gesellschaftsstruktur und Semantik. Studien zur Wissenssoziologie der modernen Gesellschaft, Bd. 3, Frankfurt a. M. 1989, 25f.

nicht bestreiten, dass moderne wissenschaftliche (High-Tech-)Medizin auch eine Quelle des Leidens ist (von ihren Kritikern mitunter bis zur Karikatur verzerrt). Dies trifft vor allem dann zu, wenn die Medizin „Heilen" nicht in seiner ursprünglichen Bedeutung als ganzheitliche Zuwendung zum erkrankten Menschen versteht, sondern es auf bloßes Behandeln, Apparate- und Pillenmedizin reduziert und die Frage nach dem Sinn von Krankheit nicht mehr stellt. Aus Enttäuschung über das moderne Gesundheitssystem und die wissenschaftliche Medizin suchen deswegen Menschen seit geraumer Zeit Heil und Erlösung von Krankheiten in Alternativmedizin, Naturmedizin, Ganzheitsmedizin, traditioneller Medizin oder wie die Bezeichnungen sonst lauten mögen, bei Heilern und Heilerinnen ganz unterschiedlicher (weltanschaulicher) Provenienz bis hin zu Geist- und Glaubensheilern. Heilung ist nicht nur in der religiösen Gegenwartskultur ein hochbrisantes Thema, das Kranke betrifft und Gesunde magisch anzieht.

3. Bedürfnisse nach einer „anderen Medizin"

So gibt es neben den medizinisch anerkannten Therapiemöglichkeiten mittlerweile einen Markt von (Alternativ-)Angeboten, der von Homöopathie und Anthroposophischer Medizin über Heilverfahren aus fernen Ländern wie China, Thailand, Indien (Ayurveda, Yoga), healing-rooms usw. bis zur so genannten energetischen Medizin reicht. Dies schließt, von Fall zu Fall unterschiedlich, immer wieder auch Lebensbewältigungshilfen, esoterische, religiöse und pseudoreligiöse Angebote mit ein.[5] Deren Attraktivität nimmt öffentlich deswegen zu, weil es neben der Schulmedizin eine Reihe anderer Vorstellungen zur Krankheitsgenese und zu Heilungschancen gibt, die bei Menschen auf Resonanz und Akzeptanz stoßen.

---

5 Einen Überblick bieten R. Bettschart/G. Glaeske/K. Langbein/R. Saller/C. Skalnik: Bittere Naturmedizin, Köln 1995.

„Die Geschichte der Medizin zeigt, dass ein heilkundliches Ideensystem nicht in erster Linie wegen seiner klinischen Erfolge, sondern wegen der Überzeugungskraft, wegen der Plausibilität seiner Grundideen von Teilen der Bevölkerung angenommen wird. Ist die Überzeugungskraft der Ideen vorhanden, dann werden Heilerfolge, die im Verlauf einer Therapie erzielt werden, als Konsequenzen der Therapie gedeutet."[6]

Es ist gar keine Frage, dass „Alternativ"-Medizin und -Therapien mit ihrer Betonung des Anderen und Fremden, des Natürlichen, der Ganzheitlichkeit und der Selbstbestimmung Menschen anziehen, weil sie – dem Zeitgeist entsprechend – auf deren „psychosoziale Bedürfnisse"[7] und gegebenenfalls spirituelle Bedürfnisse antworten. Und spricht denn nicht auch vieles dafür, dass wissenschaftliche Medizin der *Ergänzung* bedarf? Diese weiß nicht alles und kann auch nicht alles, und es gibt über naturwissenschaftlich anerkannte Schulmedizin hinaus Heil-Wissen und Heil-Weisheit aus alter, bewährter Erfahrung, die noch nicht erforscht sind oder sich einer Erforschung mit bislang bekannten und anerkannten Verfahren entziehen. Daneben finden sich auf dem „Lebenshilfe-Markt" sicherlich auch solche Therapie-Angebote, die als Scharlatanerie bezeichnet werden müssen und primär kommerzielle Interessen im Blick haben.

4. ... und nach einer „anderen Theologie"

Das Thema des vorliegenden Buches konzentriert sich auf zentrale Vorstellungen gegenwärtiger therapeutischer, religiöser und quasireligiöser Menschen- und Weltbilder. Heilung, Energie, Geist sind nicht nur Ausdruck zunehmender Individualisierung und Pluralisierung der (religiösen) Gegenwartskultur, sondern spielen eine, wenn auch unterschiedliche Rolle im Bereich der Lebenshilfe und Kontingenzbewältigung.

---

6 P. U. Unschuld: „Schulmedizin und Therapiefreiheit" in: Kursbuch 119, Berlin 1995, 129.

7 So E. Nüchtern: Was Alternativmedizin populär macht. EZW-Texte 139, Stuttgart 1998, 38.

Zudem bilden sie die Grundlage unterschiedlicher Verfahren in Alternativ-Medizin, in Geist- und Glaubensheilung. Einerseits müssen die solchen Therapien zugrunde liegende Annahmen und Denksysteme seitens zuständiger und/oder benachbarter Wissenschaftsdisziplinen analysiert, ihre Konsistenz und Tragfähigkeit kritisch überprüft werden. Wissenschaft kann darauf nicht verzichten. Nur dadurch ist es möglich, solche Heilverfahren ohne eine Hermeneutik des Verdachts offen wahrzunehmen – sie könnten uns an etwas erinnern, was moderne Medizin „vergessen" oder „unterschlagen" hat. Ein Blick in unsere Alltags- und Lebenswelten zeigt andererseits auch dies: In der Bevölkerung macht sich in zunehmendem Maße ein Bedürfnis nach spirituellem Wissen und religiösem Erleben bemerkbar, das allerdings am konventionellen Christentum häufig genug abprallt und auch im Heilungsverständnis einer materialistisch verstandenen Wissenschaft nicht gefunden werden kann. Spiritualität und Religiosität haben heute für viele Menschen zu tun mit

– Lebenshilfe, weg von Verkopfung und Rationalität,
– erfahrbarer und gestalthafter, bis in die Leiblichkeit hineinreichender Spiritualität,
– Heilen und Heilung im ganzheitlichen Sinn.

„Religion muss gut tun und Blessuren heilen"[8] – so oder ähnlich wird individualisierte Religion bzw. Religiosität unserer Zeit be- und umschrieben. Keine Frage, dass darüber akademisch-universitäre Theologie die Nase rümpft, keine Frage aber auch, dass theologisch danach zu fragen ist, was sich in solchen, zum Teil aus den Kirchen ausgewanderten (quasi-)religiösen Bedürfnissen ausdrückt. Resultieren diese nicht auch daraus, dass sich Universitätstheologie mit der Wissenschafts- und Rationalitäts-Kultur überidentifiziert hat und Kirchen die Frage des Heilungsauftrags ausschließlich an die Medizin delegiert haben? Ähnliches dürfte für die wissenschaftliche Medizin gelten, die die Sinnfrage von

---

8 Vgl. H.-J. Höhn: Zerstreuungen. Religion zwischen Sinnsuche und Erlebnismarkt, Düsseldorf 1998.

Krankheit und Heilung allein der Theologie überlassen hat. Währenddessen aber bedient der therapeutische und religiöse Markt menschliches Verlangen nach Heil(ung) und Erlösung auf seine Weise.

5. Defizite moderner Theologie und Medizin

Daran, dass Letzteres der Fall sein kann, sind wissenschaftliche Theologie und Medizin sicher nicht unschuldig. Deutschsprachige Theologie verhielt sich – und verhält sich noch – seit dem frühen zwanzigsten Jahrhundert dem Thema Heilen/Heilung gegenüber normalerweise skeptisch-abwartend bis ablehnend. Dies hat im Wesentlichen zwei Gründe, einen im engeren Sinne „inneren" *theologischen* und einen mehr „äußeren", der *weltbild*bedingt ist. Der theologische Grund liegt meines Erachtens in jenem „Denkverbot", das in den 1940er/1950er Jahren der bedeutende und einflussreiche evangelische Theologieprofessor Rudolf Bultmann (1884–1976) erlassen hat. In einer Art Ausschlussklausel, die bis in die 1980er Jahre hinein ganze Theologengenerationen geprägt hat, formulierte er:

> „Man kann nicht elektrisches Licht und Radioapparat benutzen [...] und gleichzeitig an die Geister- und Wunderwelt des Neuen Testamentes glauben."[9]

Man kann nicht! Dieses klare Votum sowie die traditionelle Orientierung evangelischer Theologie am Wort und am Kerygma ließ das Thema „Heilen/Heilung" ins Hintertreffen geraten. Es wurde zunehmend aus dem theologischen Verkehr gezogen. Dies erklärt den Umstand, dass sich in theologischen Lexika und Nachschlagewerken bis in die 1970er und frühen 1980er Jahre kein Stichwort „Heilen/Heilung" findet, wohl aber Stichworte zu „Heiliger Geist", „Heilsarmee" und „Heilsgewissheit".[10] Doch sind auch die ab ca.

---

9 R. Bultmann: Neues Testament und Mythologie. Kerygma und Mythos 1, Hamburg 1951, 18.
10 So das EKL, Göttingen ²1962; anders dann TRT, Göttingen ⁴1983; WBC, Gütersloh/Zürich 1988.

Mitte der 1980er Jahre erscheinenden neueren Lexikabeiträge zum Stichwort „Heilung" von sehr unterschiedlicher Qualität.[11] Hier kann es immer noch sehr einseitig heißen: Die Krankheitsheilungen Jesu ereigneten sich „nicht im Zentrum, sondern am Rande seines Sendungsweges"[12] – wir wissen es *heute* eigentlich anders und besser.[13] Theologisch ist unter „Lebensgewinn" in der christlichen Religion „oft etwas sehr Handfestes zu verstehen ..., vor allem Gesundheit und Hilfe. Man denke nur an Wundergeschichten und Heilcharisma im Urchristentum"[14]. Gleichwohl wird – nach wie vor stark am *Wort* und der Lehre interessiert – das Thema Heilen/Heilung in der Theologie und in der volkskirchlichen Realität immer noch an den Rand gedrängt, vergeistigt, spiritualisiert oder eschatologisiert, das heißt zu einem – bestenfalls – jenseitig-endzeitlichen „Bild" gemacht. Dieser „innere" theologische Vorbehalt gegenüber Heilung hat ferner, wie oben schon angedeutet, auch einen *weltbild*bestimmten und -bedingten, zweiten „äußeren" Grund. Nachweislich sind Bultmann und der Mainstream der evangelischen Theologie im 20. Jahrhundert von einem Weltbild geleitet, das Heilung nur nach der Maßgabe und in den engen Grenzen dessen verstand, was das seinerzeitige Verständnis der Medizin und der Naturwissenschaften im frühen zwanzigsten Jahrhundert überhaupt zuließ.[15] Und das war zu Zeiten eines kausaldeterministischen Weltbildes und sich entsprechend verstehender Medizin und Naturwissen-

---

11 Vgl. J. Schwahn: „Heilung" in: TRT, Bd. 2 (⁴1983), 256–261; O. Betz/U. Fritsche: „Heilung/Heilungen" in: TRE, Bd. 14 (1985), 763–774; J. Rüpke/H.-J. Stipp/K. Löning/H. Schipperges/H. Feilzer/Ch. H. Grundmann/H. Hemminger: „Heilung/Heilungen" in: LThK, Bd. 4 (1995), 1357–1362; D. Ritschl: „Heilung" in: EKL, Bd. 2 (³1989), 475–477; T. Rütten/R. Neu/M. Ebner/J.-Ch. Kaiser/U. Wiesing/M. Klessmann/Ch. H. Grundmann: „Krankheit und Heilung" in: RGG⁴, Bd. 4 (2001), 1728–1734.
12 J. Schwahn: Heilung, 261.
13 Vgl. etwa G. Theißen/A. Merz: Der historische Jesus, Göttingen ³2001.
14 G. Theißen: Die Religion der ersten Christen. Eine Theorie des Urchristentums, Gütersloh 2000, 29.
15 Vgl. dazu A. Demandt: „Natur- und Geschichtswissenschaft im 19. Jahrhundert" in: HZ 237 (1983), 37–65.

schaften im Wesentlichen die Reparatur von Körperfunktionen.

Immerhin deutet sich hier in der Theologie seit den 1980er Jahren ein *Umdenken* an: So erinnern einzelne Theologen daran, dass die christliche Gemeinde mit ihrem Heilungsauftrag auch Heilungs*gaben* bekommen hat mit heilenden Auswirkungen auf Leib, Geist und Seele.[16] Und Menschen stellen jenes Bultmannsche „Man kann nicht ..." in Frage und denken darüber hinaus. Längst können sie beides: nämlich moderne Technik nutzen *und* für Geist/Spiritualität und Heilung (Wunder) offen sein, wissenschaftliche Medizin in Anspruch nehmen *und* zu Heilerinnen und Heilern gehen. Viele bringen heute lebenspraktisch beides unter einen Hut und lassen dieses Entweder-Oder nicht mehr gelten. Auch lese ich – angesichts einer derart „belasteten" theologischen Vergangenheit mit einem gewissen Erstaunen – was am Anfang des 21. Jahrhunderts in einer christlichen Dogmatik steht, meines Erachtens vor fünfzig, aber auch noch vor zwanzig Jahren so nahezu undenkbar:

> „Daß das Wirken des Heiligen Geistes nicht nur den Geist oder die Seele des Menschen bestimmt, sondern – von da aus – auch seinen Leib, und dass diese Auswirkungen heilenden Charakter haben können, erschließt sich unserer Zeit allmählich wieder (wenn auch gegen Widerstand) als eine Einsicht, die lange belächelt, ignoriert oder in den Hintergrund gedrängt wurde."[17]

Zudem dämmert uns wieder, dass christliche Religion (ebenso wie jede andere) erst dann wirklich erschlossen wird, wenn sie – und sei es aus vermeintlich guten Gründen – nicht auf das reduziert wird, was mit unseren heutigen Rationalitätsgründen vereinbar und daran „anschlussfähig" erscheint. Zu ihr gehört eben gerade auch das der Rationalität Sperrige und faszinierend Andere, das Zusammendenken von physikalisch-chemischen und geistigen Wirkmechanismen.

---

16 Vgl. W. J. Hollenweger: Geist und Materie. Interkulturelle Theologie 3, München 1988, 21–59.
17 W. Härle: Dogmatik, Berlin ²2000, 370. Demgegenüber ist in M. Welker: Gottes Geist, Neukirchen-Vluyn 1992, diesbezüglich Fehlanzeige zu vermelden.

Neben der Theologie hat aber ganz sicher auch *moderne Medizin* bzw. deren Weltbild mit dazu beigetragen, dass „Alternativ"-Medizin und -Therapie florieren: Konzentriert auf erkrankte Organe und geschützt durch hygienische Einweghandschuhe übersah und übersieht sie immer wieder den Menschen als Ganzheit und leib-seelische Einheit, vernachlässigt sie die Arzt-Patienten-Beziehung und das Atmosphärische. Ferner vermag heute nicht mehr jedem das Weltbild der rational-wissenschaftlichen Medizin einzuleuchten, das ein klares Paradigma hat: Für Krankheiten – so die gängige Annahme – gibt es bestimmte Ursachen (*causae*), die zu identifizieren und zu bekämpfen sind; Krankheit ist eindeutig kausaldeterminiert; der Mensch gleicht dabei letztendlich „irgendwie" einer Maschine. „Einen anderen Umgang mit Krankheit", schreibt die Ärztin Elisabeth Nüchtern, „außer ihrer Bekämpfung kann sie nicht anbieten. Die Frage nach einem Sinn der Krankheit, die sich jeder Kranke stellt,"[18] sei nicht ihre Frage – und manch Anderes auch nicht.

6. Von der Notwendigkeit des interdisziplinären Dialogs

Der Ansicht des Philosophen Wilhelm Dilthey (1833–1911) zufolge, die viele Wissenschaftler-Generationen geprägt hat und die in der Vorstellung eines Peter C. Snow von den zwei Kulturen Naturwissenschaften und Geisteswissenschaften sprichwörtlich geworden ist,[19] ist es das Geschäft der Naturwissenschaften zu *erklären*, das der Geisteswissenschaften zu *verstehen*.[20] Einmal ganz abgesehen davon, dass diese Einteilung eine „klare" Ordnung von Geisteswissenschaften hier, Naturwissenschaften da vortäuscht, die es dem Philosophen Jürgen Mittelstraß[21] zufolge schon längst nicht mehr gibt, – ließe sich nicht gerade am Thema Heilung exemplarisch zeigen, dass nicht nur diese Einteilung zu kurz greift, sondern

18 E. Nüchtern: Was Alternativmedizin populär macht, 20.
19 Vgl. P. C. Snow: Die zwei Kulturen, Stuttgart 1967.
20 Vgl. W. Dilthey: Gesammelte Schriften, Bd. 1, Leipzig 1914, 5f.
21 J. Mittelstraß: Die Geisteswissenschaften und die Zukunft der Universität, Köln 2003.

dass z. B. Medizin und Theologie, ja im Grunde alle Wissenschaften, auf Erklären und Verstehen angewiesen sind und damit aufeinander zuarbeiten könnten? Diese Aufgabe könnte sie zusammenspannen und sie könnten ihre Vorstellungen zum Thema Heilung wie in einem edlen Wettstreit einbringen. Eine solche Herangehensweise jenseits der alten Einteilung im Sinne einer „dritten Kultur", wie sie der Amerikaner John Brockmann avisiert hat, könnte „das Denken darüber verändern, wer und was wir sind"[22] und – in unserem Falle – was (Krankheit und) Heilung ist. Dann würde, wie etwa in der Schweiz und in England, ein Dialog nach Art eines Consiliums nicht nur zwischen wissenschaftlicher und alternativer Medizin in Gang kommen, sondern auch einer zwischen den Wissenschaftsdisziplinen. Denn es ist Zeit, dass der alte (unfruchtbare) Streit zwischen Naturwissenschaften einerseits und Geisteswissenschaften andererseits überwunden wird, ebenso wie der zwischen alternativen Heilverfahren und schulmedizinischen. Dies legen, so meine ich, auch die zunehmenden Bedürfnisse von Menschen nach Heilung, Energie, Geist nahe. Es kann nicht alternativ um Materie, Körper, Physik, Medizin auf der einen, Geist, Heilung, Energie auf der anderen Seite gehen. Vielmehr kommt es darauf an, künftig wissenschaftlich beides zusammen zu bringen, so wie es Menschen im gelebten Leben zusammenbringen. Integration ist angesagt, nicht aber jenes bekannte Entweder-Oder.

Gibt es im Übrigen nicht bereits vielversprechende Annäherungen zwischen Religion und Naturwissenschaften, religiöser Ir-Rationalität und wissenschaftlicher Rationalität, zum Beispiel im Bereich der Hirnforschung, wo sich etwa die Psychoneuroimmunologie damit befasst, wie Beziehungen, Erlebnisse und heilsame Erfahrungen die Biologie des Körpers nachweisbar steuern? Die „Glaubensgeschichte der Moderne"[23] muss damit neu geschrieben werden. Heute verstehen

---

22 J. Brockmann: Die dritte Kultur, München 1996.
23 F. H. Tenbruck: „Die Glaubensgeschichte der Moderne" in: Zeitschrift für Politik, Köln/Berlin, 23 (1976), 1–15 sowie G. Küenzlen: Der neue Mensch. Zur säkularen Religionsgeschichte der Moderne, München 1994.

24

wir Glaube und Vernunft, Glaube und Wissen zutreffender als *zwei verschiedene Zugangsweisen auf die eine Wirklichkeit.* Das Verhältnis von Religion/Glaube und Wissenschaft meint nämlich keine zeitliche Abfolge im Sinne eines Nacheinanders, sondern eine *Gleichzeitigkeit verschiedener Wissensformen*[24] – exemplarisch an den Menschen abzulesen, die heute, Bultmann zum Trotz, elektrisches Licht und Radioapparat benutzen und gleichzeitig an die Geister- und Wunderwelt – nicht nur – des Neuen Testaments glauben.

7. Energie, Geist und andere Faktoren

Angestoßen durch alternative Medizin und Heilverfahren, durch sog. Geist- und Glaubensheiler, meinen wir deswegen heute auch nach solchen bislang unterschätzten und/oder nicht wahrgenommenen Faktoren fragen zu sollen, die bei Heilungen – über bekannte Maßnahmen hinaus – eine Rolle spielen könnten: Die Beziehungs-Dimension, Taktilität/Berührung/Körperlichkeit, wie auch die Frage nach Energien/Kräften und „Geist", dem sozialen Umfeld, dem Atmosphärischen usw. Was lässt sich heute zum Thema Heilung in der Sicht unterschiedlicher Wissenschaften sagen? Außer der Theologie zeigen sich daran, wenngleich unterschiedlich und mitunter sehr vorsichtig, Religionswissenschaft, Medizin und Psychologie interessiert, des Weiteren sogar auf den ersten Blick dem Thema eher fernstehende Wissenschaften wie Physik und Jurisprudenz. Und was ergibt sich seitens dieser Wissenschaften, wenn man Heilung in das Spannungsfeld von Energie und Geist rückt? Wo Heilen und Heilung klassisch naturwissenschaftlich-medizinisch begriffen werden, wird man so etwas wie „Geist" und „Energie" eher abweisen – sie passen nicht in ein kausaldeterministisches Weltbild. Gleichwohl kennen alternative Heilweisen und Menschen im Alltag die Vorstellung, dass im Kontext von Krankheit und Heilung

---

24 Vgl. M. Scheler: Die Wissensformen und die Gesellschaft, Bern u. a. 1926.

Energie und Energien fließen oder auch nicht, dass Geist und Geister im Spiel sind. Eine solche Inanspruchnahme eines alternativen Medizin- und Lebenshilfebewältigungsmarktes kann als Hinweiszeichen darauf oder „Leerstelle" dafür verstanden werden, dass Krankheit und Heilung vielleicht doch nicht ausschließlich kausaldeterminiert (Ursache-Wirkung) und innerweltlich darstellbar und verrechenbar sind.

Was meinen im Umfeld von Heilen da und dort in den unterschiedlichen Wissenschaften Begriffe wie Energie und Geist? Was fällt Wissenschaftlern unterschiedlicher Disziplinen dazu ein? Wie werden sie dort verstanden und – vor allem – können sie bei Heilung eine Rolle spielen? Theologisch und religionswissenschaftlich sind Geist und Energie bekannte, wenn auch unterschiedlich gefüllte Größen. Schließen neuere Medizin, Psychologie und Physik solche Vorstellungen heute noch a priori aus?

Immerhin kann theologisch und religionswissenschaftlich von Gott auch als Energie, Energien, als Macht, Kraft, Geist gesprochen werden: „Gott ist Geist" sagt das Evangelium nach Johannes (Joh 4,24). Geist versteht die Theologie von der Bibel her als „frei"; der Geist ist „Herr", „freier Herr" (2. Kor 3,17); er weht, wo er will; er teilt jedem das Seine zu, wie er will (1. Kor 12,11); er lässt sich nicht einsperren, und wo der Geist des Herrn ist, da ist Freiheit (2. Kor 3,17), schreibt der Apostel Paulus. Auch kennt – für unsere Fragestellung von Bedeutung! – die Theologie Kriterien zur Unterscheidung der Geister (vgl. 1. Kor 12,10; 1. Joh 4,1): Wozu und in wessen Namen wird geheilt? Geht es um Show, Selbstdarstellung des Heilenden und um Kommerz? Oder um Gott, sein Erbarmen und seine Dynamis (Kraft)? Sind gar Kräfte am Werk, die anderes im Sinne haben als Schalom? Gottes Geist jedenfalls gilt theologisch als „spiritus vivificans"[25], als die Schöpfung belebender Geist also. Bei Heilung fließen, so der Eindruck von Menschen früher und heute, Energien. Von charismatisch begabten Menschen gehen – davon weiß schon die Bibel (vgl. Mk 5,30) – Kräfte aus.

---

25 BSLK 27,2 (Nicänisches Glaubensbekenntnis); vgl. auch Härle: Dogmatik, 360ff, 370ff.

Ist Gott auch als Energie vorstellbar, der heilende Energien zum Fließen bringt?

8. Mehrperspektivischer Zugang

Wir haben zu dem Thema „Heilung, Energie, Geist – im Spannungsfeld von Wissenschaft, Religion und Geschäft" anerkannte Fachleute aus unterschiedlichen uns relevant erscheinenden Wissenschaftsdisziplinen, ohne Anspruch auf Vollständigkeit, gebeten, das Thema aus ihrer Perspektive darzustellen. Von ihnen erhoffen wir uns eine anregende und kritische Durchdringung der Materie. Inwieweit sich die Experten auf die von uns ins Spiel gebrachten Stichworte einlassen mochten, wollten wir ihnen selbst überlassen. Um Geschäft und Geschäfte geht es bei dem Thema Heilung ganz sicher, aber ganz bestimmt nicht nur darum. Vielmehr treibt das Thema Heilung Menschen um, religiöse und weniger religiöse. Es geht um Lebensfragen. Diese zu stellen und gemeinsam nach Antworten Ausschau zu halten und damit zur Klärung und Bildung beizutragen, ist ein wichtiges Ziel des vorliegenden Buches. Beim Stand meiner Erkenntnis bin ich jedenfalls davon überzeugt, dass es in Sachen Heilung zwischen *wissenschaftlicher* Medizin/Therapie und *alternativen* Heilverfahren keinen totalen Gegensatz gibt, allenfalls einen relativen. Denn zum einen ist – das zeigt sich in den unterschiedlichen, hoch spezialisierten Abteilungen in Kliniken – moderne Medizin nicht etwas Einheitliches, sondern etwas höchst Pluralistisches, weswegen es hier auch immer wieder zum Streit der Experten kommt. Zum anderen arbeiten wissenschaftliche wie alternative Medizin mit bestimmten Voraus-Setzungen und Hypothesen, deren „Wahrheit" offen ist. Beide aber nähern sich dem Thema Krankheit und Heilung nicht wie ein gewissermaßen unbeschriebenes Blatt, sondern bringen, bewusst oder unbewusst, bestimmte Grund-Annahmen mit ein, über die normalerweise nicht gesprochen wird, sei es der Paradigma-Gebundenheit an die Medizin-Richtung („Schule"), der man angehört, wegen und der „kognitiven Konsonanz" mit ihr, sei es aus Gründen der

Bequemlichkeit. Während dies im *Alltag* von moderner und alternativer Medizin, der keine Dauer-Reflexion zulässt, bis zu einem gewissen Grad unvermeidlich ist, fordert der *öffentliche Diskurs*, wie ihn dieses Buch intendiert, von Zeit zu Zeit zur Rechenschaftsablage und zum grenzüberschreitenden Dialog auf. Dieser Aufforderung stellen sich die Beiträge der Autoren im Folgenden durchaus unterschiedlich, indem sie schreiben, welche Vorstellungen sie von (Krankheit und) Heilung haben und womit sie aus der Sicht ihrer Disziplin rechnen – oder auch nicht und warum nicht.

Wichtig ist uns dabei der mehrperspektivische Zugang auf das Thema, der einen dialogischen Austausch zwischen naturwissenschaftlichen *und* geisteswissenschaftlichen Zugängen ermöglichen kann. Das bedeutet, Erkenntnisse (natur-)wissenschaftlicher Fächer wie Medizin und Physik etc. mit geisteswissenschaftlichen Einsichten seitens Theologie, Religionswissenschaft, Jurisprudenz und hier vielleicht sogar der Psychologie zusammenzubringen. Denn viele von uns leben, weil bestimmte wissenschaftlich-medizinische Entdeckungen dies ermöglicht haben, viele verdanken ihr Leben aber auch alternativen Einsichten und Erkenntnissen nicht-naturwissenschaftlicher Art und Herkunft, die sich aus Sinn- und Relevanz-Systemen nicht rationaler, aber doch trans-rationaler Art speisen.

9. Gesundheit als Religion?

Keine Frage, dass Gesundheit ein hohes Gut ist, aber ist sie qua „Gesundheitsreligion"[26] der Güter höchstes? Christlicher Glaube weiß da noch anderes zu sagen. Nach Gottes Willen soll Leben gelingen, und so realisiert sich sein Heil *auch* als Heilung von Gesundheitsschäden und -defekten. Gleichwohl – wir erfahren es immer wieder – kann vor Gott auch das Leben von Menschen mit bleibenden Krankheiten und Behinderungen gelingen, Menschen, die in ihren Be-

---

26 Lütz: Lebenslust.

grenzungen oft eine erstaunliche Kraft entwickeln, ihr Leben zu gestalten: Geschenk Gottes und Gnade (vgl. 2. Kor 12,9). Der „ewig" gesunde und fitte Mensch, den wir allerorten angepriesen bekommen, kann auf Grund des biblischen Befundes weder das Leitbild christlicher Anthropologie noch des christlichen Verständnisses von Heilung sein. Psychosomatische Gesundheit mag zwar für gelingendes Leben hilfreich sein, ist aber weder Garantie noch notwendige Voraussetzung dafür.

10. Schluss-Licht

Am – vorläufigen – Ende meiner einleitenden Gedanken zu diesem Buch angelangt, füge ich den Schluss des Berichtes an, den ich am Anfang meiner Ausführungen bewusst zurückgehalten habe. Der dort zitierte Bericht des klinischen Mediziners endet so:

> „Als er die Klinik einige Zeit später in relativ gutem Zustand verlässt, denke ich an den Beginn, an die Worte seiner Schwiegermutter und an das Zusammentreffen von Wallfahrt und ‚Anspringen' der Niere. Dort wird die Frau ihr Herz vor Gott ausgeschüttet und um Hilfe für ihren Mann gefleht haben. Für mich ist diese Krankengeschichte ein Wunder. Gott hat den Glauben der Verwandten gesehen und ihr Bitten und Flehen erhört. Gott handelt, auch über unser medizinisches Verstehen hinaus."[27]

Wohlgemerkt: Das *muss* nicht so sein, abgesehen davon, dass es sich nur schwer nachweisen ließe. Aber als *Möglichkeit* ist diese „Lösung" in einer wissenschaftlich nicht eindeutig verobjektivierbaren Welt nicht von vornherein auszuschließen. Solange aber muss die Frage „Heilung – Energie – Geist" offen bleiben. Summa summarum intendieren wir mit diesem Buch gleichwohl nicht, dass heutige wissenschaftliche Medizin und benachbarte Disziplinen einmütig und öffentlich bekennen müssten: „Wunder sind möglich."[28]

---

27 Hägel: Glaube und Medizin, 5.
28 Vgl. W. Kappauf: Wunder sind möglich, Freiburg 2003.

Aber sie könnten hier neue und/oder alte Zusammenhänge entdecken und lernen, dass es womöglich in Sachen Heilung

> „mehr Ding' im Himmel und auf Erden (gibt), als eure Schulweisheit sich träumen lässt."[29]

Wenn das vorliegende Buch in diesem Sinn einen kleinen Beitrag dazu leistet, dass wir uns nicht mit „gehaltenen"/gebundenen Augen (vgl. Lk 24,16) dem Thema Heilung nähern, sondern offen, wahrnehmend, sehen wollend und neugierig, dann hat es sein Ziel erreicht.

---

29 W. Shakespeare: Hamlet 1,5.

Die verlorene Kunst des Heilens

Reflexionen zu Thesen von Bernard Lown[*]

EIKE UHLICH

1. Einleitung: Heilen – eine verlorene Kunst

„Behandeln ist etwas anderes als heilen: Ersteres bezieht sich auf ein schlecht funktionierendes Organsystem, letzteres aber auf ein leidendes menschliches Wesen."

Legt man den folgenden Überlegungen dieses Verständnis des Begriffes „Heilen" zugrunde, dann spielt die „Kunst des Heilens" innerhalb der Schulmedizin unserer Tage keine große Rolle. Ist Heilen also eine vergessene Kunst, eine verlorene Fähigkeit, eine verkümmerte, nur noch marginale ärztliche Tätigkeit? Wenn dem so ist – und einiges spricht dafür –, wird es hohe Zeit, sich mit diesem beunruhigenden Aspekt zu beschäftigen. Hierbei werden uns die aktuellen Ausführungen von Bernard Lown über „Die verlorene Kunst des Heilens: eine Anleitung zum Umdenken"[1] Anregung und gleichzeitig Leitschnur sein. Wie beim Eingangszitat wird auch jedem der folgenden Kapitel eine Kernaussage des Autors vorangestellt. Daneben soll uns die Darstellung einiger weniger typischer Krankenschicksale vor allzu patientenfernem Theoretisieren bewahren.

Bereits Mitte des vorigen Jahrhunderts hat Lown in Boston, USA die erste hochtechnisierte Intensivstation zur Überwachung von Infarktpatienten, eine so genannte „Coronary Care Unit", eingerichtet und als erster Kardiologe bei Pa-

---

[*] Danksagung: Trotz enger zeitlicher Vorgaben haben mir Pfarrerin Kathrin Neeb und Dr. Jürgen Bickhardt bei meinen Überlegungen zum Thema sehr geholfen; ich danke beiden herzlich.

[1] B. Lown: Die verlorene Kunst des Heilens. Anleitung zum Umdenken, Stuttgart 2002.

tienten mit einer Sonderform plötzlicher und nahezu immer tödlicher Herzrhythmusstörungen erfolgreich die Defibrillation („Elektroschock-Therapie") gewagt. Sehr rasch wurde beides als unabdingbarer Standard in das Repertoire der heutigen modernen Medizin aufgenommen. Der gleiche Arzt, nämlich jener weltbekannte fachkompetente Wissenschaftler und Herzspezialist Bernard Lown, war auch Mitbegründer der „Internationalen Vereinigung der Ärzte gegen den Atomkrieg" (IPPNW) und erhielt später gemeinsam mit dieser Organisation den Friedensnobelpreis.

Wenn Lown in dem oben zitierten Satz ein wichtiges Resümee seiner wissenschaftlich-medizinischen Tätigkeit formuliert, dann zeigt dies ebenso wie der Blick auf seine Biografie: Der thematische Bogen seines ärztlichen Handelns erschöpft sich nicht in der kompetent durchgeführten wissenschaftlich begründeten Diagnostik im weitesten Sinn, sondern er spannt sich von dort über den gezielten Einsatz komplexer therapeutischer Methoden hin zur Prognosestellung und Begleitung des keineswegs immer heilbaren Kranken bis zu seinem Tod. Dass sich das Verständnis der „Kunst des Heilens" bei Bernard Lown dabei lebensgeschichtlich entwickelt hat, wird in den unterschiedlichen Abschnitten seines gewaltigen Werkes deutlich: Ganz am Anfang seines medizinischen Wirkens erreichte er eine drastische Herabsetzung der Frühmortalität beim Herzinfarkt durch rasche Mobilisierung der Patienten. Unter Einsatz hoch technisierter Apparate gelang ihm zu etwa gleicher Zeit auch die „Heilung" vieler Patienten von Rhythmusstörungen, ganz sicher in beiden Fällen mit großer menschlicher Zuwendung. Am Ende seines ärztlichen Wirkens legt er nun jedoch einen besonderen Schwerpunkt auf das Zuhören und Sprechen mit dem Patienten, die er als wesentliche Attribute des Heilens aus der Vergessenheit zurück zu holen scheint.

2. Was ist Heilen?

2.1 Überlegungen zu einer Definition der Begriffe „Behandlung" und „Heilung"

„Ich kenne nur wenige Heilmittel, die mächtiger sind als ein sorgsam gewähltes Wort."

Heilen beschreibt ein Geschehen, das keineswegs klar umrissen ist. Es gibt weder eine allgemein gültige und allgemein akzeptierte Definition von Heilen noch eine „Theorie der Heilung".[2] Komplizierend kommt hinzu, dass das Wort „heilen" sprachlich in zwei genus verbi gebraucht werden kann, also zwei unterschiedliche Bedeutungsspektren hat.

Einmal wird „heilen" im Sinne von „gesund *machen*" benutzt, also transitiv. Ein Beispiel hierzu: Der Arzt heilt den kranken Patienten von seiner Pneumonie, indem er die bakterielle Infektion eines angegriffenen und defekten Einzelorgans, nämlich der Lunge, etwa mit einem Antibiotikum behandelt. In der Regel hat der Arzt auf diese Weise im engeren Sinne zwar nur ein krankes Organ, aber dennoch den Patienten in seiner Gesamtheit wieder gesund gemacht, also geheilt. Ein weiteres Exempel noch: Der Chirurg entfernt bei einer akuten Appendizitis den schmerzenden Wurmfortsatz aus dem Bauch des Patienten, der dann wenige Tage später geheilt, also gesund das Krankenhaus verlässt. In beiden Fällen hat der Arzt die Heilung aktiv herbeigeführt.

Im Unterschied dazu kann der Begriff „heilen" auch „(wieder) gesund *werden*" bedeuten. Der Begriff ist hier intransitiv gebraucht, wie das nächste Beispiel zeigt: Nach einem Sturz heilt die Verletzung – etwa die Schürfwunde am Bein des Kindes – innerhalb einer Woche ab. Am Ende ist das Knie wieder gesund geworden; es ist also geheilt, ohne dass die Heilung aktiv durch einen Menschen beeinflusst wurde. Bereits an diesem ganz alltäglichen Beispiel erahnen wir, dass Gesundheit – als Ziel des Heilens – nicht machbar

---

2 H. Schäfer: „Wieweit ist die Medizin eine Wissenschaft?" in: Med. Klin. 85 (1989), 267.

ist, auch nicht durch den Arzt, sondern dass sie sich, wie es Klaus Dörner einmal formuliert hat, selbst herstellt.[3]

Diese Ahnung vertieft sich, wenn neben die sprachliche Annäherung an eine Definition des Begriffes „Heilen" nun die verschiedenen inhaltlichen Nuancierungen treten. Da ist zunächst die Bedeutungsebene, die formal eher an den transitiven Gebrauch des Wortes anknüpft und die Heilen als die – etwa durch den Arzt gestaltete – völlige Beseitigung der Erkrankung und die Wiederherstellung der Gesundheit, also eine „restitutio ad integrum" beschreibt.

Heilen in einem erweiterten Sinn, der eher dem intransitiven Aspekt des Wortes Rechnung trägt, umfasst neben dem bloßen Behandeln oder Therapieren auch das Kurieren, also das Sorgen, das Begleiten und Trösten des Patienten. In einem so umfassenden Verständnis wird auch und gerade da von heilendem Handeln die Rede sein können, wo die restitutio gar nicht – oder nicht mehr – erreicht werden kann, wo ein Patient aus schulmedizinischer Sicht „austherapiert" ist. Heilen in einem solchen weiten Horizont ist sprachlich – in Anlehnung an Lown – am klarsten mit dem Begriff „Heilung" wiederzugeben.

„Behandeln" definiert Lown als eine ärztliche Tätigkeit, die sich dadurch recht gut beschreiben lässt, dass sie sich etwa auf ein krankes Organsystem, eine bestimmte Methode, eine besondere Krankheit, einen bestimmten Zeitraum etc. bezieht. Natürlich ist das Ziel einer kompetenten Behandlung immer, eine Erkrankung zu heilen, zumindest aufzuhalten oder zu bessern, sie vielleicht auch zu verhüten. Damit hat dieser Begriff des Behandelns keineswegs eine von vornherein negative, also geringerwertige Gewichtung gegenüber dem Begriff des Heilens. Allerdings reklamiert Lown mit allem Nachdruck, dass in diesem Sinne *behandeln* zwar eine notwendige erste, aber eben nicht die einzige Tätigkeit des Arztes sein kann, eben weil er der umfassenden *Heilung* der gesamten Persönlichkeit seines Patienten verpflichtet ist.

---

3 K. Dörner: Die Gesundheitsfalle: Woran unsere Medizin krankt, München 2003, 13.

2.2 Einige weitere Aspekte zum Bezugsrahmen einer Definition von „Heilen"

„Die Ärzte können den Prozess des Sterbens menschlich gestalten und ihm eine Würde verleihen, die diesem allerletzten Lebensabschnitt zumeist fehlt."

Dass es keine allgemein verbindliche Definition des Begriffes „Heilen" gibt, liegt sicher nicht zuletzt auch daran, dass in diesem Bereich die unterschiedlichsten Interessen, Faktoren und Kräfte wirksam werden. Nur einige kurze Anmerkungen dazu:

2.2.1 Einflussnahme auf das Heilen

Das Heilen wird – wie alle Sparten des modernen Medizinbetriebs – gelegentlich von den Interessen und Herrschaftsbedürfnissen unseres Gesundheitssystemes überwuchert.[4] Stichworte wie Kostenexplosion, Lobbyismus, Egoismen oder mangelnde Effizienz zeigen, wie vielfältig die Beeinflussungen von außen sind.

2.2.2 Subjektivität des Heilens

Beim Erleben des Heil-Werdens kommt es ganz entscheidend auf das subjektive Empfinden des Kranken an, und damit entzieht sich dieser Vorgang weitestgehend einer objektiven Definition. Für den Arzt ist nämlich keineswegs immer zu entscheiden oder zu klären, ob ein Patient im medizinisch-naturwissenschaftlichen Sinne wirklich geheilt ist, oder ob er sich „nur" geheilt fühlt, also lediglich glaubt, geheilt zu sein.

2.2.3 Vielfältige Beteiligung am Prozess des Heilens

Die Ärzte tragen zahlenmäßig nur zu einem verschwindend kleinen Anteil zur Lösung gesundheitlicher Probleme des

---

4 E. Huber/K. Langbein: Die Gesundheitsrevolution, Berlin 2004, 52.

Einzelnen bei; und dabei ist dieser Anteil noch merkwürdig ineffektiv. Dies steht im Gegensatz zur Selbsteinschätzung der Ärzte hinsichtlich ihrer Bedeutung, denn Ärzte – auch traditionelle Heiler – haben, so Thomas McKeown[5], immer dazu geneigt, die Wirksamkeit ihrer Eingriffe zu überschätzen und deren Risiken zu unterschätzen. Dennoch steht in nahezu allen Diskussionen über die Phänomene des Heilens die Rolle des Arztes im Vordergrund, die anderen Helfer und Heiler treten dahinter zurück. Dadurch entsteht eine fatale Verengung der Begriffsbestimmung. Wir wollen daher besonders betonen, dass Heilen keineswegs eine auf den geschützten Raum der Schulmedizin beschränkte Handlung und schon gar nicht das Monopol der Ärzte in Krankenhaus oder Praxis ist. Es war daher nur folgerichtig, dass Lown bereits in den allerersten Intensivstationen die Krankenschwestern auf die Ebene von Berufskolleginnen gehoben und in die „pflegerische Teilhaberschaft" eingebunden hat.

2.2.4 Kontextualität des Heilens

Fraglos gibt und gab es innerhalb und außerhalb der Schulmedizin zu allen Zeiten und in allen Ländern die „Kunst des Heilens". Deshalb muss das, was denn nun Heilen meint, immer wieder neu und immer innerhalb des jeweiligen Kontextes nachvollzogen werden.

Ebenso kann sich während eines Krankheitsverlaufes das Verständnis dessen, was Heilen bedeutet, wandeln: Während heilendes Handeln etwa zu Beginn einer schweren Erkrankung auf die Behandlung zum Zweck der vollständigen Gesundung zielt, wird es möglicherweise zu einem späteren Zeitpunkt die Heilung des Patienten in einem umfassenderen Sinn im Blick haben, gerade auch dann, wenn er nicht mehr gesund wird. Dazu der folgende Krankheitsverlauf:

---

5 T. McKeown: Die Bedeutung der Medizin, Frankfurt a. M. 1982, 237.

... etwas Schlimmes ...

Es geht um eine junge Frau. Sie ist Ende 20, hat 2 Kinder und scheint glücklich und zufrieden. Ehe, Geschwister, Freundeskreis: alles in Ordnung, kurz: eine heile Welt, wie man so sagt.

Dann plötzlich: Müdigkeit, Schwäche und Unlust, Abgeschlagenheit, uncharakteristisches Krankheitsgefühl. Der Hausarzt findet einen kleinen Lymphknoten am Hals. Die Patientin kommt in die Ambulanz unseres Krankenhauses und sagt mit einer leisen Unsicherheit in der Stimme zu mir: „Es wird schon nichts Schlimmes sein." Die eingehende Untersuchung ergibt zu meinem Entsetzen die fast sichere Diagnose, dass es doch „etwas Schlimmes" ist.

Es folgt das erste Gespräch mit der Patientin, ihrem Mann und mir. Ich sage ihr nicht, welche akute Leukämieform sie hat, verschweige ihr auch die statistisch sehr ungünstige Prognose, spreche aber von einer schweren Bluterkrankung, die ohne eingreifende Maßnahmen nicht zu bremsen ist, und spüre, dass sie und auch ihr Mann die Tragweite der Erkrankung erfassen.

Der zweite Abschnitt im Krankheitsverlauf steht unter dem Zeichen der „Hochleistungsmedizin" mit allen nur denkbaren diagnostischen Schritten wie feingeweblichen Untersuchungen, Computertomographie, Katheteruntersuchungen, elektronenoptischen und biochemischen Tests. Wir bedienen uns der Spezialisten eines riesigen Klinikums, erleben und erleiden Medizintechnik in Vollendung mit definitiver Bestätigung der akuten Leukämie.

Nun das zweite ausführliche Gespräch. Wir sind „der Wahrheit" etwas näher und sind uns klar, dass wir die kleine, aber mögliche Chance der Heilung nicht verschenken dürfen. Wir besprechen die brutale Strahlenbehandlung mit Übelkeit, Erbrechen und immer wieder Erbrechen, mit Schwäche, Abgeschlagenheit, Depression, Haarausfall, Appetitlosigkeit, Durchfall, Verzweiflung. Ich erläutere die zusätzliche Chemotherapie mit hochtoxischen Substanzen, mit „Heilmitteln", die so giftig sind, dass allein zu deren Zubereitung eine astronautenähnliche Schutzkleidung angezogen und ein besonderer Raum aufgesucht werden muss. Ein Horrortrip mit der harmlosen Bezeichnung „Cytostase".

Unsere Patientin willigt ein. Sie will leben. Sie will ihre Chance haben, das alles durchstehen, sie hat einen eisernen Willen. Und sie hat ein fast grenzenloses Zutrauen zu unserer „ärztlichen Kunst". Fast eine Heilserwartung und natürlich Hoffnung auf Heilung.

Die Patientin und ich erleben im dritten Abschnitt gemeinsam alle erdenklichen Phasen des Triumphes, wenn trotz des elenden Zustandes der Patientin die Befunde besser werden. Oder es kommen Momente des Schreckens, wenn statt der blühenden, fröhlich lachenden jungen Frau mit den braunen Locken den Arzt nun große, angstvolle, verzweifelte, fast anklagende Augen aus einem fahlen, eingefallenen Gesicht anschauen, kein einziges Haar mehr auf dem weißen Schädel.

Manches erlebt jeder für sich allein: Ich, der Arzt, die von Ohnmacht geprägte Phase der Unfähigkeit, wirklich helfen zu können; die Patientin, die Zeit, das therapeutische Heil anderswo zu suchen, beim Gesundbeter, beim Wunderheiler, beim Scharlatan, in Lourdes. Als sie zurückkehrt, werden unsere Gespräche vom Verlauf der Erkrankung diktiert, die uns nun an die Schwelle des Todes gebracht hat.

Die Themen umfassen jetzt keine Diagnostik mehr. Ohne dass ich es direkt anspreche, weiß die Patientin, dass unsere Therapie trotz aller damit verbundenen Opfer nicht in der erhofften Weise angeschlagen hat. Wir reden nicht mehr von einer Heilung der Erkrankung. Es geht jetzt nur noch um ein erträgliches letztes Stückchen im Leben meiner Patientin. Sie will noch nicht sterben, sie will leben: um Ordnung in die zurückbleibende Restfamilie zu bringen. Sie plant das Weiterleben ohne Frau und Mutter.

Mein Beitrag: das Gespräch, da zu sein, keine Medizin mehr außer einer erleichternden Schmerzbehandlung. Gelegentlich muss zur Entlastung etwas Wasser aus dem unmäßig aufgetriebenen Leib entnommen werden. Aber sonst: keine Medizintechnik, keine Apparate. Die Gewichte verlagern sich entscheidend, auch und besonders auf die Hausärztin, die Gemeindeschwester, die Angehörigen. Die Patientin will die letzten Tage in der vertrauten Umgebung ihres Hauses sein.

Der Bogen ist geschlagen vom Einsatz aller erforderlichen Mittel bis hin zum Begleiten beim Sterben, von der aufwändigen High-Tech-Medizin hin zum Küchenstuhl am Krankenbett, auf dem abwechselnd die Gemeindeschwester oder die Hausärztin sitzen, um die Hand unserer Patientin zu halten, bis zum Ende ihres Lebens.

3. Der begrenzte Raum des Heilens

3.1 Heilen ist nur selten möglich

„Medikamente können zwar vorübergehend einige der vorhandenen Symptome bessern, aber die zugrundeliegende Krankheit wird dadurch nicht geheilt."

Heilen, im Sinne einer Behandlung mit dem Ergebnis der vollständigen Gesundung des Patienten ist in der heutigen Medizin, wie sie in der westlichen – der so genannten „ersten" – Welt praktiziert wird, nur selten möglich. Diese These – so verblüffend sie auch auf den ersten Blick erscheint – erschließt sich bei genauerer Betrachtung schnell. Die Erklärung liegt darin, dass bei uns in der westlich-zivilisatorischen Welt nur zu einem geringen Anteil Akuterkrankungen, die allein überhaupt „heilbar" sind, vorkommen. Dagegen sind die allermeisten Erkrankungen bei uns chronisch und damit definitiv nicht (mehr) zu beseitigen. Sie sind Folge der hohen Lebenserwartung und manifestieren sich beispielhaft als „Gefäßsklerose" mit Symptomen wie Demenz („Alzheimer'sche Erkrankung"), Apoplexie, Herzinfarkt u. a. Sind chronische Krankheiten vorwiegend durch besondere Lebensumstände verursacht, werden sie meist als „Zivilisationskrankheiten" bezeichnet.

Zur Klarstellung nochmals: Alle genannten Krankheiten sind in der Tat nahezu nie im Sinne einer „restitutio ad integrum" heilbar. Folglich ist hierbei Heilen – definiert als Therapieren mit dem sicheren Endziel der vollständigen Beseitigung der Krankheit und der Wiederherstellung der Gesundheit – in Deutschland, Mitteleuropa oder Amerika weder eine immer mögliche noch eine sehr häufig anwendbare Tätigkeit des Arztes. Heilen, das sich nach der oben getroffenen Definition im Bereich der Behandlung bewegt, besetzt also in diesem engen Wortsinn innerhalb der Schulmedizin ein nur schmales Segment ärztlichen Handelns, und zwar völlig zu Recht.

Abschließend zu diesem Teilthema muss noch ergänzend eingefügt werden, dass diese Situation *nicht* zu ärztlichem Nihilismus führen darf, sondern dass der sich abzeichnende Paradigmenwechsel einer „Medizin nach Maß" klare Vorgaben definiert: Diagnostik nur, wenn daraus therapeutische Konsequenzen folgen, und Therapie nur, wenn sie sich am Befinden des Patienten, nicht am Befund einer Untersuchung orientiert.

3.2 Die institutionalisierte Behandlung
ist nur (relativ) selten nötig

„Die meisten Krankheiten sind keine Katastrophe und die Zeit
selbst ist ein außerordentlich wirksamer Test dafür, ob eine gesundheitliche Störung weiterer Untersuchungen bedarf."

Die verblüffende Feststellung, dass Heilen im Sinne einer
eingehenden ärztlichen Behandlung nur selten nötig ist, wird
durch folgende Zahlen aus dem Wissenschaftszentrum Berlin für Sozialforschung[6] belegt: 90 % aller Menschen haben
innerhalb von sechs Monaten irgendwelche Beschwerden,
die in wiederum 90 % keiner professionellen medizinischen
Hilfe bedürfen. Man wartet ab, befragt dann Familienmit-
glieder, den Nachbarn oder den Apotheker, versucht es mit
so genannten „Hausmitteln" und geht schließlich zum Arzt.
Die Hälfte dieser letzten verbleibenden 10 % aller Menschen
mit Beschwerden wiederum hat psychosomatische Leiden,
die keinerlei aufwändiger Medizintechnik bedürfen (obwohl
sie dennoch gerade hier zum Nachteil der Patienten immer
wieder eingesetzt wird). Der verbleibende Rest der Kranken
leidet unter medizinischen Banalitäten, wie etwa einem Wes-
penstich, einer Halsentzündung, einer Obstipation oder anderem, die alle mit geringem Aufwand therapiert werden
können. Nur ein einziger von den ursprünglich 100 „Kranken" bedarf in der Tat des institutionalisierten Gesundheits-
apparates und der intensiven sowie kompetenten Behandlung.

3.3 Eine umfassende ärztliche Behandlung
wird nur selten praktiziert

„Der Patient wird zu einer Vielzahl von Spezialisten geschleppt
und einer ganzen Skala von Prozeduren unterzogen, die fast
überall als höchster wissenschaftlicher und moralischer Standard
angesehen werden."

---

6 Veröffentlichungsreihe der Forschergruppe Gesundheitsrisiken und
Präventionspolitik, Wissenschaftszentrum Berlin 1992.

Ein weiterer Grund für die nachgeordnete Bedeutung der Tätigkeit des Heilens im engeren Sinn in der Schulmedizin könnte darauf beruhen, dass das Diagnostizieren von krankhaften Veränderungen aus Gründen, die an anderer Stelle noch ausführlich zu diskutieren sind, für den Arzt, für den gesamten sozialmedizinischen Komplex und für den „medizin-technischen Apparat" einen deutlich größeren Stellenwert hat als das Behandeln von Kranken. Das Gleiche scheint – zumindest zunächst – auch für den Patienten selbst zu gelten. Dies ist um so erstaunlicher, weil es ja in der Regel beim Arzt oder noch mehr im Krankenhaus um fundamentale, ja existenzielle Fragen des Kranken geht, die – ausgesprochen oder nicht – während des diagnostikbetonten Geschehens kaum mehr vom Arzt zur Kenntnis genommen werden oder unbeantwortet bleiben. Allerdings entsteht dennoch früher oder später beim Patienten das Gefühl eines Defizits, besonders bei den Verläufen, die das den diagnostischen Verfahren implizit innewohnende Heilsversprechen nicht einlösen können.

Ohne hier detailliert auf die Folgen der zunehmenden Tendenz zur diagnostischen oder therapeutischen Spezialisierung in der Medizin einzugehen, soll hier lediglich auf das daraus resultierende Spannungsfeld hingewiesen werden. So ist es sicher in vielen Krankheitsfällen hilf- und erfolgreich, auf die Fachkompetenz des Experten zurückgreifen zu können. Das Ergebnis seiner „Behandlung" ist allerdings nur dann wirklich hilfreich, wenn es richtig in den gesamten „Heilsplan" für den Patienten integriert werden kann, beispielsweise durch den Hausarzt.

3.4 Apparative Technik kann Behandlung oder gar Heilung vortäuschen

„Die Technologie wurde vorrangig, und die Patienten rückten auf den zweiten Platz."

Die Problematik, die sich aus der immer rascher fortschreitenden Technifizierung der Medizin und der daraus folgenden Entfremdung zwischen behandelndem Arzt und leidendem Patienten ergibt, ist wohlbekannt. Dennoch soll am Beispiel der Herzkatheterdiagnostik und des Infarktpatienten hier noch einmal verdeutlicht werden, dass nicht selten durch die zunehmende Medizintechnik ein tatsächliches Heilen im Sinn einer Behandlung mit dem Ziel der vollständigen Genesung lediglich fingiert wird, selbst und gerade dann, wenn „alles gut gegangen", wenn der Patient wieder genesen ist und wenn er sich „geheilt" fühlt.

Eine kurze Vorabinformation noch: Im Jahr 2004 wurden in Deutschland etwas mehr als 0,6 Millionen Herzkatheteruntersuchungen durchgeführt, keineswegs alle waren zwingend erforderlich. Neben der schieren Anzahl dieser Eingriffe zeigte sich überraschenderweise auch eine direkte Abhängigkeit der Häufigkeit dieser invasiven, also durchaus eingreifenden Untersuchung vom Wohnort des Patienten: Für einen Patienten aus Bremen ist die Wahrscheinlichkeit zur Herzkatheteruntersuchung rund viermal größer als für Patienten aus Brandenburg. Noch deutlicher waren die Unterschiede bei der so genannten Dilatationstechnik, dem Aufdehnen von Herzkranzgefäßen: Dieser Eingriff fand bei den Patienten in Nordrhein-Westfalen fünfzehnmal häufiger statt als bei denen in Bremen. Eine medizinisch nicht erklärbare Beliebigkeit der Indikationsstellung! Oder aus anderem Blickwinkel: ein Behandlungsmuster, das weitgehend vom Anbieter beeinflusst wird, nicht von den Notwendigkeiten oder Bedürfnissen der Patienten.[7] Ein weiterer Krankheitsverlauf mag dies verdeutlichen:

... der Infarktpatient ...

Er bricht aus vollem Wohlbefinden während der aufreibenden Managertätigkeit ganz akut in seinem Besprechungszimmer mit stärksten Brustschmerzen und Atemnot zusammen. Der sofort herbei geeilte Notarzt diagnostiziert einen Herzinfarkt und veranlasst den raschen Transport in die Klinik, die mit Sondersignal und Blaulicht nach wenigen Minuten erreicht wird. Hier wird der Pa-

---

7 H. Kühn: „Rationierung im Gesundheitswesen" in: Health risks and preventive policy, Berlin 1991, 25.

tient, der unterdessen keine Schmerzen mehr hat, wenig später katheterisiert, angiographiert, dilatiert, also an einer verengten Stelle der Herzkranzgefäße aufgedehnt, und – ein derzeit häufig angewendetes Verfahren – mit einem Kunststoffröhrchen in den Herzkranzgefäßen versorgt, also „gestentet". Nach wenigen Tagen, höchstens Wochen, meldet der Patient sich „rehabilitiert" wieder an seinem Arbeitsplatz zur Stelle „als wäre nichts geschehen …"

Dieses Beispiel zeigt eine Verschleierung der existenziellen Bedrohung des Menschen durch seine Krankheit, die noch vor wenigen Jahrzehnten häufig tödlich verlief. Keine Frage: es gibt gewaltige Fortschritte bei den medizinischen Möglichkeiten in Diagnostik und Therapie, die niemand bestreiten möchte. Deren gezielter Einsatz für den Patienten ist ebenso wie deren Beherrschung durch den Arzt unabdingbar. Dennoch bleibt es bei der ernüchternden Feststellung, dass in diesen vielen Fällen wie in unserem Beispiel eben nie eine echte Heilung erreicht wird, obwohl der Patient sich subjektiv als „geheilt" betrachten mag. In Wahrheit wird durch die Herzkathetertherapie allenfalls die bedrohliche Symptomatik durch die verengte Stelle des Blutgefäßes am Herzen beseitigt, nicht aber die zugrunde liegende sklerotische Herzgefäßerkrankung.

3.5 Behandeln und Heilen hatte und hat kaum noch Raum

„Ein Paradoxon meines Lebens und seine ganze Ironie ist, dass meine Forschungsarbeiten genau den Dingen Vorschub geleistet haben, die ich zutiefst missbillige."

Die These, dass das tatsächliche Heilen heute nur noch einen sehr begrenzten Raum einnimmt, trifft – wie gezeigt – auf das gegenwärtige medizinische Handeln in den westlichen Industrienationen zu. Wenn sich der Blick weitet, wird man jedoch schnell feststellen, dass dies nicht immer so war und nicht überall so ist. Am Ende des 19. Jahrhunderts machte es die konsequente Nutzung der damaligen aktuellen wissenschaftlichen Erkenntnisse – etwa die Bedeutung der Hygiene, die Einsichten über Infektionskrankheiten oder die Entwicklung der Impfung betreffend – möglich, dass tödliche Seuchen eingedämmt und Menschen von Infektionskrankheiten geheilt wurden. In der Regel führte zum Beispiel die Behandlung von Infektionskrankheiten zu einer völligen Wiederherstellung der Gesundheit, zu einer „restitutio ad integrum" beim Einzelnen und damit zu einer direkt messbaren Verlängerung der allgemeinen Lebenserwartung aller Menschen.

Die Medizin der so genannten „Dritten Welt" ist – auch und gerade unter dem Aspekt der Bedeutung, die das Behandeln in der medizinischen Tätigkeit hat – eine ganz andere als die Medizin der industrialisierten Welt. Die Gegensätzlichkeit beider Systeme könnte trotz ihrer jeweiligen Inhomogenität nicht größer sein. Wird hier bei vorwiegend älteren Menschen mit großem Aufwand bei meist unheilbaren Krankheiten vor allem diagnostiziert, sterben dort unvorstellbar viele Patienten – vor allem Kinder – an prinzipiell und mit wenig Aufwand heilbaren Infektionen (abgesehen von HIV), weil den Gesundheitssystemen zu wenig Mittel zur Verfügung stehen. Hier wären also noch freie Räume für das Behandeln und Heilen, die aber weitgehend verschlossen sind durch die Unzulänglichkeiten der Systeme und Menschen.

Nach der Feststellung, dass „Heilung" innerhalb des medizinischen Handelns in den westlichen Ländern kaum noch Raum einnimmt, muss mit dem Blick auf die Situation in der „Dritten Welt" die Frage nach den Prioritäten gestellt werden. Derzeit ist es nämlich so, dass etwa 90 % der gesamten Mittel aus der medizinischen Forschung ausschließlich für die Krankheiten verwendet werden, an denen nur 10 % aller Menschen leiden, nämlich den Zivilisationskrankheiten. Und die sind bekanntermaßen meist verhaltensbedingt und lediglich symptomatisch zu behandeln, aber nicht vollständig heilbar.[8] Hinsichtlich des therapeutischen Aufwandes ist die Asymmetrie noch ausgeprägter.

---

8 K. M. Meyer-Abich: „Vom Nutzen der Medizin" in: Scheidewege 32 (2002), 377.

4. Wie Behandeln das Heilen verdrängt

„Bei den Patienten verstärkt die wissenschaftliche Revolution die Erwartung, dass jede wie auch immer geartete Krankheit sofort behandelt werden könne."

Obwohl das Heilen im Sinn einer Behandlung bis zur vollständigen Genesung im westlichen Gesundheitssystem tatsächlich auf einen sehr kleinen Bereich ärztlicher Tätigkeit beschränkt ist, verdrängt die Behandlung im Umgang mit dem Patienten immer noch und immer wieder selbst diesen kleinen Bereich seiner Heilung.

4.1 Flucht in die Technik

„Der kindliche Glaube an die Magie der Technologie ist ein Grund, weshalb die Öffentlichkeit unmenschliches ärztliches Verhalten toleriert."

Die Medizin unserer Tage ist ohne Technik nicht denkbar. Apparativ-technische Eingriffe am Anfang und am Ende des Lebens oder auch in besonders kritischen Lebenssituationen üben eine große Faszination aus und werden von den allerwenigsten grundsätzlich und in ihrer Gänze in Frage gestellt, selbst wenn sie neben begeisterter Zustimmung auch nachdenkliche Zurückhaltung bis hin zu emotionsgeladener Ablehnung wecken. Zudem ist die Medizintechnik niemals etwas Statisches, sondern sie entwickelt sich und ist daher richtiger als ein Prozess zu beschreiben.[9] Folglich gilt, dass „der heroische Eingriff von gestern zur Routinemethode von heute werden kann und die diagnostisch-therapeutische Gewissheit von heute zum Irrtum von morgen"[10]. Medizintechnische Verfahren müssen daher immer wieder und immer neu auf ihre Bedeutung und ihre Anwendungsmöglichkeiten beziehungsweise deren Grenzen hin reflektiert werden. Die

---

9 H. Jonas: Technik, Medizin und Ethik, Frankfurt a. M. 1985, 21.
10 J. Eigler: „Medizintechnischer Fortschritt und ärztliches Ethos" in: Jahrbuch für Wissenschaft und Ethik (1997), 157.

von Lown inaugurierte Defibrillationstherapie bei tödlichen Herzrhythmusstörungen ist das klassische Beispiel für einen solchen Wertewandel.

Von einer Flucht *vor* der Technik kann und soll also hier nicht die Rede sein. Dagegen liegt der Verdacht nahe, dass es statt eines sinnvollen Einsatzes *von* apparativer Technik immer wieder zu einer Flucht *in* die Technik kommt. Einige Beispiele dazu: Kritische Überlegungen zur zahlenmäßigen Explosion so genannter „bildgebender diagnostischer Verfahren", also dem CT, dem Kernspin, dem Farbdoppler, der Knochendichtemessung und anderen führen zu dem Ergebnis, dass sie in der Hälfte aller Fälle absolut unnütz sind und in weiteren 30 % zwar einen Wissenszuwachs bringen, ohne aber zu therapeutischen Konsequenzen zu führen. Am Ende münden derartige Untersuchungen nur in zwei oder drei von 100 Fällen in eine wirkliche Verbesserung der Lebensqualität des betreffenden Patienten. Dass derartige Verfahren trotz ihrer im Einzelfall geringen Aussagekraft und Relevanz so häufig angewandt werden, hat Gründe. Neben dem ökonomischen Gewinn für Hersteller und Leistungsbringer vermitteln sie eine vermeintliche Absolutheit, die einen Zweifel, etwa an der Aussage eines CT-Befundes, unmöglich machen. Bildgebende Verfahren versprechen damit vordergründig eine Sicherheit, zu der der Patient – und womöglich auch der Arzt – Zuflucht nehmen kann.

Deutlicher noch wird die Tendenz zur Flucht in die Technik bei vielen therapeutischen medizintechnischen Maßnahmen, vor allem in Krisensituationen. Die Sprachlosigkeit der Ärzte – und auch der Patienten und deren Angehörigen – spiegelt sich nicht selten gegengleich in immer aufwändigeren medizintechnischen Maßnahmen, wie das folgende Beispiel zeigt.

... die sprachlosen Medizintechniker ...

Ein angesehener Anwalt fragte bei mir an, ob ich als Gutachter gegen ein wohlbekanntes, großes Klinikum in der Nähe tätig werden wolle. Es ginge um einen älteren Patienten, dessen Ehefrau er anwaltlich vertrete. Der Ehemann habe sich in der Chirurgie dort einer komplizierten Gefäßoperation unterzogen, wobei er während des Eingriffes einen ausgedehnten Schlaganfall erlitten hat. Statt als „geheilt entlassen" zu werden, sei er nun mit einer Halbseitenlähmung und im Zustand einer schwersten geistigen Behinderung mit völligem Personalitätsverlust in ein Pflegeheim verlegt worden. Die Ehefrau wolle jetzt juristisch gegen die Ärzte vorgehen.

Ich habe meinen Entschluss, hier tätig zu werden, von einem Gespräch mit der Ehefrau des Patienten abhängig gemacht. Sehr bald erhielt ich ihren Rückruf und dadurch zwei ganz entscheidende Informationen. Die erste: Es handelte sich offensichtlich um eine bedrohliche und komplexe Gefäßerkrankung, die mit deutlichem Risiko, aber dennoch dringlich operiert werden sollte. Und die fast wichtigere zweite: Die dortigen Ärzte hatten mit dieser Frau kaum ein Wort gesprochen, nicht vor und schon gar nicht nach der komplikationsbeladenen Operation!

Unser Telefonat, in dem ich ihr lediglich die möglichen Zusammenhänge zwischen einem aufwändigen chirurgischen Eingriff und seltenen, aber eben doch vorhandenen Komplikationen zu erklären versuchte, dauerte kaum fünfzehn Minuten. Ohne dass ich in irgend einer Weise auf ihre weiteren Entscheidungen Einfluss genommen hätte, erklärte jene Frau dann, dass für sie diese Unterhaltung – wohl gemerkt: am Telefon, nur kurz, mit einem Fremden, ohne jede Detailkenntnis meinerseits – das erste „richtige" Gespräch gewesen sei, und dass sie jetzt „von einer Last befreit und von einer quälenden Sorge geheilt" sei und nun auf die im Zorn, in der Verzweiflung und Ratlosigkeit angestrebten juristischen Schritte verzichten wolle.

Dieses bedrückende Beispiel für die so unnötigen Versäumnisse der behandelnden Ärzte ist eine neuerliche Bestätigung dafür, dass jede Anwendung von Medizintechnik nur begleitet durch das Gespräch mit dem Arzt – und nicht als Flucht vor dessen wachsender Sprachlosigkeit – als Heilmittel eingesetzt werden darf.

4.2 Übertherapie

„Noch mehr Körperbehinderungen und Todesfälle resultieren aus der exzessiven Verschreibung von Medikamenten, der so genannten Vielfachverordnung und aus den medikamentös bedingten Interaktionen."

Wer kennt sie nicht, die Medikamentenverordnungen, die um so länger werden, je älter die Patienten und je jünger und unerfahrener die verordnenden Ärzte sind. Wer hat sie nicht schon erlebt, die therapeutische Hyperaktivität, die sich bei vermeintlichen oder erfundenen Erkrankungen nahezu zwanghaft entwickelt,[11] oder die in vielen Fällen heillose „Ernährungstherapie" am Lebensende, die mit dem Begriff der Ernährungssonde „PEG" verbunden ist. Nachdrücklicher als alles andere mag erneut ein Patientenschicksal auf unser Problem hinweisen, das Dahl treffend als einen „Rausch des Weitermachens und ein Weitermachen im Rausch"[12] beschreibt:

... ein ganz normaler Verlauf ...

Die etwa 70-jährige Frau lag mehrere Wochen bei uns im Krankenhaus. Ich kannte sie von früher als eine äußerst rüstige, gebildete, auch sozial engagierte, sehr sympathische, ältere Dame. Dann erlitt sie plötzlich einen cerebralen Insult, einen schweren Schlaganfall. Sie war gelähmt, aphasisch, also sprachlos, und schwerst hirnorganisch verändert – insgesamt also in ihrer Persönlichkeit zerstört.

Eine Besserung der akuten Schädigung oder Anzeichen einer Rehabilitation waren trotz intensiver Bemühungen und trotz wochenlanger stationärer Behandlung mit liebevoller Pflege durch die Schwestern nicht eingetreten. Ja, der Zustand verschlechterte sich. Ein Ende dieses Lebens schien nicht mehr so fern. Therapeutisch war nicht mehr all zu viel zu tun. Wir mussten die Patientin zur weiteren Betreuung in ein Pflegeheim verlegen. Dabei hatten wir bei einer gynäkologischen Blutung – und damit dem Verdacht auf ein Carcinom im Genitalbereich – bewusst auf die weitere diagnostische Abklärung bei dieser auf den Tod kranken Frau verzichtet. Sie äußerte im Übrigen keinerlei Schmerz oder Missempfinden, sie befand sich in einem komatösen Zustand. Dennoch wurde sie, von dem Pflegeheim aus, in einer gynäkologischen Klinik aufgenommen.

Was dann noch kam, ist rasch erzählt: Eine eingehende nochmalige apparative, internistische präoperative Untersuchung und die ausführliche neurologische Diagnostik mit CT und Kernspin – zum Ausschluss eines bösartigen Hirntumors bei gesichertem Schlag-

---

11 J. Blech: Die Krankheitserfinder, Frankfurt 2003, 33.
12 J. Dahl: Bitteres Lachen im grünen Bereich, Kusterdingen 2001, 63.

anfall – folgten, und schließlich die große gynäkologische Operation.

Der abschließende Arztbrief, den ich irgendwann später auf meinem Schreibtisch vorfand, beschreibt den „Kampf um das Leben" der Patientin, mit In- und Transfusionen, mit maschineller Beatmung, sowie schließlich den vergeblichen Reanimationsmaßnahmen, als sich der geschundene Körper dieser Frau endlich dem Terror der Heiler und Helfer zu entziehen versuchte, um „in Frieden" zu sterben.

Es sei an dieser Stelle angemerkt, dass bei dem ungebremsten Therapieverlauf dieser Patientin, neben dem von Dahl beschriebenen „Rausch des Weitermachens", möglicherweise von nicht unerheblicher Bedeutung ist, dass sie privatversichert war, was den behandelnden Ärzten laut Gebührenordnung bei allen Maßnahmen das 2,3- bis 4-fache der normalen Beträge garantierte. Aber auch andere als ökonomische Interessen spielen bei der Übertherapie – in diesem Fall am Ende des Lebens – eine Rolle. Dies zeigt der Blick auf den schmalen Grat zwischen Heilung und quälender Behandlung, der sich mit dem Begriff der künstlichen Ernährung durch die PEG verbindet.

„PEG" ist die Kurzform für eine durch die Bauchhaut eingeführte Magensonde zur Flüssigkeitsgabe oder zur Sondenernährung – meist auf Dauer. Diese Sonde ist in der Regel sehr einfach zu legen und beruhigt vor allem Pflegende und Angehörige, da der Patient sichtbar weder verhungern noch verdursten kann. Allerdings: Diese Patienten haben – vor der Ernährung über die PEG-Sonde – nahezu nie das Bedürfnis zu essen und klagen kaum jemals über ein Durstgefühl. So zeigen auch die Erfahrungen auf Palliativstationen, dass in der letzten Lebensphase nur sehr wenig Flüssigkeit nötig ist, und dass – im Gegenteil – die der Flüssigkeitszufuhr nachfolgenden Veränderungen im Salzhaushalt eher die Schmerzschwelle anheben. Das heißt: Ohne PEG werden Schmerzen vielleicht weniger stark empfunden, das „Austrocknen" von Ödemen – bei Tumoren – könnte Druckerscheinungen mildern, die verminderte Urinausscheidung wird durchaus als positiv von dem Patienten empfunden, bei abnehmendem Magensekret besteht vielleicht weniger Brechreiz, die Produktion des Bronchialschleims nimmt wahrscheinlich ab, damit entfällt das lästige Absaugen, und nicht zuletzt entsteht durch den veränderten Stoffwechselhaushalt möglicherweise eine gewisse Euphorie.

Nach diesen Einsichten muss die Frage gestellt werden, wem die Ernährung mittels der PEG-Sonde dient: Nützt sie dem Patienten, der durch hochkalorische Nährlösung am Leben erhalten wird? Oder „hilft" die Sonde den Angehörigen, die so ihrer Sorge, der Patient könnte verhungern oder verdursten, enthoben sind? Oder ist sie besonders für das Pflegepersonal hilfreich, da nun die zeitintensive – und nicht selten emotional anstrengende – Aufgabe der Ernährung des Patienten entfallen kann? Die PEG kann somit bei vorschneller oder unüberlegter Platzierung ein ganz typisches Beispiel dafür sein, dass es die Vielzahl der zur Verfügung stehenden diagnostischen und therapeutischen Möglichkeiten zunehmend schwer macht zu erkennen, dass auch ein Verzicht eine sinnvolle ärztliche Entscheidung sein kann und selbst in verzweifelten Krankheitsfällen heilsamer sein mag als alles andere.[13]

4.3 Irrweg Privatisierung

„Wunsch nach Profit schließt wahres Arzttum aus; in einer marktorientierten Medizin weicht die Vorrangstellung des Patienten zugunsten der perversen Einflussnahme von Investoren, Bürokraten, Versicherungsgesellschaften und Arbeitgebern: die Patienten werden zu standardisierten Objekten degradiert."

Zunächst: Gesundheit ist ein öffentliches Anliegen, die medizinische Grundversorgung folglich eine der bedeutendsten elementaren Aufgaben des Staates.

„Jede Kommune hat daher bis heute als ihre wichtigste Aufgabe die Daseinsfürsorge für alle Bürger wahrzunehmen."[14]

---

13 K. Dörner: „In der Fortschrittsfalle" in: Deutsches Ärzteblatt 99 (2002), 1970.
14 M. Reimon/Chr. Felber: Schwarzbuch Privatisierung, Wien 2003, 38.

Soziale Einrichtungen orientieren sich demnach im marktfreien – nicht: wettbewerbsfreien – Raum, in dem sie vor dem direkten Zugriff durch die Wirtschaft geschützt werden müssen. Die beginnende Aufweichung jener schutzwürdigen Zone dokumentiert sich jedoch bereits durch die längst geschehene Einführung von Begriffen wie etwa „Effizienz", „Ökonomisierung" und „Kompetenz" in den Medizinalltag. Zunehmend gewinnen so die Gesetze der Marktwirtschaft die Oberhand über die staatlich institutionalisierten Gesundheitssysteme, denn der Patientenumsatz muss optimiert und der Gewinn gesteigert werden. Dazu sind in der Praxis alle Mittel recht, beispielsweise die Erfindung neuer Krankheiten, die vermarktet werden. Die von Jörg Blech[15] aufgeführten Beispiele sind erschreckend: „Schlafapnoe" mit Schaffung eines flächendeckenden Netzes von apparativ bestens ausgestatteten Schlaflabors, alle Arten der „Umweltkrankheiten" mit endlosen Laboruntersuchungen, die „Neu"entdeckung der Kalksalzarmut des alternden Skelettsystems mit imperativer „Osteodensitometrie" – weitere Beispiele ließen sich nennen.

Besonders typisch für die zunehmende Ökonomisierung ist auch die ungebremste Leistungsausweitung wie etwa die medizinisch weitgehend sinnlosen so genannten „IGeL-Leistungen" (individuelle Gesundheitsleistungen) oder die telemetrische Vernetzung diagnostischer Apparate, die – nebenbei – den erstuntersuchenden Arzt durch eine patientenlose, bildgebende Ferndiagnostik scheinbar überflüssig machen.

Alle jene ausschließlich profitorientierten Entwicklungen werden Patienten, Ärzten und der interessierten Öffentlichkeit sehr geschickt und vordergründig ethisch legitimiert nahegebracht. Schleichend hat sich mit dieser Entwicklung aber schon längst eine Zweiklassenmedizin etabliert, deren „Arbeitsteilung" folgendermaßen aussieht: Die Solidargemeinschaft hat sich altruistisch lediglich auf die – nicht lukrativen – Notfallpatienten und die chronisch Kranken zu konzentrieren, während für die wenigen, aber großen Klinikkonzerne die höchst gewinnträchtigen „Lebensqualität-Patienten" reser-

---

15 Blech: Die Krankheitserfinder, 151.

viert bleiben und das, was man treffend mit dem neueren Begriff der „Schnäppchenmedizin" bezeichnet hat.[16] Eine beispiellos asymmetrische Verteilung von Lasten – für die Solidargemeinschaft – und Gewinnen – für die Aktionäre – ist die Folge. Bei dieser bewusst gestalteten oder unbewusst in Kauf genommenen Umbildung des Gesundheitssystems ist es nicht verwunderlich, dass vom Leiden der Kranken und deren Heilung bei den Protagonisten der privaten Klinikkonzerne nie die Rede ist; als gewinnorientierte Betriebe sind diese allein an der apparativen Diagnostik und gegebenenfalls der aufwändigen, gewinnbringenden Behandlung, aber nicht unbedingt an der Heilung des Patienten interessiert.

Übrigens ist die Situation in der Arztpraxis prinzipiell vergleichbar: Der Arzt hat Leistungen für seinen Patienten zu erbringen, die von den wenig lukrativen Gesprächsleistungen bis hin etwa zu aufwändigen technisch-apparativen „bildgebenden Verfahren" reichen. Die Art und Häufigkeit der Methoden bestimmt der Arzt, der damit in gewissen Grenzen selbst sein Einkommen festlegen kann.[17] Natürlich gibt es hierbei Regelungen, Kontrollsysteme und Überprüfungen, um Missbrauch rechtzeitig zu erkennen und abzustellen. Andererseits gibt es aber auch Computerprogramme und Lehrgänge, welche die ökonomische Situation des Arztes optimieren sollen,[18] wie etwa Anleitungen zu den bereits erwähnten so genannten IgeL-, „Anti-Aging-" oder anderen Programmen. Diese Angebote haben nur einen einzigen Sinn, nämlich den, das Einkommen des Arztes zu erhöhen. Die Heilung des Patienten kommt als Inhalt dieser ärztlichen Leistung nicht länger vor!

---

16 E. Richter-Kuhlmann: Im Schraubstock der Ökonomie, DÄ 101 (2004), 2362.

17 W. Gallmeier: „Die Technik darf nicht die Humanität verdrängen" in: FAZ v. 9.4.85, 227.

18 L. Krimmel: „Labor-IgeL als Chance" in: Arzt und Wirtschaft (2002), 32.

4.4 Heilserwartung, Früherkennung und Prävention

„Je mehr Tests durchgeführt werden, um so mehr irrtümliche Informationen werden an Land gezogen."

Früherkennung ist der aufwändige Versuch, den Todeszeitpunkt hinauszuschieben, wobei der definitive Beweis für die Wirksamkeit, Sicherheit und Wirtschaftlichkeit von Früherkennungsmaßnahmen noch aussteht.[19] Diese These mag erschrecken, stellt aber nur das deutlich vor Augen, was zunehmend an Plausibilität gewinnt: Die Früherkennung scheint keineswegs so wirksam wie erhofft, so sicher und unschädlich wie behauptet, und schon gar nicht so kostensparend wie propagiert. Damit wird ein weiteres Mal, jetzt eben auch auf dem Gebiet der Vorsorge, die Erfahrung bestätigt, dass die medizinische Versorgung noch nie so teuer und dabei so ineffektiv war wie heute und dass das Missverhältnis zwischen der Erwartung des Kranken und der Erfüllung seiner Hoffnungen kaum größer sein könnte.

So ist etwa inzwischen sicher, dass es bei Vorsorgeprogrammen wesentlich häufiger Fehlalarm bei Gesunden gibt als tatsächlich krankhafte Befunde bei Befallenen und dass ein beruhigender Befund bei der Krebs-Vorsorge manchmal, ein verdächtiger Befund dagegen meist falsch ist. Darüber hinaus hat die Früherkennung für die meisten Tumorarten kaum therapeutischen Nutzen. Schließlich: In den so genannten Zivilisationsländern – und nur dort leistet man sich den Luxus der präventiven Medizin – sterben mit oder ohne Früherkennung drei viertel aller Menschen, wie bereits gezeigt, an Krebs oder Gefäßerkrankungen, und zwar nach einer mehr oder minder schweren, durchschnittlich achtjährigen Behinderung oder Leidenszeit.[20] Alle Präventivmaßnahmen ändern also nichts daran, dass Medizin auch heute noch meist nur ein Hinauszögern des Sterbens bewirken kann, aber nur sehr selten eine vollkommene Wiederherstellung der Gesundheit.[21]

---

19 Chr. Weymayr/K. Koch: Mythos Krebsvorsorge, Frankfurt 2003, 52.
20 Weymayr/Koch: Mythos Krebsvorsorge, 30.
21 Huber/Langbein: Die Gesundheitsrevolution, 20.

Es ist hier nicht der Platz, auf die – trotz der dargelegten Fragwürdigkeit solcher Verfahren – unüberschaubare Zahl von Empfehlungen zur Prävention einzugehen. Eine Untersuchung allerdings, die von Frank Schirrmacher[22] zitiert wird, ist dennoch erwähnenswert. Dort wird anhand einer Langzeitstudie von amerikanischen Forschern gezeigt, dass ein als erfüllt angesehenes Leben und ein positives Selbstbild eine Lebensverlängerung von mehreren Jahren bewirken, und zwar unabhängig von den Auswirkungen vieler anderer Faktoren wie etwa einer Hypertonie oder hoher Cholesterinwerte. Dies zeigt auf spektakuläre Weise, dass jede allein an Labor- oder Blutdruckwerten orientierte Präventionsempfehlung trotz ihres immensen Aufwandes weitgehend sinn- und erfolglos bleiben muss.

5. Die wieder zu entdeckende Kunst der Heilung

„Unser Gesundheitssystem droht zusammenzubrechen, wenn der ärztliche Berufsstand sein Augenmerk vom Heilen weg bewegt, das damit beginnt, dem Patienten zuzuhören."

Der Diagnostiker Lown hat deutlich wie nur wenige andere ausgesprochen, welche Gefahren das Gesundheitssystem und damit vor allem und in erster Linie die Patienten ausgesetzt sind, wenn sich nicht alle am Prozess des Heilens Beteiligten auf das zurück besinnen, was Heilung im umfassenden Sinn meint. Nach der auf den vorangegangenen Seiten nachvollzogenen kritischen und besorgten Analyse („Anamnese") des kranken Gesundheitssystems[23] zeigt uns der Arzt Lown nun – wie könnte es anders sein – natürlich auch Wege aus dem Dilemma, um wieder zum Wesentlichen unseres ärztlichen Auftrages zurück zu finden, nämlich der fürsorglichen Betreuung unserer Patienten, dem Heilen im weitesten Sinne. Zu unserer Verwunderung stellen wir fest, dass es sich

---

22 F. Schirrmacher: Das Methusalem-Komplott, München 2004, 29.
23 W. Krämer: Die Krankheit des Gesundheitswesens, Frankfurt a. M. 1989, 15.

bei diesen Therapievorschlägen um eine Liste höchst bescheidener, fast „altmodischer" und einfach durchführbarer Methoden und Prinzipien handelt, die ohne jeden technischen Aufwand und nahezu kostenfrei zu erbringen sind. Allerdings sind hierzu auch solche beinahe vergessene ärztliche Tugenden neu zu erlernen wie etwa die sorgfältige Erhebung der Krankengeschichte. Wir wollen in diesem letzten Abschnitt unserer Überlegungen in aller Kürze die verschiedenen möglichen Therapieansätze zur Wiedereinführung der Kunst des Heilens in die Medizin von heute auflisten.

5.1 Die Fundamente des Heilens: Ausbildung, Fachkompetenz, ärztliche Erfahrung

„Wissenschaft und Medizin ergänzen sich und sind unabdingbar für die Kunst des ärztlichen Handelns. Dabei ist die Fürsorge für einen Patienten ohne Wissenschaft zwar gut gemeinte Freundlichkeit, nicht aber gute Medizin."

Kein Zweifel, eine umfassende fachliche Ausbildung ist die unabdingbare fachlich-medizinische (auch rechtliche) Voraussetzung, um als Arzt tätig werden zu können. Man muss sein Handwerkszeug, und das sind nun einmal die durchaus exakten, naturwissenschaftlichen Grundlagen der Humanmedizin, beherrschen. Während seines ganzen beruflichen Lebens ist der Arzt dann immer wieder mit neuen Techniken, Methoden, Medikamenten oder Therapieverfahren konfrontiert. Bei deren kritischer Beurteilung und ggf. Eingliederung in das tägliche ärztliche Handwerksarsenal sind große Erfahrung und gelassene Nüchternheit ebenso wichtig wie das Wissen um unsere insgesamt doch eher begrenzten Möglichkeiten (s. u.).

5.2 Voraussetzung des Heilens: Zuhören, Reden, Partnerschaft mit dem Patienten

„Um erfolgreich heilen zu können, muß der Arzt vor allen Dingen zum Zuhören erzogen werden."

Man kann nicht oft und nachdrücklich genug wiederholen, dass allein das Aufnahmegespräch mit dem Patienten in etwa zwei Drittel aller Fälle bereits zur korrekten Krankheitsdiagnose führt. Warum wird diese wichtige Informationsquelle so sträflich vernachlässigt? Weil sie (nur auf den ersten Blick!) etwas zeitaufwändig ist? Weil sie emotionale Anforderungen stellt und menschliches Engagement vom ärztlichen Zuhörer erfordert? Weil sie inadäquat vergütet wird? Oder weil sie nicht mehr gelehrt wird?

Das Resultat dieses Umgangs mit dem Patienten findet sich schließlich im Arztbrief einer Klinik, die den Patienten durch eine Vielzahl von Diagnosen definiert, kaum die Vorgeschichte erwähnt, viele Seiten technischer Befunde mitteilt, eine Liste von Medikamenten vorschreibt, vielleicht eine Wiedervorstellung empfiehlt und kein Wort über den Kranken selbst verliert! Mit dem Verzicht auf eine persönliche Anamneseerhebung bei seinem Patienten verliert der Arzt gleichzeitig eine unwiederbringliche Chance, sich Vertrauen zu erwerben. Zudem vergibt er die Möglichkeit, das klinische Problem der meist organbezogenen Beschwerden nun der Ganzheit des kranken Individuums zuzuordnen.

Es hat für mich beinahe ergreifende Züge, wenn gerade Bernard Lown formuliert:

> „je älter ich werde, umso mehr Zeit lasse ich mir mit meinen Urteilen: je weniger ich mich beeile, um so älter werden meine Patienten". (Begründung:) „ich lasse mich weniger rasch von den letzten Moden oder technischen Zaubereien faszinieren".

Es wäre schon viel erreicht, wenn wir ein wenig von dieser tiefen ärztlichen Weisheit in unser tägliches Handeln integrieren würden.

5.3 Die „Ökonomie des Heilens": Rationalisieren ohne Rationieren

> „Zu einer korrekten Diagnose sind nur in 5 % all die teuren Prozeduren nötig."

Die vielschichtigen Ursachen der Kostenentwicklung innerhalb des Gesundheitssystems außer Betracht lassend, konzentrieren wir uns hier lediglich auf einige wenige Ansatzpunkte, wie eine Besserung zu erreichen wäre. Könnten nicht primär ökonomische Aspekte von der Behandlung Kranker abgekoppelt werden? Warum wird bei privat Versicherten durchschnittlich 30 % mehr „gemacht" als bei allen anderen Patienten? Warum soll die unbedingte Vorrangstellung des Patienten im Krankenhaus der perversen Einflussnahme[24] privater Klinikinvestoren weichen?

Selbst wenn der einzelne Arzt kaum Einfluss auf derartig grundlegende Änderungen hat, könnte er sich beispielsweise bei jedem aufwändigen diagnostischen Eingriff fragen, ob er denn für seinen Patienten sinnvolle Konsequenzen nach sich zieht, oder auch, ob der Arzt selbst in der Rolle eines Patienten sich der gleichen Prozedur unterziehen würde. Und bei der Auswahl therapeutischer Prozeduren würde die vergleichbar kritische und selbstkritische Prüfung ganz sicher zu einer drastischen Reduzierung eingreifender Behandlungen führen! Damit wäre man dem Ziel einer patientengerechten und bezahlbaren Medizin schon ein gutes Stück näher gekommen, und zwar ohne eine einzige Rationierungsmaßnahme, die ohnedies nicht zu nennenswerten Spareffekten führt und zudem unethisch ist.[25] Es geht eben nicht um immer aufwändigere Verfahren für immer weniger Menschen, sondern um einen maßvollen und patientengerechten Einsatz der Möglichkeiten.

Bei dem praktisch tätigen Arzt Ottmar Leiß[26] schließlich klingt diese Problematik ganz ähnlich. Er beklagt den „Handlungszwang", unter dem er stehe und ärgert sich über die kurzlebigen „therapeutischen Moden". Man erinnere sich an die wie Sumpfblüten überall aufgeschossenen Gerätschaften, Programme und nahezu verpflichtenden Aufforderungen zur „Knochendichtemessung", die zu nichts geführt

---

24 Lown: Die verlorene Kunst des Heilens, 16.
25 Kühn: Rationierung im Gesundheitswesen, 2.
26 O. Leiß: „Ärztliches Handeln als konkrete Philosophie" in: Med. Klin. 85 (1990), 44.

haben außer zu einer Erhöhung des Umsatzes der Arztpraxen und Gerätehersteller und die dann wieder wie ein Spuk verschwunden sind, als sie nicht mehr ohne weiteres über die Krankenkassen abzurechnen waren. Als Ausweg aus diesem Dilemma wird empfohlen, sich bewusst von der Idee des um jeden Preis Heilen-Müssens zu verabschieden und auf „therapeutische Grandiosität"[27] zu verzichten. Stattdessen werden die Tugenden der „alten Landärzte" wieder so wichtig, wie sie dies schon immer waren, nämlich die Sorge um den Patienten mit Zuhören, Trösten und Anteilnehmen. Die Richtung zum Wiedererlernen des Heilens ist vorgegeben, sie führt über eine neue Bescheidenheit, die aus der Erfahrung kommende Gelassenheit sowie die Souveränität zu hilfreichem Abwarten, so der Allgemeinmediziner.

5.4 Die Grenzen der Heiler und des Heilens

„Die meisten Menschen verlangen ja gar nicht so viel . . ."

Aus Sicht eines Patienten klingt das dann so: Ich brauche nicht den „besten Spezialisten", den „bekanntesten Wissenschaftler", den „berühmtesten Professor" zu meiner Behandlung, sondern den Arzt, der sich für mich interessiert, dem ich mich anvertrauen kann in der Gewissheit, dass er sich um mich bemüht, wahrhaftig ist und für mich Zeit hat. Dann kann es geschehen, dass bei diesem Arzt selbst ein schwer kranker und leidender Patient „heil" ist, ohne immer im engeren Sinne medizinisch „geheilt" zu sein. Zur „Wiederentdeckung des Heilens" ist eben nicht grundsätzlich das gesamte Arsenal modernster High-Tech-Medizin notwendig, sondern sehr oft Zuhören, Reden, Dasein. In genau diesem Sinne ersetzt der Philosoph Otfried Höffe das Fragezeichen im Titel seines ausführlichen Exkurses über „Medizin ohne Ethik?"[28] am Ende seiner Betrachtungen durch das Ausrufezeichen der Empfehlung, die bisher anerkannte De-

---

27 Leiß: Ärztliches Handeln als konkrete Philosophie, 44.
28 O. Höffe: Medizin ohne Ethik?, Frankfurt 2002, 241.

finition des medizinischen Ethos doch um die Begriffe Besonnenheit und Maß zu ergänzen. Dies ist nahezu deckungsgleich mit der Lown'schen Warnung vor der „beliebig verfügbaren Technologie auf Zuruf", die ein Krankenhaus zu einem „gefährlichen Platz für kranke Menschen" macht. Weiter formuliert er im Sinne der Verhältnismäßigkeit und des rechten Einsatzes der vielen uns verfügbaren Mittel und fasst zusammen, dass „nur wenige Heilmittel mächtiger sind als das sorgsam gewählte Wort".

Der Tod eines Patienten ist kein Misserfolg, er gehört als letzter wichtiger Bestandteil zum Leben eines jeden Menschen. Der Übergang vom Heilen und Behandeln zum Pflegen und Begleiten am Ende des Lebens ist oft unscharf und voller Fragen. In den letzten Jahren haben Themen wie Hospizbewegung, Patientenverfügung, Vorsorgevollmacht ein zunehmendes Interesse gefunden. Dies könnte Unsicherheiten und ungewollte, weil sinnlose Aktivitäten am Lebensende vermindern und dem Sterben seine Würde zurückgeben. Dabei ist die Erfahrung der Begrenztheit der ärztlichen Kunst auch für jeden von uns durchaus sehr heilsam!

5.5 Beispielhafte Slum-Medizin: vom Behandeln zum Heilen

„Vertrauen und Optimismus besitzen lebensspendende Qualitäten."

Am Beispiel der finanziell, aber besonders auch technisch-apparativ, äußerst begrenzten Möglichkeiten der ärztlichen Arbeit im Slum hat Bernhard Ehlen, der Begründer des Komitees „Ärzte für die Dritte Welt" den Kern ärztlichen Handelns treffend herausgearbeitet, indem er sagt:

„. . . wenn ich dann die Hand dieses (kranken) Menschen ergreife, seine Wangen streichele und mehr Worte spreche als für die Medikamentendosierung notwendig sind, bin ich ein zutiefst und wirklich heilender Arzt. Dann geschieht etwas über mich Hinausgreifendes. Dann begegne ich diesem Menschen nicht nur als meinem Patienten, sondern von Mensch zu Mensch, von Person zu Person, vom Ich zum Du."[29]

Viel seltener als wir glauben sind Technik und Apparate in der Medizin nötig, um einem Kranken ärztlich zu helfen, für ihn zu sorgen, ihn zu heilen. Es scheint ganz so, als könnte die erste Welt hier viel von der dritten lernen!

Wenn am Ende dieses Beitrages noch einmal ein Patientenschicksal aus den Slums von Afrika zitiert wird,[30] dann folgt auch dies den Intentionen von Bernard Lown, der uns auffordert, am Lebensende eines Patienten Not, Schmerzen und psychische Belastung des Sterbens für die Opfer und auch für die Familie zu lindern. Denn wir Ärzte „können den Prozess des Sterbens menschlich gestalten und ihm Würde verleihen, die diesem allerletzten Lebensabschnitt zumeist fehlt"[31]. Ich möchte hoffen, dass man selbst dieses allzu kurze gemeinsame Wegstück mit unserer Patientin bei ihrem baldigen Sterben im Sinne Lowns zumindest als Versuch zu heilendem ärztlichen Handeln bezeichnen darf.

… nicht mehr schlucken können …

„… in dieser Minute packt sie mich wieder, die Welt des Elends. In Gestalt der etwa 25-jährigen Frau, mit dem bunten Tuch über ihrer viel zu weiten, grünen, zerschlissenen Jacke. Sie sinkt auf dem Patientenstuhl zwischen Sheila und mir nieder. Dann sagt sie, daß sie immer wieder erbrechen muß und seit Donnerstag ‚nicht mehr schlucken‘ kann.
Bei der Untersuchung bin ich erschrocken. Ich finde eine ‚bis zum Skelett‘ abgemagerte Frau. Überall taste ich Lymphknotenpakete. Sie hat diesen widerlich trockenen Husten und Bauchschmerzen, dazu jene ominösen Knochenschmerzen. Ich habe keinen Zweifel an der Diagnose. Es ist wieder und schon zum zehnten Mal heute das so typische Krankheitsbild von AIDS. Aber eine Ursache für das ‚nicht schlucken können‘ kann ich nicht sehen: der Mund ist unauffällig, der Rachen auch, nichts Besonderes im Halsbereich, außer den Lymphknoten natürlich. Ich frage wieder nach dem

29 B. Ehlen: „Man muss die Menschen lieben, wenn man ihnen helfen will" in: Congress „20 Jahre Ärzte für die Dritte Welt", Berlin 2004.
30 E. Uhlich: Briefe aus zwei Welten, Hamburg 2001, 68.
31 Lown: Die verlorene Kunst des Heilens, 318.

Schlucken und dem Donnerstag. Sheila übersetzt meine Fragen: warum seit Donnerstag? Was war an dem Donnerstag?

Dann endlich sagt sie flüsternd zu Sheila, daß am Donnerstag ihr zweijähriges Kind gestorben sei. An einer ‚Infektionskrankheit‘. Viel Phantasie gehört nicht dazu, auch dieser ‚Infektionskrankheit‘ ihren richtigen Namen zu geben: AIDS. Es scheint so, als könne diese schwerkranke Frau nicht mehr weinen. Sie dreht sich zur Wand. Ich weiß nichts zu sagen und untersuche weiter, eher mechanisch und sinnlos. Sheila ist unterdessen aufgestanden und schaut sinnend aus dem kleinen Fenster unseres Zimmers. Gut passend ziehen am Himmel gerade tief dunkle Wolken vorbei.

Dann fällt mir ein, daß ich Zeit gewinne, wenn ich dieser elendiglichen, tief traurigen und sehr kranken aber noch so jungen Frau eine Infusion anhänge mit einem Medikament gegen das Erbrechen. Ich bleibe noch ein wenig auf der Liege neben ihr sitzen, berühre ihren Arm und hoffe, daß sie dann doch wieder wird schlucken können. All das schlucken, was deutlich absehbar noch auf sie zukommt und darauf wartet, von ihr akzeptiert oder, wenn man will: ‚geschluckt‘ zu werden. Am Ende der Infusion schaut sie mich an. Ich kann ihre Augen nicht genau erkennen, denn es ist dunkel in der Ecke und der Strom ist schon den ganzen Tag abgeschaltet.

Sie fühle sich nun besser, sagt sie schließlich. Aber ich weiß nicht genau, ob sie mir mit dieser Bemerkung nur einen Gefallen tun will oder ob wir ihr wirklich ein ganz klein wenig helfen konnten . . .“

Geistig-energetisches Heilen in Medizin und Psychiatrie

JAKOB BÖSCH

1. Ursprünge und Tradition in der westlichen Medizin

Geistiges Heilen scheint so alt zu sein wie die Menschheit. In allen Kulturen und zu allen Zeiten bis auf 15.000 Jahre zurück finden sich Zeugnisse dieser Heilweise. Die Methoden und Zugänge haben alle gewisse Gemeinsamkeiten, zeigen aber auch große Unterschiede. Als der maßgebende Begründer der heute gebräuchlichen Methoden im westlichen Kulturkreis darf sicher Jesus gesehen werden. Während sich die religiösen Anwendungen vor allem in der katholischen Kirche – wenn auch stark im Verborgenen – bis heute eine gewisse durchgehende Tradition erhalten konnten, haben in der Medizin eindeutige Brüche stattgefunden und zu einem gänzlichen Verschwinden dieser Heilweisen geführt, die sich nur in der Volksmedizin trotz Unterdrückung teilweise halten konnten. Eine der extremen, man möchte fast sagen exotischen Formen des geistigen Heilens, nämlich die so genannte Geistchirurgie, wie sie vor allem in Brasilien, Russland und auf den Philippinen praktiziert wird, ist stark in ein religiöses Umfeld eingebettet und zieht doch vor allem das Interesse medizinischer und psychiatrischer Experten auf sich. Möglicherweise ist diese Verankerung sowohl in der Religion wie in der Medizin und Psychiatrie ein wichtiges Modell für die Zukunft.

Die Geschichte des geistigen Heilens innerhalb der abendländischen Medizin scheint bis heute erstaunlich wenig erforscht zu sein. Was die griechische Tradition der hippokratischen Medizin und deren Vorläufer angeht, hat Annie Berner-Hürbin in ihrem hervorragenden Buch „Hippokrates und die Heilenergie"[1] umfangreiches Material zusammengetragen, aus dem deutlich wird, wie fundamental der intuitive, hellsichtige Zugang damals war und wie das Energie- und Aurakonzept schon damals eine wichtige Rolle spielte. Einige Zitate mögen dies illustrieren:

> „Mit der Mantik verhält es sich so: durch die sichtbare Dimension erkennt sie die unsichtbare und durch die unsichtbare wiederum die sichtbare und durch das, was ist, das, was schicksalsmässig im Begriff ist zu entstehen [...] Die Fähigkeit des Schauenden, der Akt des Schauens und das Geschaute wurden mit einem einzigen Wort gnome oder krisis bezeichnet. In der Diagnostik ging es darum, das Energiefeld eines anderen Menschen subtil wahrzunehmen. Dies kann durch direkte Fusion der Energiefelder von Therapeut und Patient geschehen. Die Hippokratiker schauten als erstes das Gesicht des Patienten und lasen in seiner Aura. Es gab jedoch im Altertum auch die Möglichkeiten indirekter Schau. In der Heilkunde wurden dazu speziell Urin und Exkremente verwendet."

Die Schau mit Hilfe der menschlichen Exkremente, insbesondere die Harnschau oder Uromantie, wurde geradezu zu einem Berufssymbol für die mittelalterlichen Ärzte, gab aber in der Neuzeit auch zu manchen Missverständnissen Anlass. Indem das Wissen um die Fähigkeit hellsichtigen Erkennens verloren ging, konnte dies nur noch als Vorläufer der späteren naturwissenschaftlichen Harnschau oder Uroskopie gesehen, aber ebenso als Scharlatanerie verkannt werden.

Welch reiches Wissen um die seelische und feinstoffliche Natur mindestens hervorragende Ärzte auch des Mittelalters und der Renaissance besassen, erhellt ein Zitat des großen Arztes und spirituellen Lehrers Avicenna (980–1037), in dem gleichzeitig seine hellsichtige Begabung deutlich wird:

> „Die Vorstellungskraft eines Menschen kann nicht nur auf seinen eigenen Körper einwirken, sondern sogar auf andere selbst weit entfernte Körper. Sie kann diese (Körper) verzaubern und verändern, sie krank machen und wieder gesund werden lassen."

---

1 A. Berner-Hürbin: Hippokrates und die Heilenergie, Basel 1996.

Eine sehr ähnliche, aus heutiger Sicht sehr modern anmutende Aussage kennen wir vom fünfhundert Jahre später geborenen Paracelsus (1493–1541), der geschrieben hat:

„Die Lebenskraft ist nicht im Menschen eingeschlossen, sondern umstrahlt ihn, wie eine leuchtende Kugel und kann in die Ferne wirken. In diesen halbstofflichen Strahlen kann die Vorstellungskraft eines Menschen gesunde oder krank machende Wirkungen hervorrufen."

Von Paracelsus ist eine weitere Aussage überliefert, die zu beweisen scheint, dass die so umstrittene Geistchirurgie durchaus auch in unserer westlichen Tradition vorgekommen ist:

„Der, welcher in einen Menschen greifen kann, ohne Verletzungen desselbigen, das heißt, ohne Öffnung, wie einer, der in ein Wasser greift und nimmt heraus einen Fisch, und das Wasser bekommt kein Loch. Oder er legt etwas hinein ins Wasser, wodurch kein Loch im Wasser entsteht. Wer solchermassen in den Leib hineingreifen kann, der übt die verte spezies der Nigromantie aus, das ist, er mag in den Leib greifen und heraus nehmen, hineingreifen und etwas hineinlegen. Das nennen wir Clausura nigromantica."

Das Wissen um die feinstoffliche Natur des Menschen und entsprechende Heilmethoden konnte sich noch bis in die Romantik einigermaßen halten, bevor es vom immer stärker aufkommenden Materialismus gänzlich verdrängt wurde. Manche romantischen Ärzte, die selber nicht hellsichtig waren, arbeiteten mit begabten Medien zusammen, um Krankheiten zu diagnostizieren und entsprechende Heilmittel zu bestimmen. Einer der letzten herausragenden Vertreter war Justinus Kerner (1786–1862), der nach einer magnetopathischen Behandlung durch einen Schüler von Franz Anton Mesmer, dem „Wieder"-Entdecker des animalischen Magnetismus, selber im Jugendalter sensitiv, das heißt hellsichtig und hellfühlend wurde. Justinus Kerner hat über seine hellsichtige Patientin Friederike Hauffe unter dem Titel „Die Seherin von Prevorst" eine der bekanntesten Biografien beziehungsweise Pathographien, das heißt Krankengeschichten, des 19. Jahrhunderts geschrieben. Das Buch erschien 1829 und löste heftigste Diskussionen zwischen den damals modernen Vertretern des Materialismus und den Vertretern der Romantik aus, die den Menschen als auch geistiges Wesen auffassten. Die Leute würden sich das Buch förmlich aus den Händen reißen, schrieb ein Zeitgenosse aus Berlin. Kerner war durchaus der modernen Wissenschaft zugetan und ein sorgfältiger Beobachter, der als erster die damals noch unbekannte Vergiftung mit dem von Bakterien stammenden Botulismusgift beschrieb. Sorgfältig ging Kerner auch an die Beobachtung der Symptome und Begabungen der Friederike Hauffe heran und wagte durchaus auch Experimente. Ein Bericht entstand, der heute in vielerlei Hinsicht modern anmutet und auf jeden Fall sehr spannend und lesenswert ist. Hauffe war in einem sehr umfassenden Sinne sensitiv; sie konnte zukünftige und entfernt stattfindende Ereignisse genau beschreiben. Sie vermochte oft Menschen wahrzunehmen, die zu ihr kamen, wenn sie noch kilometerweit entfernt waren. Sie konnte dabei nicht nur ihr Aussehen genau beschreiben, sondern oft auch ihre Absichten, Wünsche und Krankheiten benennen und bereits die angemessenen Heilmittel für die bei diesen Menschen festgestellten Leiden. Daneben hatte sie Kontakt mit Verstorbenen und anderen Geistwesen, die sie mit ihren geistigen Augen wahrnehmen konnte, was ja in vielen Heiltraditionen ebenfalls mit dazugehörte.

2. Moderne Auffassungen und Erkenntnisse zur Feinstofflichkeit

Menschen haben nachweislich die Fähigkeit, lebende Materie auch über beliebig weite Distanzen sowie unter Abschirmung im Faraday-Käfig zu beeinflussen. Bei Heilvorgängen sind subjektiv und objektiv Wärmeprozesse und elektrische Phänomene wie Veränderungen des EEG's oder des Hautwiderstandes nachweisbar.

Die Begriffsdefinitionen liegen im Argen. Energy Medicine, Subtle Energy, Bioenergy, Psychoenergetics usw. sind nur ein paar der unter CAM (Complementary and Alternative Medicine)-Forschern und Praktikern gängigen Begriffe. Das amerikanische National Institute of Health (NIH) nennt in der Ausschreibung zur Förderung alternativer Krebstherapien unter „Energy Therapies" als Beispiele auch: „ external qi gong, therapeutic touch, Reiki, intentional effects on living systems, therapeutic application of electromagnetic fields".[2] Wie alle elektromagnetischen Strahlungen schwingen auch diese Energiefelder, deshalb sind auch Vibrational Medicine und Resonance häufig gebrauchte Ausdrücke. Allerdings gewinnt der Begriff der Information zunehmend Bedeutung und wird mehr und mehr als ein die Theorie vereinheitlichendes Konzept gesehen.

Für geistiges Heilen werden sowohl im Deutschen wie im Englischen verschiedene Begriffe verwendet wie Geistiges Heilen, geistig-energetisches Heilen, Handauflegen, Spirituelles Heilen, Fernheilen (engl. mental healing, psychic healing, spiritual healing, therapeutic touch, intercessory prayer, distant healing, remote healing) usw. Nach praktischen Gesichtspunkten, insbesondere in der Forschung, ist zwischen Kontaktheilen mit physischem Kontakt zu den Patienten einerseits und Fernheilen/Gebetsheilen andererseits zu unterscheiden. Daniel Benor[3], der eine erste umfassende Metaanalyse für geistige Beeinflussung von Lebewesen lieferte, hat eine breit anwendbare Definition für Geistheilen geschaffen:

> „the intentional influence of one or more persons upon a living system without utilising known physical means of intervention".

Wichtige Erkenntnisse zum bioelektrisch-magnetischen Feld hat die Psychophysiologin Valerie Hunt am Energy Fields Laboratory an der Universität von Kalifornien in Los Angeles mit ihren bahnbrechenden, aber noch wenig bekannten Untersuchungen in Zusammenarbeit mit Aurasichtigen geliefert und im Buch „Infinite Mind"[4] zusammengestellt. Aus der Zusammenarbeit mit der Tänzerin und Heilerin Emilie

---

2 Vgl. http://nccam.nih.gov
3 D. Benor: Healing Research, Vol. 1 & 2, München 1992.
4 V. V. Hunt: Infinite Mind, Science of the Human Vibrations of Consciousness, Malibu (California 90265) 1996.

Conrad erwuchsen verblüffende Erkenntnisse. Eines Tages kam Emilie Conrad mit einer Patientin, die vor 23 Jahren eine Kinderlähmung durchgemacht hatte und viele Muskeln nicht mehr gebrauchen konnte. Hunt setzte ihre Elektroden, die sie jeweils für die Messung der Muskelaktivität verwendete, bei der Patientin an, die bei ihren gelähmten Partien über keine feststellbare Muskulatur mehr verfügte und sah zu ihrem Erstaunen in der so genannten Basis- oder Null-Linie gewisse Aktivitäten, wenn Emilie mit ihren Händen über die entsprechenden Stellen, wo normalerweise Muskeln sind, strich. Die normale Muskelelektrizität war nicht mehr vorhanden, jedoch ein schwächerer Strom bedeutend höherer Frequenz. Hunt weitete ihre Untersuchungen auf gesunde und insbesondere auch auf besonders heilbegabte Personen aus und wenn sie die niederfrequenten Ströme der Muskulatur, des Herzens und des Gehirns ausfiltrierte und die schwachen Aktivitäten in der höheren Frequenz verstärkte, fand sich ein reichhaltiges Repertoire verschiedenster Schwingungsformen. Hunt zog verschiedene so genannte aurasichtige Menschen bei und ließ sich beschreiben, was diese sahen, während sie selbst die Ableitungen vornahm und aufzeichnete. Es zeigte sich eine große Konstanz in der Erscheinung der Schwingungsmuster und in dem, was die Aurasichtigen an Farbwahrnehmungen beschrieben. Hunt stellte fest, dass die verschiedenen heilbegabten Personen, die sie untersuchte, individuelle Muster in ihren elektrischen Ableitungen aufwiesen, die auch typisch für die jeweiligen Begabungen war. Energieheiler hatten andere Muster als heilende Personen, die besonders bei Schmerzen helfen konnten und wieder andere Muster hatten Heilerpersönlichkeiten, die für Drüsenfunktionen besonders begabt waren. Bei der Untersuchung von Heilenden und Behandelten während des Behandlungsvorganges stellte sie Angleichungen in den Schwingungsmustern fest, je länger die Behandlung fortschritt, und erstaunlicherweise hörten die Heilenden dann oft mit der Behandlung auf, wenn die Muster sich stark angeglichen hatten. Offenbar spürten sie intuitiv das Abfließen von Heilkraft und wann der richtige Zeitpunkt gekommen war, um mit der Heilbehandlung aufzuhören: eine Bestätigung, dass eine Rückkoppelung bis ins Gefühl oder gar ins volle Bewusstsein bestehen muss. Gewisse Personen, besonders solche mit bestimmten Erkrankungen wie Multiple Sklerose oder Sklerodermie, hatten wenig bewegliche Biofelder, die auch wenig imstande waren, die Energie oder Information der Heilenden aufzunehmen. Die Messungen von Hunt bestärken die Ansicht, dass die Information wichtiger ist als die Energie. Erschöpfte Menschen zeigten ungeordnete, chaotische Schwingungsmuster.

Hunt experimentierte auch in einem so genannten μ-Raum, in dem sie das elektromagnetische Feld des Raumes manipulieren, das heißt verstärken oder abschwächen konnte. Bei erniedrigtem Feld begannen die Versuchspersonen an seltsamen Bewusstseinsveränderungen zu leiden, sie verloren das Raumgefühl, das Gefühl für ihre Körperposition und für die Bewegungen ihrer Gliedmaßen. Einfache Gleichgewichtsübungen gelangen nicht mehr. Andererseits konnten die Aura-Sichtigen eine Art Lichtströme innerhalb des Körpers viel deutlicher wahrnehmen und sahen dort das Licht oder die Energie in tausend Bahnen fließen in der Form ähnlich einem Fischernetz. Es schien vor allem das Bindegewebe ein Kanalsystem zu bilden und das Licht beziehungsweise die Energie zu leiten. Bei Verstärkung des Feldes im μ-Raum wurde das Bewusstsein klar, das Denken leichter, manchmal glaubten die Versuchspersonen, sie hätten eine Droge genommen. Sie konnten Körperpositionen einnehmen, bei denen sie unter normalen Bedingungen das Gleichgewicht verloren hätten. Bei erniedrigtem elektromagnetischem Feld sahen die Aurasichtigen, wie das Biofeld der Versuchspersonen sich zerklüftete und teilweise auflöste. Die Versuchspersonen erlebten für sie unbekannte Gefühle von Bedrohung und Verunsicherung und brachen teilweise unmotiviert in Schluchzen und Tränen aus. Die Beobachtungen von Hunt im μ-Raum erinnern an Symptome von Epileptikern, Schizophrenen, geistig Behinderten und entwicklungsgestörten Menschen.

3. Zum geistigen und seelischen Zustand der Heilenden

Viele Heilende und insbesondere die Geistchirurgen arbeiten in Trance. Oft ist die Trance sehr tief, das heißt, die Heilenden verlassen ihren Körper und stellen ihn anderen geistigen Wesen zur Verfügung. Dies war ausgesprochen bei den brasilianischen Geistchirurgen der Fall, die durch eine Wesenheit, die sich Dr. Fritz nannte, besetzt waren. Diese Heilenden wechselten entsprechend in Trance auch ihre Persönlichkeit, ihr Verhalten, ihren Gang, ihre Stimme usw. In diesen Fällen ist die Voraussetzung für die heilende Tätigkeit eine große Medialität und ein sehr geringes Sich-Wehren des Verstandes, was einer anderen Wesenheit ermöglicht, von dem entsprechenden Körper Besitz zu ergreifen. Traditionelle Kulturen kennen diese Art der Heilung von alters her, da viele indigene Völker so die Hilfe ihrer verstorbenen Ahnen und von anderen Geistern und Göttern beanspruchen. In gewissen Kulten in Brasilien, die afrikanischen Ursprungs sind, kommen diese Ahnen nicht nur, um zu heilen und zu helfen, sie wollen außerdem gewisse auch in der anderen Dimension nicht abgelegte Gelüste und Süchte befriedigen, indem sie ihren temporären Aufenthalt in einem lebendigen Körper dazu benutzen, beispielsweise Zigarren zu rauchen und Schnaps zu trinken. Interessanterweise geht offenbar die Betrunkenheit bei den sich zur Verfügung stellenden Medien völlig wieder weg, sobald die Ahnenwesenheit den Körper verlassen hat, auch wenn literweise Zuckerschnaps getrunken wurde.

Trancezustände sind damit, wie leicht einzusehen ist, nicht ungefährlich, wenn sie nicht mit den entsprechenden Erfahrungen und Vorsichtsmaßnahmen eingegangen werden, und man kennt viele Beispiele von Menschen in unseren Breitengraden, die mit unvorsichtigem Experimentieren psychisch beziehungsweise geistig erkrankt sind. Man spricht von Besetzungen, und hellsichtige Menschen sind der Meinung, viele psychische Erkrankungen seien auf solche Besetzungen zurückzuführen. Aus ähnlichen Gründen wird von gewissen christlichen Kreisen jegliche Art der Heilung, die mit Hilfe geistiger Wesenheiten stattfindet, grundsätzlich als Teufelswerk oder – was in ihren Augen nicht viel besser ist – als spiritistische Praxis verurteilt. Damit werden die Heilungsrituale und Heilungsmöglichkeiten vieler Millionen Menschen rund um die Welt als teuflische Bräuche verurteilt und abgelehnt. Diese Arroganz dürfte selbst extrem unchristlich sein. Es ist die gleiche Haltung und Überzeugung, die auch zu den Inquisitionen und Hexenverbrennungen geführt hat. Aus dieser Haltung heraus werden auch die Geistchirurgen sowie Medien von diesen Kreisen gefürchtet und verurteilt.

Viele philippinische Geistchirurgen arbeiten nur innerhalb ihrer Kirche, die meisten verstehen sich als katholisch, sind aber in freie christliche Organisationen eingebunden und haben synkretistisch andere Überzeugungselemente mit aufgenommen; beispielsweise sind fast oder gar alle von der Reinkarnation überzeugt. Dies auch, weil sie in ihren meditativen und damit meist hellsichtigen Zuständen solche Zusammenhänge direkt zu sehen berichten. Diese Anerkennung des Reinkarnationsgedankens ist ein weiterer Grund für traditionsnahe kirchliche Kreise, diese Heilenden abzulehnen.

Rudolf Steiner, der Begründer der Anthroposophie, hat ausgeführt, die Entwicklung von Hellsichtigkeit und heilender Begabung sei traditionell beim Menschen durch tiefere energetische Zentren wie den Solarplexus beziehungsweise das dritte Chakra zustande gekommen. Dies kann nach diesem Verständnis in gewissen Grenzen gleichgesetzt werden mit dem Zustand, der weiter oben als Trance bezeichnet wurde. Tatsächlich haben Heilende, die in Trance arbeiten, Diagnosen stellen oder Durchsagen machen, meist nachher keine Erinnerung mehr an das, was sie taten oder sagten; die alte Persönlichkeit als eigentliche „Besitzerin" des entsprechenden Körpers kehrt zurück, die Informationen bezüglich medialer oder heilender Tätigkeit sind aber nicht in dem entsprechenden Bewusstsein beziehungsweise Gehirn gespeichert. Nach der Ansicht von Steiner geht es darum, dieses traditionelle, von ihm „atavistisch" genannte Heilen und Hellsehen durch eine bewusste und von jedem Menschen persönlich und eigenverantwortlich gesteuerte Hellsichtigkeit und Heiltätigkeit abzulösen, die entsprechend weniger mit dem Solarplexus, sondern mit den so genannten oberen Chakren in Verbindung steht. Aus diesem Grunde wird das meiste heute verbreitete Geistheilen auch von den Anthroposophen abgelehnt. Nicht jede Art von Trance scheint allerdings diesem anthroposophischen Verständnis zu entsprechen.

Bei den Heilenden lässt sich oft im Laufe ihrer Tätigkeit eine klar erkennbare Veränderung feststellen, indem die anfänglich mehr oder minder tiefe Trance immer mehr durch ein bewusstes Arbeiten abgelöst wird. In diesem Sinne scheint sich die von Steiner vorausgesagte Entwicklung zu bestätigen und die geistige Heiltätigkeit mehr und mehr bewusst ausgeführt zu werden. Auch gewisse philippinische Geistchirurgen wie beispielsweise William Nonog zeigen dieses bei klarem Bewusstsein ausgeführte Arbeiten. Allerdings fehlen trotzdem vorderhand die in einem modernen wissenschaftlichen Sinne erwünschten Erklärungen für das, was bei der Geistchirurgie im Einzelnen abläuft. Dies ist aber wie erwähnt nicht das Wesentliche. Solcherart tätige Geistchirurgen dürften trotzdem für die Zusammenarbeit mit westlicher Medizin und Forschung besonders interessant sein. Andere philippinische Geistchirurgen und -chirurginnen scheinen auch nach jahrelanger Tätigkeit ihren Trancezustand nicht zu verändern. Sie arbeiten wie erwähnt im Rahmen ihrer religiösen Gemeinschaft und oft im Rahmen von Gottesdienst und Heilungsfeiern, und die handelnde und heilende Wesenheit ist aus ihrer Sicht Jesus Christus, Maria oder der Heilige Geist. Diese Heilenden führen oft ein im traditionell christlichen Sinne gottgefälliges einfaches Leben. Andere dieser Tranceheiler jedoch, auch wenn sie bei ihrer Arbeit in Trance sich auf Jesus Christus berufen, führen ein aus unserer Sicht ausschweifendes Leben, mit vielen Frauengeschichten, Anhäufen von Reichtum, Besuch von Spielcasinos, erheblichem Alkoholkonsum und ähnlichem. Die Alltagspersönlichkeit und die in Trance heilende Person sind sehr verschieden, und die beiden Bewusstsein scheinen entsprechend unterschiedlich entwickelt. Die von Rudolf Steiner entwickelte Vorstellung, es gehe in Zukunft darum, eine Hellsichtigkeit und Heilfähigkeit bei vollem Bewusstsein zu entfalten, kann einem in diesem Zusammenhang durchaus einleuchten. Was bei unseren Heilenden genauso wie bei den Filipinos oft besonders irritierend auffällt, ist die häufige Konkurrenz untereinander. Hier scheint besonders sichtbar zu werden, wie diese besonders Heilbegabten in vielen Fällen keine Heiligen sind, wie etwa Jesus oder Franziskus, sondern, abgesehen von ihrem speziellen Talent, Menschen wie du und ich, die ebenso ihre Prüfungen und Versuchungen, das heißt ihr durchschnittliches spirituelles Wachstum zu absolvieren haben. Man beginnt die Bedeutung von Hingabe und Demut zu verstehen, wenn man erlebt, wie oft Heilende der Meinung sind, sie seien die größten ihres Faches, und wie sie sich in diesem Zusammenhang nicht scheuen, Kolleginnen und Kollegen massiv wegen ihrer Methode, ihrem Geldverdienen oder ihren Misserfolgen zu kritisieren. Ein englischer Heiler hat etwas ironisch einmal gesagt: „Der größte Feind eines Heilers ist ein anderer Heiler". Dies dürfte einer der Gründe sein, warum bis jetzt nur wenig Zusammenarbeit und Erfahrungsaustausch zwischen den hervorragenden Heilern stattfindet. Braucht es diesen Narzissmus, ähnlich wie bei vielen großen Musikern und Ärzten? Jedenfalls könnten die Heilenden in dieser Hinsicht viel von den Ärzten lernen, denen es trotz ebenfalls großer Konkurrenz doch gelungen ist, eine – zumindest lange Zeit – starke und erfolgreich politisierende Organisation aufrecht zu erhalten.

4. Geistiges Heilen in der Psychiatrie

Von Anfang 1998 bis Ende 1999 wurde an den Externen Psychiatrischen Diensten des Kantons Baselland ein Pilotprojekt mit geistig-energetischem Heilen bei knapp sechzig Patientinnen und Patienten durchgeführt. Von den ersten zwanzig Behandelten, die von den Mitarbeitenden des Dienstes der Behandlung zugewiesen wurden, brach die Hälfte die Behandlung nach ein bis zwei Sitzungen wieder ab, da die Art der Therapie ihnen nicht behagte und ihrer Überzeugung nicht entsprach. Die folgenden Behandlungen kamen mehr und mehr durch Mund-zu-Mund- Propaganda zustande und es gab kaum mehr Behandlungsabbrüche. Ende 1999, beim Wechsel des kantonalen Gesundheitsdirektors, wurde das Experiment abgebrochen, auch bei Patientinnen und Patienten, die erst am Anfang der Behandlung standen. Eine genaue zahlenmäßige Beurteilung des Behandlungserfolges ist deshalb unsicher, weil die Grenzziehung, wer noch in die Beurteilung einbezogen werden soll, willkürlich ist. Man kann sagen, dass insgesamt etwa zwei Drittel gute Erfolge zeigten, mit Verschwinden oder erheblicher Besserung von meist langjährigen, therapieresistenten Ängsten, Phobien, Zwängen und Depressionen. Viele psychosomatische Beschwerden besserten sich ebenfalls drastisch. Bei ca. zehn Prozent der Behandelten zeigten sich sehr verblüffende Erfolge. Beim Rest, also bei ca. einem Viertel, kam es zu frühen Behandlungsabbrüchen ohne erkennbare Besserung. Einige Fallbeispiele sollen das Gesagte illustrieren. Zunächst zwei der außerordentlichen Resultate:

Fallbeispiel 1:

Ein 21-jähriger Mann wurde während fünf Jahren an einer psychiatrischen Universitätsklinik wegen chronischer Schizophrenie behandelt. Viele Medikamente wurden ausprobiert, ohne dass sich ein Erfolg zeigte. Schließlich verweigerte der junge Mann jegliche Medikamente, schloss sich mehr oder weniger dauernd in seinem Zimmer ein, sprach kaum mehr ein Wort mit den Eltern und verbrachte die meiste Zeit im Bett. Nachts schrie er meistens laut, anstatt zu schlafen, da Stimmen ihn beschimpften und ihn mit dem Tod bedrohten.

Bei der Behandlung bei der Heilerin fängt er schon in der ersten Sitzung an, mit ihr zu sprechen. Nach zwei Behandlungen ist sein schwerer Wasch-Zwang, unter dem er ganztags dauernd die Hände waschen musste, verschwunden. Ebenfalls sind die Vergiftungs-Ideen weg, er isst wieder zusammen mit den Eltern. Er fängt spontan an, sein Bett selber zu machen und dem Vater bei der Arbeit zu helfen. Sein Aussehen verändert sich auffallend: Während er vorher fast wie ein Debiler aussah, wird er deutlich wacher im Gesicht und geht aufrechter. Er verbringt jetzt die Abende zusammen mit seinen Eltern. Obwohl die Stimmen nicht weg sind, ist das nächtliche Schreien verschwunden, da er die Angst, umgebracht zu werden, verloren hat. Er schläft ohne Schlafmittel. Weiterhin spricht er kaum mit den Eltern, jedoch bei den Behandlungen mit der Heilerin. Eine Beschäftigung hat er nicht aufgenommen. Während der Behandlungen hat er über blaues Licht und Engelwesen berichtet, die er gesehen habe.

Leider musste die Behandlung auf behördlichen Befehl hin abgebrochen werden. So wissen wir nicht, ob er andernfalls durch die spirituelle Heilung ganz gesund geworden wäre. Nach etwa eineinhalb Jahren begannen ihn die Stimmen nachts wieder zu quälen, Waschzwang und Vergiftungsideen jedoch blieben verschwunden.

Fallbeispiel 2:

Eine 17-jährige junge Frau leidet seit ihrer Kindheit an einer Epilepsie und einem Entwicklungsrückstand. Sie hat große Angst vor Zahlen, kann mit Geld nicht umgehen, hat kein richtiges Zeitgefühl, leidet an schweren Gleichgewichtsstörungen. Sowohl ihre Grob- wie ihre Feinmotorik, das heißt die Kontrolle über ihre Bewegungen, wurden sorgfältig abgeklärt und zeigten sich hochgradig gestört. Bei einer konzentrierten Bewegung mit der einen Hand muss sie die andere Hand immer in gleicher Art mit bewegen. Trotz Medikamenten hat sie ca. einmal monatlich einen epileptischen Anfall in der Einschlaf-Phase. Täglich hat sie sieben- bis achtmal schwere Zusammenbrüche, in denen sie weint und sich mehr oder weniger wie ein Baby verhält. Sprachlich ist sie gut, aber weil sie ein völliges Außenseiter-Dasein führt, kommt auch diese Begabung nicht zum Zuge. Nach etwa sechs geistig-energetischen Behandlungen ist die Angst vor Zahlen verschwunden, sie freut sich auf das Rechnen, bzw. die Mathematik. Ihr Umgang mit Geld ist viel besser geworden, sie hat die Angst davor verloren. Die Gleichgewichtsstörungen sind praktisch verschwunden, sie kann erstmals auf einem Fuss stehen und das Gleichgewicht halten. Ebenfalls hat sich das Zeit-Gefühl wesentlich verbessert, sie braucht aber weiterhin noch gewisse Hilfe in der zeitlichen Orientierung. Sie ist viel beweglicher und in ihrer Motorik weicher geworden, während sie nach Aussagen der Mutter vorher steif war und jede sportliche Betätigung hasste. Jetzt hüpft sie viel und man sieht ihre Freude an der Bewegung. Vielen Leuten ist aufgefallen, dass sie aufrechter geht, es ist, wie wenn sich ihre Wirbelsäule gestreckt hätte. Der Psychotherapeut kann erstmals mit ihr arbeiten, während sie vorher immer in den kindlichen Zustand des Weinens und des Rückzuges zurückgefallen ist. Sie selber hat vor der Heilbehandlung die Psychotherapie gehasst, hat die Sitzungen oft verpasst und vergessen. Sie spricht jetzt erstmals komplette Sätze. Ihre Angst vor der Dunkelheit ist verschwunden. Die Mutter sagt, sie habe vorher jede verfügbare Therapie ausprobiert, ohne wesentlichen Erfolg. Vor der Behandlung war für die Beteiligten klar, dass ihre Tochter nur mit konstanter Betreuung würde leben können. Jetzt ist die Aussicht realistisch, dass die Patientin selbstständig wird leben können. Sie ist jetzt nach England gegangen, um ihre Schulausbildung abzuschließen.

Wie erwähnt handelt es sich hier um zwei der außerordentlichen Ergebnisse. Interessant ist, dass bei beiden jugendlichen Behandelten ein erweitertes Wahrnehmungsvermögen im Sinne einer Hellsichtigkeit und Hellfühligkeit festgestellt werden konnte. Aus diesen und weiteren Erfahrungen ergibt sich die Frage, ob nicht gerade viele der Schwerkranken solche Hellsichtigkeit und Hellfühligkeit oder allgemeiner ausgedrückt „Sensitivität" aufweisen. Interessant ist, dass die Heilenden, die ja in der Regel zumindest teilweise hellsichtig und/oder hellfühlend sind, selbst in vielen Fällen während der Behandlung hellsichtige Hinweise über ursächliche Faktoren der Erkrankungen erhalten. Zwei Beispiele sollen diesen Vorgang illustrieren.

Fallbeispiel 3:

Eine ca. vierzigjährige Frau eines Kollegen leidet seit mehreren Jahren an Angstzuständen, insbesondere aber an angstbedingten Schlafstörungen, die anlässlich eines Stress-Vorfalles bei ihrer Arbeit aufgetreten sein sollen. Jahrelange Psychotherapie mildert die Symptomatik, bringt sie aber nicht zum Verschwinden, sodass die Patientin nicht ohne Psychopharmaka einschlafen kann. Bei der Behandlung durch die Heilerin sieht diese die Patientin als fünf bis sechsjähriges Mädchen in Todesangst von vielen Händen festgehalten, mit grünen Tüchern festgebunden, und es wird ihr etwas auf das Gesicht gedrückt. Als die Frau nach erfolgter Behandlung vorsichtig auf dieses Erlebnis angesprochen wird, bestätigt sie aufgeregt das Gesehene, insbesondere auch die grünen Tücher und die Narkosemaske, die ihr auf das Gesicht gedrückt wurde und die Todesangst auslöste. Das Ereignis spielte sich anlässlich ihrer Tonsillektomie (operative Entfernung der „Gaumenmandeln") im Alter von etwa sechs Jahren ab, bei der ihre Mutter nicht dabei sein konnte. In diesem Moment erst konnte rekonstruiert werden, dass die Schlaflosigkeit im Zusammenhang mit der Tonsillenoperation der Tochter begonnen hatte.

Fallbeispiel 4:

Ein Internist, Mitte vierzig, hat zunehmend häufig Zustände von leichter Abwesenheit und Schwindel, verbunden mit einer etwas diffusen Halbseiten-Problematik rechts mit Schmerzen, Schwächezuständen und Muskelverkrampfungen. Neurologisch wird eine fokale Epilepsie diagnostiziert, zuerst ursächlich eine Thrombose vermutet; als die Symptomatik auf die andere Seite überzugreifen beginnt, vermutet man einen Zustand nach Vaskulitis (Entzündung der Blutgefäße). Bei der Behandlung durch die Heilerin sieht diese den Kollegen in etwas jüngeren Jahren an einer Art Wasserfall oder Stromschnelle ausrutschen und ins Wasser fallen. Sie realisiert, dass der Mann zu diesem Zeitpunkt Todesangst erlitten hat. Nach der Behandlung spricht sie den Kollegen darauf an und er bestätigt ihr erstaunt, dass er vor zehn Jahren bei seiner Arbeit für das Internationale Komitee des Roten Kreuzes in Afrika dieses Erlebnis hatte, sich dann allerdings aus eigener Kraft retten konnte und den Vorfall mehr oder weniger vergaß.

Erfreulich ist, dass durch die Behandlung die Symptome, die medikamentös nicht unter Kontrolle gebracht werden konnten, praktisch verschwanden. Für den Kollegen war der Zusammenhang mit dem Trauma vorher nicht ersichtlich.

Dieses hellsichtige Wahrnehmen von traumatischen ursächlichen Faktoren ist ein wichtiger Teil der Behandlung oder besser gesagt der zur Behandlung gehörenden Diagnose bei vielen besonders Heilbegabten. Ein psychiatrisch sehr interessantes Beispiel einer hellsichtigen Traumawahrnehmung findet sich in der folgenden Fallschilderung:

Fallbeispiel 5:

Eine gut dreißigjährige Frau wird seit vielen Jahren wegen schwerer sexueller Störungen bei verschiedenen Therapeutinnen mit diversen psychotherapeutischen Methoden erfolglos behandelt. Vor allem der nach heutiger Erkenntnis besonders wahrscheinliche kindliche sexuelle Missbrauch wird eingehend aber ohne Bestätigung und Wirkung erforscht und therapiert. Eine zugezogene, begabte „Sensitive" sieht die Patientin vor ihrem geistigen Auge als größeres Kind inmitten von Spielkameradinnen in einer Flucht verhindernden Betonröhre wie sie zutiefst beschämt die Kontrolle über ihre volle Blase verliert und auf den Boden uriniert. Die Patientin bestätigt sofort das bislang nie erwähnte und bedachte Ereignis und versichert gleichzeitig, dass sie den Zusammenhang mit ihrer Störung jetzt überdeutlich spüre. Entsprechend macht die Therapie in der Folge Fortschritte.

Die Einstellung der Erkrankten scheint bei den Erfolgen oder Misserfolgen eine wichtige Rolle zu spielen. Es scheint, dass Erfolge auch verhindert werden können. Das nächste Fallbeispiel aus einer Fernbehandlungsstudie kann solche Zusammenhänge erhellen.

Fallbeispiel 6:

Ein knapp dreißigjähriger Mann litt an einer Psoriasis, das heißt Schuppenflechte an Ellbogen und Knien und klagte außerdem über therapieresistente, große Müdigkeit und ein abnormales Schlafbedürfnis. Nach seinen Schilderungen verspürte er sehr schnell nach Beginn des Fernheil-Tests ein Schwinden der Müdigkeit und die Schlafzeit von zwölf bis vierzehn Stunden regulierte sich wieder auf eine normale Zeit von etwa acht Stunden ein. Er spürte wieder Energie, sein Haus weiter zu bauen, seine depressive Isolation löste sich auf und er ging wieder unter Menschen. Er wagte sogar erstmals im Sommer mit einem T-Shirt unter die Leute zu gehen, trotz seiner großen Psoriasis-Flecken an den Ellbogen. Vergeblich wartete er auf das Verschwinden dieser Hautschuppung. Eine Woche vor der Schlussuntersuchung schickte er die letzten ausgefüllten Protokolle ab und zog für sich selber den Schluss, dass er wohl die Hoffnung aufgeben müsse, dass seine Schuppenflechte verschwinden würde. Auch wenn er auf vielen Ebenen Besserung erfahren hatte, sein Hauptwunsch war nicht in Erfüllung gegangen. Erstaunlicherweise verschwanden in den folgenden Tagen die Krusten sowohl an Ellenbogen wie an den Knien, sodass er beim Schlussinterview völlig psoriasisfrei war. Nur die Haut war noch etwas glatt und glänzend. Vermutlich hat die starke Erwartung und das Sich-Versteifen auf die körperliche Heilung gerade diese Heilung blockiert und erst das innere Loslassen hat doch noch zum Erfolg geführt.

Viele geistig Heilende betonen, dass sie nicht Krankheiten bekämpfen, sondern kranke Menschen behandeln. Ihre therapeutische Aufmerksamkeit oder Einwirkung richtet sich nicht auf ein bestimmtes erkranktes Organ oder Organsystem, sondern auf den Menschen insgesamt. In der Regel sehen sie Krankheiten, die schulmedizinisch eine nosologische Einheit bilden und für die oft einheitliche Ursachen angenommen werden, lediglich als ähnliches Endresultat teilweise gänzlich verschiedener Ausgangszustände. Beispielsweise muss aus den Behandlungsverläufen von Patientinnen mit ungewollter Kinderlosigkeit bei Ovarialinsuffizienz und pathologischem FSH-Wert (Konzentration eines Hormons aus der Hirnanhangsdrüse, das die reifenden Eier zum Wachsen anregt) geschlossen werden, dass in einem Fall eine versuchte Vergewaltigung mit Messerbedrohung im Erwachsenenleben, ein anderes Mal wiederholte induzierte Aborte mit starken Schuldgefühlen und ein drittes Mal eine Traumatisierung in der Kindheit mit gestörter Elternbeziehung ursächliche Hauptfaktoren sind. Deshalb kann bei gleicher schulmedizinischer Diagnose die geistig-energetische Behandlung sehr verschieden ablaufen und das Ansprechen auf die Behandlung sehr unterschiedlich sein.

Fallbeispiel 7:

Eine Frau Mitte dreißig kommt im Rahmen der Studie „ Geistig-energetisches Heilen bei ungewollter Kinderlosigkeit" wegen ihres Kinderwunsches in Behandlung. Sie leidet seit Jahren an therapieresistenten, behindernden Wadenschmerzen. Nach der ersten Behandlung kommt es an beiden Kniekehlen zu schwer erklärbaren Eiterungen, die erst nach ca. zwei Wochen abklingen. Damit sind jedoch die Wadenschmerzen verschwunden. Nach einem halben Dutzend weiterer Behandlungen wird sie etwa fünf Monate später schließlich schwanger.

Fallbeispiel 8:

Eine 22-jährige Frau wird wegen Depressionen geistig-energetisch behandelt. Sie ist kurz vor diesen Behandlungen wegen ungewollter Kinderlosigkeit in einem spezialisierten universitären Zentrum in Narkose laparoskopisch (mit Bauchspiegelung) abgeklärt worden mit dem Befund eines beidseitigen totalen Tubenverschlusses. Nach der zweiten Behandlung sagt die Heilerin voraus, der Tubenverschluss sei (als Nebeneffekt) behoben und die Patientin könne jetzt spontan schwanger werden, was prompt auch geschieht.

Krankheiten werden zumeist als geistige Hilfen auf einem geistig-spirituellen Entwicklungsweg gesehen, eine Ansicht wie sie auch von Rudolf Steiner, dem Begründer der Anthroposophie, überliefert ist. Er soll gesagt haben, wenn der Mensch nicht mehr weiter wisse, würden die Götter die Krankheit schicken. Krankheit hat also oft die Funktion, zu seelisch-geistigem Wachstum zu verhelfen. Ob ein bestimmter kranker Mensch von einer bestimmten heilbegabten Person geheilt werden kann, hängt weniger von der Krankheit als vom kranken Menschen sowie von der Heiler-Patient-Beziehung ab, wobei Beziehung hier im weitesten Sinne verstanden und oft als Resonanz bezeichnet wird.

Aus den obigen Ausführungen kann verständlich werden, wenn Heilende sagen, dass fast jede Krankheit geheilt werden kann, aber nicht jeder Mensch mit einer bestimmten Krankheit und auch nicht zu jedem Zeitpunkt und nicht von jeder Heilerperson. „Die Seele muss bereit sein." Diese letzte Aussage ist nicht leicht zu erläutern. Beispielsweise sagt eine Heilerin oft schon bei der ersten Behandlung: „Dieser Mensch lässt die Behandlung bis in die Tiefe zu", bei einer anderen Person jedoch: „Es geht nicht durch, es ist mühsam, sie lässt es nicht zu", obwohl beide Personen die Behandlung bewusst wünschen und ein ins Gewicht fallender Unterschied der Motivation bei der klinischen Abklärung nicht zu erheben ist. Statistische Aussagen über Heilungserfolge und Prognosen für definierte Krankheiten haben in diesem Bereich einen weit geringeren Wert als in der Schulmedizin.

Durch Geistheilen, besser durch bestimmte Heilende, kann eine ernsthafte und schulmedizinisch schwer behandelbare Krankheit bei einer bestimmten Person unter Umständen leicht und schnell geheilt werden, während bei einer anderen Person eine schulmedizinisch leicht zu behandelnde Krankheit einer Geistheilung völlig widersteht.

Heilen durch „Energien"

Theoretische Überlegungen[1]

HARALD WALACH

Heilen durch Berührung, Besprechung und rituelle Heilungen, ob durch Kontakt oder auf Distanz, ist Bestandteil aller Kulturen. Auch heute greift ein erheblicher Anteil der Weltbevölkerung auf solche Praktiken zurück, auch in den sog. westlich-zivilisierten Ländern. Die allerneuesten Daten aus den Vereinigten Staaten zeigen, dass etwa zwei Drittel der Bevölkerung alternative Therapien in Anspruch nehmen.[2] Die Hälfte von diesen Praktiken umfasst in den USA die Heilung durch „Energien", Gebet, Fürsprache, oder ähnliche spirituelle Praktiken. Auch in Europa ist geistiges Heilen in vielen Ländern eine bedeutsame Institution des paramedizinischen Sektors.[3] Viele solcher alter Heilweisen sind heute wieder neu aktuell. Wir haben es also vermutlich mit einem

---

1 Danksagung: Meine Arbeit wird unterstützt vom Samueli-Institut, Newport Beach, CA. Die hier entwickelten Gedanken sind über eine lange Zeit und durch viele Kontakte und Interaktionen gereift. Nicht alle daran Beteiligten kann ich namentlich nennen. Hervorheben möchte ich jedoch Prof. Hartmann Römer, Freiburg, ohne dessen Unterstützung und Hilfe ich nicht in der Lage gewesen wäre, meine Gedanken zu präzisieren. Bedanken möchte ich mich auch bei Prof. Franz Daschner, Freiburg, der mir über die letzten Jahre den akademischen und institutionellen Raum zur Entwicklung dieser Gedanken bereitgestellt hat. Ich widme ihm diese Arbeit anlässlich seines 65. Geburtstags.
2 P. M. Barnes/E. Powell-Griner/K. McFann/R.L Nahin: „Complementary and alternative medicine use among adults: United States, 2002", Center for Disease Control: Advance Data from Vital and Health Statistics 2004 (May 27), 343.
3 E. Haraldsson: „Spiritual healing in Iceland" in: H. Johannessen/L. Launso/S. G. Olesen/F. Staugard (Hg.): Studies in Alternative Therapies 1: Contributions from the Nordic Countries. Kopenhagen 1994, 103–113.

relativ breit verankerten Phänomen zu tun, das sorgfältige Betrachtung nahe legt.

Heilen, das sollten wir nicht vergessen, gehörte und gehört seit frühesten Zeiten zum Kerngeschäft religiöser Institutionen und liegt auch der Verbreitung der christlichen Kultur zu Grunde: Der historische Jesus wirkte als Heiler. Wenn man die Apostelgeschichte auch als historisches Dokument versteht, dann sind bestimmte Bekehrungen und die rasche Verbreitung der neuen christlichen Sekte u. a. darauf zurückzuführen, dass ihre ersten Verkündiger als potente Heiler aufgetreten sind. Im Zentrum des Pfingstgeschehens, das den Anfang der öffentlichen Verbreitung des Christentums markiert, stehen mächtige Bilder, die wir gemeinhin mit „Energie", „Kraft", „besonderer Begnadung" in Verbindung bringen.[4] Und die Verkünder haben sich bei ihren Heilungen immer wieder auf diese besondere Kraft bezogen. Nur wer der ahistorischen und naiven Sicht huldigt, der Aufgang der Aufklärung sei zugleich der Niedergang der Religion im allgemeinen und der spirituellen Erfahrung im Besonderen, kann ernsthaft der Meinung sein, solche religiös-spirituellen Rückbezüge im Bereich des geistigen Heilens seien für uns Heutige nicht mehr relevant.[5] Das interessante und hier zu beleuchtende Phänomen ist es ja gerade, dass trotz, oder vielleicht sogar wegen, des medizinischen Fortschritts solche alternativen und komplementären Methoden wieder aufblühen. Wie ist das denkbar?

1. Methodische Vorbemerkungen – Begriffliche Klärungen

Am Anfang mag es vielleicht nützlich sein, ein paar begriffliche und sachliche Differenzierungen und Definitionen einzuführen. Heilweisen, die vermittels bestimmter Hilfsmittel behandeln – Akupunktur, Homöopathie, Phytotherapie (= Therapie mit Hilfe komplexer Pflanzenextrakte), moderne

---

4 O. M. Hinze: Tantra Vidya. Wissenschaft des Tantra. Freiburg 1983.
5 H. Walach/K. H. Reich: Science and spirituality: Towards understanding and overcoming a taboo. Zygon 2005 (im Druck).

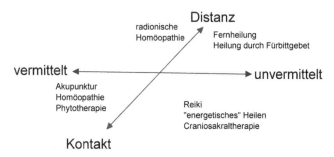

Abbildung 1: Ordnungsschema alternativer Heilweisen durch die beiden Achsen „vermittelt-unvermittelt" und „Kontakt-Distanz".

Formen der niederenergetischen hochfrequenten elektromagnetischen Therapie wie etwa Bioresonanztherapie – sollten von solchen unterschieden werden, die nur vermittels der heilenden Intention selbst wirken sollen. Ferner können wir Methoden, die durch örtliche Einwirkung oder Kontakt wirken, von solchen unterscheiden, die auch über die Distanz wirken. Veranschaulichen wir diese Unterscheidungen in einem Schema (Abb. 1). Im Schema in Abb. 1 haben wir zwei Kontinua eingeführt, die ein Koordinatensystem aufspannen. Das eine Kontinuum ordnet zwischen vermittelt und unvermittelt, das andere zwischen Kontakt, oder lokalem Heilen, und Distanz oder nicht-lokalen Prozessen.

Wir verwenden den Begriff „lokal" und seinen Gegenpol „nicht-lokal" in diesem Aufsatz folgendermaßen: Lokal nennen wir solche Prozesse, die durch eine direkte, erkennbare oder zumindest vorstellbare Wechselwirkung oder Energieübertragung zustande kommen, die also im herkömmlichen Sinn des Wortes kausal sind. Ein typisches Beispiel für solche Vorgänge liefert die Pharmakologie: Man kennt im Normalfall die chemische Eigenschaft von Substanzen und die biochemische Eigenschaft von Rezeptoren im Körper, die mit diesen Substanzen wechselwirken und kann sich so Heilvorgänge kausal und mechanistisch erklären. In diesem Sinne ist Phytotherapie relativ nahe bei diesem klassisch-lokalen Denkmodell der Vermittlung von therapeutischen Wirkungen. Oftmals haben wir es hier mit komplexen Prozessen und Substanzen zu tun, die in ihrem Synergismus noch lange nicht verstanden sind, deren Verständnis aber mindestens vom Prinzip her keine Schwierigkeiten bereitet. Auch die Akupunktur und Homöopathie können wir hier einordnen, wenngleich die Wirkprinzipien vermutlich komplexer sind.

Wenn man Homöopathie nun über die Ferne betreibt und homöopathische Substanzen mittels eines Radionikgerätes „übermittelt", dann bewegt man sich im linken hinteren Quadranten von Abb. 1: man verwendet immer noch ein vermittelndes Prinzip – in diesem Falle die homöopathische Substanz mit einer vermeintlichen elektromagnetischen „Energie" – tut dies aber ohne Kontakt. Auch dies gibt es relativ häufig, und die Praktiker, die davon leben und damit arbeiten scheinen zumindest so gute Erfolge zu haben, dass sie nicht Bankrott gehen, auch wenn darüber so gut wie gar nichts bekannt ist.

Der vordere rechte Quadrant in Abb. 1 fasst jene Heilweisen zusammen, die zwar im Kontakt stattfinden, aber keine direkte Vermittlung mehr kennen, sondern auf „Energien", geistige Prinzipien oder was auch immer als Wirkprinzip abheben. Reiki, verschiedene „energetische" Heilweisen, Übertragung von Chi oder ähnliches würden darunter fallen. Wenn dies auf Distanz geschieht, so haben wir vollends unvermittelte und meistens auch theoretisch nicht-lokale Prozesse vor uns. Dies ist etwa der Fall beim klassischen Fernheilen, beim Heilen durch Gebet über die Ferne, beim „Senden von Chi" über die Distanz, u. ä.

Außerdem ist es wichtig, die „Theorien", die die Heilweisen selber für ihre Wirkung reklamieren, als ihr vermeintliches Wirkprinzip, von den wahrscheinlichen, tatsächlichen oder möglichen Wirkprinzipien zu trennen. Hierbei hilft phänomenologische Offenheit (das platonische Prinzip der „Rettung der Phänomene"[6] gepaart mit theoretischer Abstinenz (Ockhams „Rasiermesser"). Wir haben es an anderer Stelle die „Reparatur von Platons Rettungsboot mit Ock-

---

6 P. M. M. Duhem: To Save the Phenomena: An Essay on the Idea of Physical Theory from Plato to Galileo. Chicago 1965 (Reprint 1985 ed.).

hams Rasiermesser"[7] genannt. Unser heutiges wissenschaftliches Denken ist häufig sehr dogmatisch und apriorisch. Wir gehen davon aus, dass es bestimmte Dinge nicht geben „kann", weil sie nicht in unser herrschendes Weltbild passen. Eine solche Sicht der Dinge vergisst, dass auch unser wissenschaftliches Weltbild nur einen kleinen Teil der Wirklichkeit zwar sehr gut, aber nicht abschließend beschreibt.[8] Platons Rettungsboot lehrt uns, dass wir Phänomene ernst nehmen müssen, vor allem dann, wenn sie in unserem Weltbild keinen Platz haben. Die Geschichte der Wissenschaft zeigt, dass Fortschritt an entscheidender Stelle vor allem dadurch zustande kam, dass man solche Anomalien, also Phänomene, die nicht ins Bild passen, ernst genommen hat.[9] Johannes Kepler hat durch das Beharren auf den astronomischen Beobachtungen Tycho Brahes, die eben nicht ins zirkuläre Modell des heliozentrischen, kopernikanischen Systems passten, also durch die Abweichungen, sein Planetenmodell gefunden.[10] Die Quantenmechanik wurde entdeckt, weil Planck die Diskontinuität in der Schwarzkörperstrahlung ernst nahm. Wissenschaft, die dogmatisch vorgeht und die Unmöglichkeit von Phänomenen dekretiert, nur weil sie nicht in den Bestand des momentanen Wissens und herrschender Vorstellungen passen, war immer schon steril. Auf der anderen Seite hat es auch keinen Sinn, vorschnell vermeintlich neuen und Bahn brechenden Entdeckungen aufzusitzen und Entitäten zu postulieren, wo nur Täuschung oder

---

7 H. Walach/S. Schmidt: Repairing Plato's life boat with Ockham's razor: The Important Function of Research in Anomalies for Mainstream Science. Journal of Consciousness Studies 12/2 (2005), 52–70.

8 Lord Kelvin hatte in der zweiten Hälfte des 19. Jh. dekretiert, es könne – prinzipiell und a priori – keine Flugmaschinen geben, die selber schwerer als Luft sind, und hat Rat suchenden Studenten geraten, sich nicht mit Physik zu beschäftigen, da man ja alles schon wisse, was es auf diesem Gebiet zu wissen gäbe. Die Quantenphysik und die Aerodynamik haben ihn, einige Generationen später, Lügen gestraft.

9 L. Laudan: Science and Hypothesis. Dordrecht (1981).

10 E. Oeser: Wissenschaftstheorie als Rekonstruktion der Wissenschaftsgeschichte. Bd. 1: Metrisierung, Hypothesenbildung, Theoriendynamik & Bd. 2: Experiment, Erklärung, Prognose. München (1979).

theoretische Faulheit Platz greifen. Deshalb muss das Sparsamkeitsprinzip und das Prinzip der Offenheit für Phänomene gemeinsam angewandt werden. Man kann Phänomene ernst nehmen, ohne die damit einhergehende theoretische Erklärung gleich mit kaufen zu müssen. Dies ist der Weg, den wir im Folgenden gehen werden.

2. Drei Erklärungsansätze und ihre Implikationen

2.1 Die Placebo-Theorie

Es ist en vogue, für jeden therapeutischen Effekt, den man nicht erklären kann, den Zauberbegriff „Placebo" aus dem Ärmel zu schütteln und zu meinen, man hätte damit eine Erklärung geliefert. In herkömmlicher Denkweise meint man mit dem Placebo-Effekt therapeutische Effekte, die zustande kommen, wenn Patienten mit therapeutischen Maßnahmen behandelt werden, für die kein denkbarer spezifischer Wirkmechanismus bekannt ist, und dennoch genesen.[11] Ein Placebo kann dabei eine pharmakologisch unwirksame Substanz sein, wie Milchzucker z. B., eine chirurgische Intervention ohne spezifische Wirkung, ein therapeutisches Ritual, oder eine Arznei, deren beobachtete Wirkung die theoretisch mögliche bei weitem übertrifft. In dieser herkömmlichen Redeweise ist das Placebo immer negativ gefasst: Es passiert etwas, was eigentlich nicht passieren dürfte. Ein therapeutischer Effekt ohne kausal nachvollziehbare Intervention, eine Besserung ohne Grund. Mittlerweile ist die begriffliche Debatte vorangeschritten und Placebo-Effekte sind jüngst beschrieben worden als Effekte, die auf die subjektive Bedeutung zurückzuführen sind, die therapeutische Interventionen für Patienten haben.[12] Damit kommen die vermittelnden psychologischen Prozesse ins Spiel. Thera-

---

11 A. Grünbaum: „The Placebo effect in medicine and psychiatry" in: Psychological Medicine 16 (1986), 19–38.
12 D. E. Moerman/W. B. Jonas: „Deconstructing the placebo effect and finding the meaning response" in: Annals of Internal Medicine 136 (2002), 471–476.

peutische Handlungen, egal wie sachlich, pharmakologisch, physikalisch oder chemisch potent und kausal wirksam sie sein mögen, haben immer auch einen Bedeutungsgehalt für den Patienten. Dieser ergibt sich aus dessen individueller Geschichte. Psychologische Prozesse wie Hoffnung, Zuversicht, positiver Affekt, die Erwartung von Veränderungen zum Guten werden auf diese Weise mobilisiert und können potente Wirkungen haben.[13]

Ein ausführlicher Überblick ist an anderer Stelle nachzulesen.[14] Zwei Beispiele sollen genügen:

In einer klassischen Einzelfallstudie hat Rehder drei schwerkranken und unheilbaren Patientinnen Fernheilbehandlungen durch einen Heiler zukommen lassen, ohne dass sie dies wussten.[15] Nichts geschah. Er teilte ihnen schließlich mit, er würde einen sehr bekannten und mächtigen Heiler bitten, für sie aktiv zu werden, gab ihnen ein Büchlein vom Heiler und beschrieb den Patienten Zeit und Dauer der vermeintlichen Fernbehandlung. In Tat und Wahrheit fand diese Fernbehandlung gar nicht statt, aber alle drei Patienten erlebten drastische Besserungen. Was die Patientinnen also in diesem Fall gebessert hat, war offenbar ihre eigene veränderte psychologische Befindlichkeit, die Hoffnung, der Glaube und die damit verbundenen inneren Veränderungen. Die moderne Psychoneuroimmunologie hat mittlerweile eine kaum mehr zu übersehende Fülle von Belegen dafür zusammengetragen, dass psychische Veränderungen durch immunologische und endokrinologische Prozesse auf körperliche Prozesse Einfluss nehmen können und umgekehrt.

Dass die entsprechenden Schaltstellen für die Wirkung solcher Prozesse im Gehirn zu suchen sind, ist zwar der Sache nach trivial, aber aufgrund der Komplexität erst in jüngster

---

13 H. Walach/W. B. Jonas: „Placebo research: The evidence base for harnessing self-healing capacities" in: Journal of Alternative and Complementary Medicine 10 (2004; Suppl. 1), 103–112.

14 H. Walach/C. Sadaghiani: Plazebo und Plazebo-Effekte: Eine Bestandsaufnahme. Psychotherapie, Psychosomatik, medizinische Psychologie 52 (2002), 332–342.

15 H. Rehder: „Wunderheilungen, ein Experiment" in: Hippokrates 26 (1955), 577–580.

Zeit auch empirisch untermauert worden. Dies zeigt unser zweites Beispiel:[16] In einer experimentellen Studie erhielten freiwillige Probanden Schmerzreize appliziert. Gleichzeitig wurde in funktioneller magnetischer Resonanz-Bildgebung (fMRI) die Veränderung der Stoffwechselaktivität im Gehirn unter Schmerzreiz erfasst. Die Probanden erhielten außerdem Placebo-Interventionen, also pharmakologisch unwirksame Substanzen zur Schmerzreduktion mit entsprechender Suggestion. Diese konnten naturgemäß nur die Erwartungshaltung beeinflussen und über psychologische Effekte aktiv werden. Unter Placebo zeigte sich die erwartete berichtete Schmerzreduktion, aber auch eine gegenüber der Schmerzbedingung veränderte Gehirnaktivierung. Es wurden Bereiche aktiviert, die man normalerweise mit den Prozessen der Erwartungsmodulation in Verbindung bringt – präfrontale Bereiche (im vorderen Großhirnbereich) –, aber auch solche, die man als Indikatoren für die Aktivierung des endogenen Opiatsystems ansieht, sowie thalamische Strukturen der zentralen Schmerzmodulation. Die Schmerzwahrnehmung wird nämlich nicht nur von peripheren Prozessen bestimmt, sondern von zentralen Verarbeitungsprozessen entscheidend moduliert. Das endogene Opiatsystem (vom Körper selber produzierte opiatähnliche Botenmoleküle) stellt verschiedene Transmitter bereit, die Schmerzempfindung zentral hemmen, die euphorische Gefühle vermitteln können und auch immunologisch relevant sind. Dieses System wird bei der durch Placebo vermittelten Schmerzreduktion aktiviert. Damit haben wir auch einige mittlerweile handfeste Hinweise dafür, dass Placebo-Interventionen, wenn sie es schaffen, entsprechende Hoffnungen und Erwartungen aufzubauen, therapeutisch relevante Prozesse auslösen können.

Es ist also durchaus plausibel anzunehmen, dass eine Fülle von therapeutischen Ritualen trotz ihrer phänomenologischen Verschiedenheit am Ende die gleichen psychologischen Prozesse mobilisieren können, die dann Selbsthei-

---

16 T. D. Wager/J. K. Rilling/E. E. Smith/A. Sokolik/K. L. Casey/R. J. Davidson et al.: „Placebo-induced changes in fMRI in the anticipation and experience of pain" in: Science 303 (2004), 1162–1167.

lungsprozesse auslösen können.[17] Daher ist das Placebo-Argument so beliebt. Es taugt als Omnibusargument für sehr viele unterschiedliche therapeutische Resultate, von der Homöopathie über die Akupunktur bis zum therapeutischen Handauflegen. Bei all diesen therapeutischen Systemen sind stark ritualisierte Prozesse am Werk, die durchaus zu einem Aufbau von Hoffnung und entsprechend starken Erwartungen führen können, so dass sich entsprechende physiologische Veränderungen daraus ergeben, die schließlich zur Heilung führen können. In einer Vielzahl von Fällen ist es sicher plausibel, diese wissenschaftlich akzeptable Erklärungsmöglichkeit heranzuziehen.

Überall dort, wo die Erwartung von Patienten bedient wird, wo starke Rituale mit ausreichend psychologischer Vorbereitung und Konsonanz zwischen Therapeut und Patient im Spiel sind, wo starkes Vertrauen und starke therapeutische Bindung aufgebaut wird, überall dort kann man mit starken Placebo-Effekten rechnen. Unhöflich gesprochen ist der Placebo-Effekt das therapeutische Hintergrundrauschen schlechthin. Jeder zuversichtlich auftretende Arzt, jeder von seiner Sache überzeugte Chirurg, jeder im Rahmen des medizinischen Systems operierende Therapeut, jeder selbstbewusste Heiler bedient sich im Grunde laufend dieses Effekts. Es ist daher nicht klug und überzeugend, dieses Argument als ausschließliches zur Erklärung alternativer Heilwirkungen zu verwenden. Denn wenn man dies tut, öffnet man sich im Umkehrschluss folgender Gegenargumentation, die offenbar noch zu wenig reflektiert ist:

Da die allermeisten Patienten ja zuerst zur konventionellen Behandlung gehen und dort im Rahmen eines rituell und gesellschaftlich mächtig aufgeladenen Apparates behandelt werden, müssten sie eigentlich dort – potente medizinische Intervention und starker Placebo-Effekt zusammengenom-

---

17 J. D. Frank: Die Heiler: Wirkungsweisen psychotherapeutischer Beeinflussung; vom Schamanismus bis zu den modernen Therapien. Stuttgart 1981; ders.: „Non-specific aspects of treatment: the view of a psychotherapist" in: M. Shepherd/N. Sartorius (Hg): Non-Specific Aspects of Treatment. Bern 1989, 95–114.

men – optimal versorgt sein. Daten belegen aber klar, dass sie dort oft nicht so versorgt werden, wie sie dies brauchen oder wünschen.[18] Die angebotene Therapie hat entweder zu wenig Wirkung, oder die Nebenwirkungen sind zu stark. Dies sind die Hauptgründe, weswegen Patienten unseren Daten zufolge nach Alternativen suchen.[19] Wenn sie nun dort – angeblich ohne potente spezifische Effekte – in einer Vielzahl von Fällen durchaus zufrieden stellend behandelt werden, dann stellt sich doch die Frage: Warum hat es denn vorher nicht geklappt? Sind denn die konventionellen Mediziner um so vieles schlechter im Vermitteln jener allgemeinen therapeutisch wirksamen Effekte? Können sich Therapierichtungen, die sich oftmals über viele Jahrhunderte gehalten haben, und in manchen Fällen auch gegen drastischen Widerstand von Seiten des Establishments, die nur auf den gleichen Effekt bauen, so stark in der Fähigkeit, diese psychologischen Effekte zu mobilisieren, von den herrschenden medizinischen Richtungen unterscheiden? Ist es plausibel anzunehmen, dass ein Patient, der hoffnungsvoll das ganze Arsenal medizinischer Kompetenz – inklusive der damit ver-

---

18 H. Albrecht: „Alternative medicine in Germany: Personal views of a critical observer" in: S. N. Willich/S. Elm (Hg.): Medical Challenges for the New Millenium. An Interdisciplinary Task. Amsterdam 2001, 39–4;. G. Marstedt/S. Moebus: „Inanspruchnahme alternativer Methoden in der Medizin" in: Gesundheitsberichterstattung des Bundes Heft 9 (2002); L. A. Palinkas/L. Kabongo: „SurfNet Study Group. The use of complementary and alternative medicine by primary care patients" in: Journal of Family Practice 49 (2000), 1121–1130; K. Schönekaes/O. Micke/R. Mücke/J. Büntzel/M. Glatzel/F.Bruns et al.: „Anwendung komplementärer/alternativer Therapiemaßnahmen bei Patientinnen mit Brustkrebs" in: Forschende Komplementärmedizin und Klassische Naturheilkunde 10 (2003), 304–308; J. C. Wootton/A. Sparber: „Survey of complementary and alternative medicine. Part 1: General trends and demographic groups." in: Journal of Alternative and Complementary Medicine 7 (2001), 195–208; J. Zochling/L. M. March/H. Lapsley/M. Cross/K. Tribe/P. Brooks: „Use of complementary medicines for osteoarthritis – a prospective study" in: Annals of the Rheumatic Diseases 63 (2004), 549–554.
19 C. Güthlin/O. Lange/H. Walach: „Measuring the effects of acupuncture and homoeopathy in general practice: An uncontrolled prospective documentation approach" in: BMC Public Health 4(6) (2004).

bundenen Placebo-Effekte – in Anspruch genommen hat und am Ende wegen chronischer Schmerzen bei einem alternativen Therapeuten landet, wo er meistens völlig ohne jeglichen Rest von Hoffnung ankommt, nur aufgrund unspezifischer Effekte geheilt wird, die zu aktivieren jedem vorher tätigen Arzt theoretisch möglich aber praktisch unmöglich war?

Man sieht, dass das Placebo-Argument kaum als Pauschalerklärung zum Verständnis *aller* Therapie-Effekte, die im Rahmen alternativer und komplementärer Behandlungsweisen beobachtet werden, brauchbar ist. Folgende Fakten sprechen dagegen:

Die Patienten, die zu Heilern, Alternativmedizinern, Homöopathen, Akupunkteuren etc. gehen, sind fast immer Patienten mit einer längeren Patientenkarriere. Sie kommen praktisch immer aus der Sekundärversorgung, haben also bereits eine Fülle von Abklärungen und Therapien der konventionellen Art hinter sich. Häufig sind sie sehr desillusioniert. Dies sind keine optimalen Voraussetzungen, um mit der Mobilisierung von Erwartung allein konsistente Erfolgsraten zu erzielen. Und selbst wenn, wäre immer noch nicht geklärt, warum alle anderen Ärzte vorher, deren Ausgangsbasis eigentlich viel besser war, weniger erfolgreich waren.

Abgesehen davon gibt es zwar wenige, aber vorhandene Fallberichte und Studien, die zeigen, dass manche Heilweisen – Akupunktur, Homöopathie, „Energieübertragung" – auch wirksam sein können, wenn die Patienten nicht bei Bewusstsein sind.[20] Damit ist die notwendige Bedingung für das Auftreten psychologisch vermittelter Effekte nicht mehr gegeben. Auch wenn solche Fallberichte rar sind, so haben sie epistemologisch einen besonderen Status: Sie markieren eine Anomalie, etwas, was nicht sein dürfte, wenn das Placebo-Argument immer und überall zutreffend wäre.

---

20 W. Meissner/T. Weiss/R. H. Trippe/H. Hecht/C. Krapp/W. Miltner: „Acupuncture decreases somatosensory evoked potential amplitudes to noxious stimuli in anesthetized volunteers" in: Anesthesia and Analgesia 98 (2004), 141–147.

2.2 Die Theorien spezifischer Heilmechanismen und „Heilenergien"

Daher kann man die Position der aktiven Praktiker in diesen Gebieten gut nachvollziehen, für die eine reine Placebo-Erklärung unbefriedigend ist. In ihrer Erfahrung hat es oftmals schon viele solche widerlegenden Anekdoten und Einzelerlebnisse gegeben, die eine Placebo-Theorie unwahrscheinlich erscheinen lassen. Das Bedürfnis, sich eine andere Theorie zurechtzulegen, ist ja meistens aus der Erklärungsnot gespeist, beobachtete Phänomene nicht mit vorhandenem Wissen erklären zu können. Und das Wissen um die Macht von Glaube, Erwartung und Hoffnung ist ja keine Entdeckung der Postmoderne, auch wenn wir dies aus einem ahistorischen Missverständnis heraus gerne so sehen.

Es sind prägnante Erfahrungen, die Homöopathen und Therapeuten der alternativen Szene dazu veranlassen, nach spezifischen Theorien Ausschau zu halten.[21] Und so muss man sich nicht wundern, wenn eine ganze Reihe von theoretischen

---

21 Vielleicht eine kleine Anekdote zur Illustration, die mir ein befreundeter homöopathischer Arzt erzählt hat: Eine allergische Patientin hatte eine starke allergische Reaktion erlebt und der Zustand war bedrohlich. Der Mann wollte seine Frau unbedingt homöopathisch behandelt sehen. Daher versuchte der Arzt alles Menschenmögliche mit seiner homöopathischen Kenntnis, den akuten allergischen Zustand in den Griff zu bekommen, ohne Erfolg. Er schickte den Mann mit seiner Frau schließlich in die medizinische Notfallambulanz zur Behandlung. Er gab ihm für unterwegs noch eine therapeutische Idee mit, die ihm kam: Er könne, falls er an einer homöopathischen Apotheke vorbei fahre, noch rasch die homöopathische Arznei Urtica urens C30 kaufen und ihr geben, bevor sie in die Ambulanz kämen. Ohne große Hoffnung, auch ohne große Überzeugung gab er diesen Rat mit; er war ihm eben noch so eingefallen. Urtica urens, die Brennnessel, hat in der Homöopathie auch nicht unbedingt den Ruf des Notfallmedikaments in der Therapie eines allergischen Schocks, und die Potenz C30 wurde so oft verdünnt und verschüttelt, dass statistisch kein Molekül mehr vorhanden waren. Zwar war der Rat plausibel und sinnvoll, aber nicht unbedingt zwingend. In der Tat kaufte der Mann das Heilmittel, gab es seiner Frau und wollte dann in die Klinik fahren. Als er an einer Ampel in den Rückspiegel blickte war sie eingeschlafen. Er fuhr nach Hause und die ganze heftige Reaktion war relativ rasch abgeklungen.

Entitäten das therapeutische Universum bevölkern, die kaum verstehbar, geschweige denn vermittelbar sind: Da werden subtile energetische Effekte reklamiert, die über Resonanzphänomene vermittelt sein sollen über Distanzen hinweg, die jeglicher physikalischer Theorie zuwiderlaufen. Da werden „Energien" postuliert, von denen unsere Physik noch keine Kenntnis hat. Es wird von einer allgemeinen Lebensenergie gehandelt, die als „Prana", „Chi", „animalischer Magnetismus" durch die Literatur schwadroniert. Kann diese rokkokohafte Fülle an theoretischen Entitäten die Alternative zum karg-puritanischen Placebo-Argument sein?

Geben wir diesen Modellen eine realistische Chance. Um dies wirklich zufrieden stellend zu tun, müssten wir dies sicherlich für alle Modelle einzeln tun. Dies ist nicht zu leisten, und wir tun es generisch am Beispiel des geistigen Heilens. Hier wird ja am häufigsten das Vorhandensein von irgendwelchen „Energien", das „Balancieren von Energien" etc. postuliert.

Der menschliche Organismus ist zweifelsohne allen Gesetzen des Elektromagnetismus unterworfen, wie alle anderen materiellen Körper auch. Allerdings hat er einige Eigenschaften, die leblose Materie nicht hat. Durch seine besonderen Eigenschaften kann man sich dem menschlichen Organismus wissenschaftlich gesamthaft nur sinnvoll nähern, wenn man ihn als komplexes System versteht, das nicht-lineare Eigenschaften aufweist.[22] Praktisch die gesamte Pharmakologie und auch die meisten Modellvorstellungen, die wir uns vom menschlichen Organismus machen, beruhen auf einer entscheidenden, aber höchstwahrscheinlich falschen Vereinfachung: Wir sehen den Organismus als ein System, das im Wesentlichen lineare Eigenschaften hat. Damit ist folgendes gemeint: einer definierten Menge irgendeines Inputs – sagen wir einer pharmakologisch aktiven Substanz wie Koffein – entspricht ein durch eine lineare Funktion zuordenbarer

---

22 M. E. Hyland: „The intelligent body and its discontents" in: Journal of Health Psychology 7 (2002), 21–32; J. Walleczek: Self-Organized Biological Dynamics and Nonlinear Control. Toward Understanding Complexity, Chaos and Emergent Function. Cambridge (2000).

Output, z. B. die Herzfrequenz. Nehmen wir wenig Koffein zu uns, steigt sie ein bisschen, an, nehmen wir mehr zu uns, steigt sie stärker an, etc. Die Zuordnung ist einigermaßen monoton und linear, meinen wir.

Die meisten Daten, die wir kennen, sprechen dafür, dass der Organismus nicht-linear ist und nur innerhalb bestimmter Bereiche, auf die wir uns der Einfachheit halber beziehen, linear reagiert. Dies ist z. B. für die meisten Giftstoffe inklusive radioaktiver Strahlung mittlerweile gut belegt und wird wissenschaftlich unter dem Terminus „Hormesis" verhandelt.[23] Darunter versteht man die Tendenz zu Umkehrwirkungen und nichtlinearem Verhalten in extrem kleinen – manchmal auch extrem großen – Dosisbereichen. Viele Untersuchungen an Zellen haben z. B. gezeigt, dass Cadmium oder andere Schwermetalle in sehr kleinen Dosen protektive Effekte haben, während sie in größeren Dosen giftig sind.[24]

Organismen kennen auch Bereiche höchster Sensibilität für bestimmte Agenzien, bei denen dann auch eine sehr geringe Dosis starke Effekte zeitigen kann. Während ein Kind etwa an Röteln oftmals nur peripher erkrankt, kann ein Fötus eine starke Missbildung erleben. Solche Sensibilitäten können auch genetisch vermittelt sein und werden derzeit von der Pharmakologie intensiv untersucht, weil sie der Schlüssel zum optimalen Verhältnis von Wirkung und Nebenwirkung sind. Alkohol ist ein sehr gutes Beispiel für die Nicht-Linearität der Dosis-Wirkungsbeziehung vieler Stoffe: in sehr geringen Dosen genossen, wirkt er aufmunternd, enthemmend, erheiternd und aktivierend. Steigt die Dosis, wirkt er immer stärker lähmend, bis zur Bewusstseinstrübung und zum Koma. Manche Menschen haben keine oder nur wenige Enzyme zur Spaltung von Alkohol. Für sie ist Alkohol toxischer als für andere.

---

23 E. J. Calabrese/L. A. Baldwin: „Hormesis at the National Toxicology Program (NTP): Evidence of hormetic dose responses in NTP dose-range studies" in: Nonlinearity in Biology, Toxicology, and Medicine 1 (2003), 455–467.

24 R. v. Wijk/F. A. C. Wiegant: The Similia Principle in Surviving Stress. Mammalian Cells in Homoeopathy Research. Utrecht: Utrecht University, Department of Molecular Cell Biology (1997).

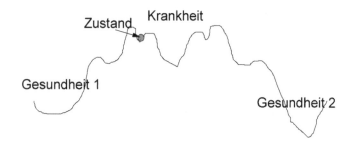

Abbildung 2: Querschnitt durch eine Potenziallandschaft zur Illustration eines nichtlinearen Konzeptes von Krankheit und Heilung; Erläuterung im Text.

Diese Eigenschaft der Nichtlinearität des menschlichen Organismus führt nun dazu, dass es zumindest theoretisch denkbar ist, dass auch kleine oder kleinste kausal relevante lokale Wechselwirkungen Auswirkungen auf organismischer Ebene haben können.[25] Das Problem ist an dieser Stelle vor allem ein paradigmatisch-konzeptuelles: Wir haben es nicht gelernt, den Organismus in dieser seiner Eigenschaft zu sehen und zu verstehen, sondern operieren immer noch von der Plattform einer Maschinenmetapher aus, die den Organismus analog zu einem linearen System versteht. Lässt man diese hinter sich, ergeben sich neue Möglichkeiten:

Krankheit kann man dann verstehen als die Fixierung eines aktiven Systems auf einem suboptimalen Gleichgewicht. Durch kleine, aber gezielte Impulse kann möglicherweise wieder aus diesem falschen Gleichgewicht heraus in ein angemesseneres gelangen, das einem ausbalancierten Gesundheitszustand näher ist oder ihm entspricht. Stellen wir uns eine Potenziallandschaft vor, durch die Abb. 2 einen Querschnitt darstellen soll. Eine solche Landschaft hat Kuhlen und Hügel.

---

25 M. E. Hyland: „Extended network learning error: A new way of conceptualising chronic fatigue syndrome" in: Psychology and Health 16 (2001), 273–287.

Der Gesundheitszustand sei durch eine Kugel symbolisiert, die momentan in einem chronischen Krankheitszustand gefangen ist. Stellen wir uns das Gebilde dreidimensional vor und stellen uns die oberen beiden Kuhlen als Querschnitt durch eine Ringstruktur vor, auf der die Kugel kreist; Bild für die chronische Krankheit. Wann immer ein stärkerer Impuls kommt, gerät sie aus ihrer kreisenden Bewegung und fällt in die Talsohle in der Mitte: Bild für die akute Verschlimmerung eines chronischen Zustandes. Was geschehen müsste, wäre die Beförderung der Kugel über den etwas höheren äußeren Rand mittels eines gerichteten Impulses, der die Kugel etwas mehr hebt und gleichzeitig in die andere Richtung befördert. Dann fiele sie zurück in eine der äußeren Rinnen, die Zustände relativer Gesundheit symbolisieren sollen. Notwendig ist also ein therapeutischer Impuls, der etwas anders geartet ist als der krankmachende und vor allem auch die Bewegung in eine andere Richtung bringt.

Was die Symbolzeichnung veranschaulichen soll, ist die Tatsache, dass es möglicherweise nicht sehr viel benötigt, um diesen Impuls zu geben, aber dass das Entscheidende die andere Richtung ist. Übersetzt: Es ist in dieser Terminologie durchaus denkbar, dass ein kleiner Impuls, zur richtigen Zeit und in die richtige Richtung gesetzt, drastische Effekte erzeugt.

Der menschliche Organismus kann als ein elektromagnetisch interagierendes System betrachtet werden: Wir strahlen Photonen ab – Resultat der freien Radikalbildung im Rahmen des Stoffwechsels. Wir nehmen Photonen auf, als Licht und Wärmeenergie. Unsere Sehzellen sind sogar so empfindlich, dass ein einziges Photon ausreicht, sie zu stimulieren. Manche Forscher sind sogar der Meinung, dass diese Photonen kohärent sind, also potenziell Informationen übertragen können.[26] Dies ist allerdings immer noch reichlich spekulativ.

---

26 R. v. Wijk: „Bio-photons and Bio-communication" in: Journal of Scientific Exploration 15 (2001), 183–197; F. A. Popp: Biophotonik – Experimentelle und theoretische Grundlagen nicht-thermischer Lichtemission aus lebenden Organismen, sowie Möglichkeiten der Anwendung. Bundesamt für Naturschutz, Bonn: Schriftenreihe Landschaftspflege Naturschutz 67 (2001), 171–186.

Denkbar wäre dann auch, dass ein wie auch immer geordnetes elektromagnetisches Feld therapeutische Effekte hat. Zwar ist unser Organismus, wie alle Lebewesen und alle Systeme, die sich selbst erhalten, innerhalb eines bestimmten Bereiches ziemlich gut vor störenden Wechselwirkungen geschützt. Aber immerhin denkbar wäre es, dass im Krankheitsfalle in bestimmten Bereichen dieser Schutz unzulänglich wird, und umgekehrt, dass ganz gezielte Interventionen über nicht-linear wirkende Interaktionen auch dort, wo die „Dosis", also die Energiemenge, verschwindend gering ist, durch die „Richtung", also etwa durch eine gezielte Bandbreite, einen therapeutisch relevanten Effekt auslösen.[27]

Man muss aber an dieser Stelle zugeben, dass wir über diese Prozesse noch wenig Kenntnis haben. Der Bestand unseres empirischen Wissens ist rudimentär: Wir wissen, dass der Organismus Photonen abstrahlt. Diese sind höchstwahrscheinlich zunächst „Abfallprodukte" unseres Stoffwechsels. Ob und inwiefern sie auch noch Informationsgehalt haben, bleibt zu klären. Immerhin wissen wir durch Ganzkörpermessungen, dass eine Asymmetrie der Abstrahlung zwischen den Körperhälften zu beobachten ist, aber wir wissen nicht, was diese bedeutet[28]. Wir wissen aus verschiedenen Messungen, dass es einzelne Heiler und Meditationsmeister gibt, die offenbar starke Potenzialschwankungen an ihren Handflächen erzeugen können.[29] Ob und was dies mit potenziellen Heilprozessen zu tun hat, wissen wir nicht. Es gibt Verfahren, mit denen manche das sog. „Energiefeld" des Menschen sichtbar machen wollen, veränderte Formen der

27 R. J. Croft/J. S. Chandler/A. P. Burgess/R. J. Barry/J. D. Williams/A. R. Clarke: „Can the Q Link Ally, a form of sympathetic resonance technology (SRT), attenuate acute mobile phone-related changes to neural function?" in: Journal of Alternative and Complementary Medicine 8 (2002), 427–435; K. Hennies/H. P. Neitzke/H. Voigt: „Sehr ernst zu nehmende Befunde" in: Zeitschrift für Umweltmedizin 9 (2001), 206–210.
28 R. v. Wijk in einer persönlichen Mitteilung
29 E. Green/P. A. Parks/P. M. Guyer/S. L. Fahrion/L. Coyne: „Anomalous electrostatic phenomena in exceptional subjects" in: Subtle Energies 2 (1991), 69–94.

Kirlianfotografie etwa, bei der ein Hochfrequenzfeld an den Organismus angelegt wird.[30] Die entsprechende Fotografie soll dann in ihrem Ausstrahlungsmuster Auskunft über Imbalancen im Körper geben. Das Verfahren ist allerdings nach allgemeinen Standards noch zu wenig gut bekannt und vor allem offenbar nicht stabil genug, als dass es für eine robuste Argumentation taugen würde.

Was wir an dieser Stelle für die konsequente Durchführung einer theoretischen Argumentation in Händen halten, ist also sehr bruchstückhaft. Und selbst wenn wir eine konsistente Theorie hätten, kommt das letzte und gewichtigste Argument: All diese Modelle greifen nur für Effekte aus der Nähe oder relativen Nähe. Alle elektromagnetisch vermittelten Effekte nehmen proportional zum Quadrat der Distanz ab. Damit scheidet diese Erklärung für alle Fernwirkungen im Wesentlichen aus.

3. Ein nichtlokales Modell geistiger (und möglicherweise anderer) Heilweisen

Gerade diese Fernwirkungen aber sind es, die sachlich und theoretisch als Anomalie am schärfsten ins Auge stechen. Konservative Geister würden wohl soweit gehen, dass sie eher die vorliegenden Daten ignorieren oder als Zufallsbefunde deklarieren würden, als überhaupt Erklärungsnot anzumelden. Wenn man die vorliegenden Daten allerdings ernst nimmt, scheidet ein Weg von vornherein aus: der Weg einer lokal-kausalen Theoriebildung. An dieser Stelle weicht dieses Konzept scharf von allen vorliegenden ab und geht von einer Prämisse aus, die sich aus der Phänomenologie der dokumentierten Phänomene ergibt. Theoriebemühungen müssen der Nicht-Lokalität der Phänomene Rechnung tragen.[31] Anders ausgedrückt: Es muss eine Theorie gefunden

---

30 I. R. Bell/C. M. Baldwin/G. E. Schwartz: „Translating a nonlinear systems theory model for homeopathy into empirical tests" in: Alternative Therapies in Health and Medicine 8 (2002), 58–66.
31 H. Walach: „Magic of signs: a non-local interpretation of homeopathy"

werden, die den Raum und manchmal auch Zeit übergreifenden Eigenschaften der Phänomene gerecht wird.

3.1 Nichtlokalität in der Quantenmechanik

Die Motivation, ein solches Modell überhaupt zu entwickeln, kommt im Wesentlichen aus einem heterogenen Phänomenbefund, der mit Hilfe lokaler Theorien nicht zu erklären ist.

Unter dem Begriff „Nichtlokalität" fassen wir ein Bündel von Phänomenen zusammen, die alle eines gemeinsam haben: Sie lassen sich nicht oder nur sehr schwer mit Hilfe konventionell kausaler Theorien von Kraftübermittlung, Wechselwirkung und Energieaustausch erklären. Ihre Phänomenologie legt nahe, dass über die Distanz hinweg Dinge geschehen, ohne dass dazwischen eine erkennbare Information geflossen, eine nachweisbare Energie ausgetauscht worden wäre oder sonstwie Einfluss stattgefunden hat. Ein solcher Begriff ist in der modernen Wissenschaft unerwünscht. Das Paradebeispiel einer Distanzwirkung, die Gravitation, wird denn auch so erklärt, dass man sich vorstellt, Austauschteilchen, die Gravitonen, würden diese Kraft vermitteln, ähnlich wie Photonen die elektromagnetische Kraft vermitteln. Obwohl die Gravitonen noch nicht handgreiflich nachgewiesen wurden, gehen Physiker in aller Regel davon aus, dass es sie gibt, einfach aufgrund verschiedener theoretischer Überlegungen.

Der vielleicht beste Theoriebestand, den wir in der Naturwissenschaft haben, ist die Quantentheorie. Sie ist bislang in über 300 Experimenten getestet worden und immer haben sich ihre numerischen und qualitativen Voraussagen bestätigt. Ein Grundelement der Quantenmechanik, auf das Erwin Schrödinger bereits 1938 hingewiesen hat, ist das der Nichtlokalität, Verschränkung oder später nach dem von Albert Einstein, Boris Podolsky und Nathan Rosen eingeführ-

---

in: British Homeopathic Journal 89 (2000), 127–140; ders.: „Theory and apory in healing research: Influence versus correlational models" in: Subtle Energies and Energy Medicine 11 (2000), 189–206.

ten Gedankenexperiment EPR-Paradox oder EPR-Korrelation genannt. Damit meint man folgendes: Die Quantenmechanik beschreibt ein System als holistisch, solange keine Messung durchgeführt wurde. Wenn an irgendeiner Stelle des Systems ein Systemelement gemessen wird, dann nehmen alle anderen Elemente des Systems sofort eine bestimmte definierte Eigenschaft, Messgröße oder Qualität an, ohne dass es innerhalb des Systems irgendwelche Kommunikation darüber gibt. Das System ist einfach so definiert. Dies gilt nun für das Gesamtsystem, egal wie weit im Raum oder über die Zeit hinweg ein solches System verteilt ist. Die Nichtlokalität ist also grundlegend für die Beschreibung unserer Welt auf der materiellen Ebene. Solche holistischen Korrelationen zerfallen in der Regel rasch aufgrund der Interaktionen, die ein System mit der Umwelt eingeht. Es ist nicht sonderlich fruchtbar, wenn man diese EPR-Korrelationen im eigentlichen Sinn des Wortes für makroskopische Nichtlokalität verantwortlich machen will. Und dies ist dezidiert *nicht* die Grundlage des hier vorgestellten Ansatzes.

3.2 Generalisierte Verschränkung in der verallgemeinerten Quantenmechanik

Wir haben vielmehr folgende Überlegung weiter gesponnen:[32] Möglicherweise ist die grundlegende Nicht-Lokalität der Materie, wie sie in der quantenmechanischen Beschreibung sichtbar wird, ja nur ein Sonderfall einer viel allgemeineren, grundlegenden Nichtlokalität der Welt. Vielleicht gibt es ja Nichtlokalität auch als *Systemeigenschaft*, also nicht nur als explizit quantenmechanische Eigenschaft. Und vielleicht taucht sie unter analogen und isomorphen Randbedingungen auf, wie sie von der Quantenmechanik für EPR-Korrelationen beschrieben werden. Wir haben deswegen den Formalismus der algebraischen Quantenmechanik verallge-

---

32 H. Atmanspacher/H. Römer/H. Walach: „Weak quantum theory: Complementarity and entanglement in physics and beyond" in: Foundations of Physics 32 (2002), 379–406.

meinert und zu einer möglichst allgemeinen Axiomatik umgestaltet, aus der die Quantenmechanik durch Einführung gewisser Definitionen und Restriktionen leicht wieder gewonnen werden kann. Die erweiterte, von uns als schwache oder verallgemeinerte Quantentheorie publizierte Version, ist als allgemeine systemische Beschreibung gedacht. Sie lässt nun die theoretische Ableitung zu, dass Nichtlokalität oder Verschränkung als Phänomen unter bestimmten Bedingungen zu erwarten ist, die formal genau den Bedingungen entsprechen, unter denen sie auch in der eigentlichen Quantenmechanik zu beobachten ist; wir nennen diese Art der Verschränkung generalisierte Verschränkung:

> Wir erwarten Verschränkung zwischen Elementen eines Systems genau dann, wenn eine globale Observable (= eine messbare oder beobachtbare Größe eines Systems; eine Variable) oder Beschreibung eines Systems und lokale Observable oder Beschreibungen von Teilkomponenten eines Systems zueinander komplementär sind.

Abb. 3 veranschaulicht diese Situation. Lokale Elemente, in diesem Fall durch die Quadrate symbolisiert, seien in ihrer Beschreibung komplementär zu einer Gesamtbeschreibung des Systems (der große Kreis). Dann würden wir Verschrän-

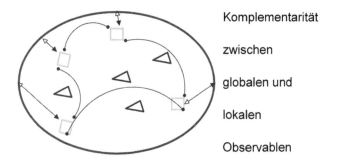

Komplementarität

zwischen

globalen und

lokalen

Observablen

Abbildung 3: Schematische Veranschaulichung von generalisierter Verschränkung: lokale Beschreibungen (Quadrate) seien zur globalen (großer Kreis) komplementär (Pfeile). Dadurch ergibt sich eine Verschränkung all dieser lokalen Elemente (Verbindungsbögen), nicht aber zwischen den anderen Elementen.

kung zwischen den einzelnen Elementen erwarten. Damit wären holistische, nicht-lokale Korrelationen zumindest theoretisch im Rahmen einer verallgemeinerten Theorie unter diesen Bedingungen überall denkbar. Die Bedingungen sind relativ eng umgrenzt. Denn Komplementarität ist nicht einfach ein trivialer Gegensatz, wie hoch und tief, laut und leise. *Komplementarität* bezeichnet *maximal inkompatible Gegensätze*, die eher als orthogonal zu konzipieren sind denn als Endpunkte eines Gegensatzkontinuums.[33] Außerdem wird Komplementarität in der Quantenmechanik immer für Tatbestände verwendet, die zur Beschreibung ein- und derselben Sache notwendig sind, und sich doch gegenseitig ausschließen oder nicht ineinander überführbar sind.[34] Was Komplementarität in der Quantenmechanik bedeutet, ist gut definiert als Nichtvertauschbarkeit von Operatoren. Was es in der Alltagswelt bedeutet, wissen wir weniger genau.

Ein Beispiel von Komplementarität außerhalb der Quantenmechanik könnte z. B. das Gegensatzpaar „Individuum" und „Gemeinschaft" sein, oder „Separiertheit" und „Verbundenheit".[35] Wir könnten etwa einen Organismus in diesem Kontext folgendermaßen beschreiben: Er verbindet lauter einzelne organismische Systemkomponenten zu einem gut koordinierten Ganzen, zu einer „organismischen Gemeinschaft". Insofern würden wir innerhalb des Organismus neben den kausal vermittelten Koordinationsprozessen auch nichtlokal vermittelte Prozesse erwarten. Im Falle der Krankheit würden diese Koordinationsprozesse punktuell oder systemisch versagen, was zu Symptomen Anlass gibt.

---

33 H. Atmanspacher: „Erkenntnistheoretische Aspekte physikalischer Vorstellungen von Ganzheit" in: Zeitschrift für Parapsychologie und Grenzgebiete der Psychologie 38 (1996), 20–45.

34 K. M. Meyer-Abich: Korrespondenz, Individualität und Komplementarität. Wiesbaden 1965.

35 H. Walach: „Generalisierte Quantentheorie: Eine theoretische Basis zum Verständnis transpersonaler Phänomene" in: W. Belschner/L. Hofmann/H. Walach (Hg.): Auf dem Weg zu einer Psychologie des Bewusstseins. Oldenburg: *bis* – Bibliotheks- und Informationssystem der Universität Oldenburg 2003, 13–46.

3.3 Heilen als Beispiel der Nutzung von generalisierter Verschränkung

Wir können aber auch die Dyade Patient-Heiler so rekonstruieren. Beide sind Individuen und innerhalb einer therapeutischen Beziehung entsteht Gemeinschaft, die beide zu einem neuen System verbindet. Je besser dieses System definiert ist, je klarer, etwa durch therapeutische Rituale, die Systemgrenzen nach außen gezogen sind, umso größer wäre die Komplementarität zwischen Verbundenheit und Separiertheit, und wir würden eine generalisierte Form von Verschränkung zwischen dem Patienten und seinem Heiler erwarten. Indem der Heiler nun bei sich selber – im Geiste oder stellvertretend – eine koordinierende Handlung vollführt – sich den Patienten als heil vorstellt, dessen Beschwerden „wegbetet", was auch immer – wäre zu erwarten, dass sich eine koordinierte und entsprechende Veränderung beim Patienten zeigt, die nicht lokal durch Interaktion oder Kraftübertragung vermittelt wird, sondern nicht-lokal. Wie genau dies zu verstehen und auszuformulieren wäre, dies ist sicherlich nicht trivial und bedarf vieler Analyseschritte. Auf jeden Fall würde das hier vorgestellte Modell zumindest theoretisch einen solchen Prozess plausibel machen, zulassen und strukturell mit dem Hauptstrom der Wissenschaft verbinden.

Das ganze Modell ist zum jetzigen Zeitpunkt hypothetisch. Wir haben theoretisch gezeigt, dass es konsistent formulierbar ist. Die theoretische Kraft der Quantenmechanik und ihre intuitive, formale Klarheit ist die Patin unseres Modells und damit auch die Hoffnung, dass das, was an zentraler Stelle in unserem Weltverständnis steht, auch in erweiterter Form sinnvoll ist. Während Verschränktheit von quantenmechanischen Systemen mittlerweile empirisch gut belegt und weit akzeptiert ist und die Basis von spannenden neuen Entwicklungen ist – von Quantencomputern bis hin zu Datenverschlüsselung –[36] steht ein empirischer

---

36 I. Kim/G. Mahler: „Uncertainty rescued: Bohr's complementarity for

Beleg für die generalisierte Form der Verschränktheit aus. Wir sind dabei, einen solchen zu entwickeln.

Inzwischen sollten die Daten, die vorhanden sind, ausreichen, um uns mindestens die Nützlichkeit, wenn schon nicht die Notwendigkeit eines solchen Ansatzes vor Augen zu führen.[37] Wir haben an anderer Stelle argumentiert, dass es mittlerweile einen ausreichenden empirisch-experimentell gut belegten Bestand von Phänomenen gibt, der einen solchen Ansatz rechtfertigt.[38] Zum Abschluss vielleicht noch einmal zurück zur Phänomenologie mit einer aufschlussreichen Geschichte, die illustriert, was ich meine:

Eine Heilerin, die schon seit Kriegsende aktiv ist und einige spektakuläre Einzelfälle dokumentiert hat,[39] weit herum gefragt ist und in einigen von mir beobachteten Einzelfällen erstaunliche Erfolge aufzuweisen hat, hat mir folgenden Fall geschildert: Eine Dame mit verkrüppelten Füßen aufgrund einer Serie von Unfällen, wohl mit Bänderrissen, hatte sie in der Kur zufälligerweise kennen gelernt und eine Behandlung bei ihr begonnen, die sehr gut anschlug. Sie konnte ihre Stöcke weglegen, ihre Gehstrecken nahmen zu, sie wurde mobiler und veränderte sich sehr zum Positiven. Ich hatte bei einem Besuch selbst die Gelegenheit mit dieser Dame zu sprechen und konnte mich persönlich dieser Beschreibung versichern. Interessanterweise hatte sich auch der Fuß in seiner Form verändert, war gerader geworden und weniger ver-

---

composite systems" in: Physics Letters A 269 (2000), 287–292; G. Mahler/J. Gemmer/M. Stollsteimer: „Quantum computer as a thermodynamical machine" in: Superlattices and Microstructures 31 (2002), 75–85.

37 J. Wackermann/C. Seiter/H. Keibel/H. Walach: „Correlations between brain electrical activities of two spatially separated human subjects" in: Neuroscience Letters 336 (2003), 60–64; H. Walach/J. Sherr/R. Schneider/R. Shabi/A. Bond/G. Rieberer: „Homeopathic proving symptoms: result of a local, non-local, or placebo process? A blinded, placebo-controlled pilot study" in: Homeopathy 93 (2004), 179–185.

38 Walach/Schmidt: Repairing Plato's life boat with Ockham's razor.

39 U. Kress: Heilende Hände: Der Heilmagnetismus. Henneg 1986; dies.: Heilmagnetismus: die Wahrheit über das Geistige Heilen; ein Leben für die spirituelle Medizin. Selbstverlag (2001).

krüppelt. Ich fragte die Heilerin, was genau sie denn da mache. Sie sagte, sie stelle sich den Fuß intensiv so vor, wie er sein solle und hätte dabei ein klares Gefühl, „wie es sich gehöre", und genau so werde es dann auch.

4. Eine integrierende Sicht

Heiler haben oft sehr verschiedene, teilweise abstruse Theorien über das, was sie tun oder vermitteln. Viele alternative Heilweisen sitzen ebenfalls auf abenteuerlichen Theoriegebäuden auf. Möglicherweise ist die Endstrecke vieler Theorien und Modelle ganz ähnlich und wird von einer dieser drei von mir skizzierten theoretischen Möglichkeiten vermittelt. Wahrscheinlicher dürfte sein, dass all diese Prozesse zusammenwirken. Denn die Erklärungsmöglichkeiten schließen sich nicht aus, sondern gegenseitig ein.

Jede therapeutische Intervention mobilisiert Selbstheilungsprozesse aufgrund psychologischer Effekte wie wir sie vom Placebo-Effekt her kennen. Möglicherweise nutzen viele therapeutische Interventionen auch die dem Körper inhärente Nicht-Linearität, indem sie mit einem Minimum an gezielter Intervention den Körper zu regulativen Eigenleistungen anregen. Dabei spielt dann weniger die Quantität, also die Dosis oder die vermittelte Energie eine Rolle als die Qualität des Stimulus selber. Genauso wie ein einziges vom Auge aufgenommenes Photon in der Nacht dem verirrten Wanderer den Weg zum rettenden Haus weisen kann, kann eine energetisch minimale, aber informativ kohärente Wechselwirkung mit dem Organismus möglicherweise drastische Effekte produzieren. Und vielleicht wird all dies noch überformt von einer nicht-lokalen, korrelativ vermittelten Veränderung, die wir versucht haben als generalisierte Verschränkung konzeptuell zu fassen. Dieser Ansatz ist zugegebener Maßen sehr neu und spekulativ, steht aber in einer langen Tradition ähnlicher Konzeptionen, angefangen von Gottfried Wilhelm Leibnizens Denkmodell einer prästabilierten Harmonie bis hin zu dem von Carl Gustav Jung und Wolfgang Pauli formulierten Verständnis der Synchronizität als

Prinzip einer akausalen Verbundenheit,[40] die das Kausal-
prinzip ergänzt. Im gleichen Sinne sehen wir generalisierte
Verschränkung weder als Alternative noch als Ersatz für eine
Kausalbeschreibung, sondern als Ergänzung. Möglicherweise wird es einmal theoretisch und konzeptuell gelingen, Kau-
salität und Lokalität, so wie wir sie heute zur Basis unserer
Naturwissenschaften gemacht haben, als Spezialfall einer
weiter gefassten nicht-lokalen Verbundenheit aufzufassen.

---

40 C. G. Jung: „Synchronizität als ein Prinzip akausaler Zusammenhänge"
   in: ders./W. Pauli: Naturerklärung und Psyche. Zürich 1952, 1–107;
   C. A. Meier (Hg.) Wolfgang Pauli und C. G. Jung. Ein Briefwechsel
   1932–1958. Heidelberg 1992.

Energie, Leben und Heilung

MARTIN LAMBECK

1. Vorbemerkung über Medizin und Physik

Viele Verfahren der alternativen Medizin werden mit Aussagen der Physik begründet. Es könnte zunächst erstaunen, dass die Alternativmediziner ihre Aussagen ausgerechnet auf ein so entferntes Gebiet wie die Physik zu stützen versuchen. Genauer betrachtet erweist sich jedoch die Physik als geradezu ideal, um Nichtphysiker zu überzeugen: Einerseits genießt die Physik wegen ihrer großen Erfolge in der Erklärung der Natur und als Grundlage der Technik großes Vertrauen und Glaubwürdigkeit. Andererseits sind ihre Aussagen und die Methoden ihres Kenntnisgewinns für einen Nichtphysiker, für den schon in der Schule die Physik das unbeliebteste Fach war, nicht zu durchschauen. Daher mag ein Nichtphysiker geneigt sein, eine Behauptung nicht nur zu glauben, sondern sogar als wissenschaftlich gesichert anzusehen, wenn sie mit dem Zusatz „Und die moderne Physik sagt das auch" vorgetragen wird. Diese Mischung von Glaubwürdigkeit und Undurchschaubarkeit erscheint mir als der Nebelschleier, hinter dem zahlreiche Alternativmediziner ihre Argumente verbergen.

Die Erfahrung zeigt, dass jeder Heiler spektakuläre Erfolge erzielen kann, gleichgültig welches physikalische Phänomen X er benutzt. Wendet er sein Verfahren an einer großen Zahl von Patienten an, so kann er immer einen Patienten finden, dem es nach der Behandlung viel besser geht und der dann in einer Talkshow als Beweis für die Wirksamkeit des Verfahrens auftreten kann. Der Einwand eines Physikers, dass das Phänomen X gar nicht existiert, wirkt dann nur als kleinliche Besserwisserei.

Ein Verliebter ergreift jede noch so fadenscheinige Begründung, um die Arbeit zu verlassen und bei der Geliebten zu sein. Ebenso genügt jede physikalisch noch so unsinnige Behauptung, um den Patienten zu einem Arzt zu bringen, so dass dessen Persönlichkeit auf den Patienten wirken, durch positive Erwartung die Tendenz zur Selbstheilung verstärken oder auch nur die Zeit bis zur Spontanheilung überbrücken kann. Dennoch erscheint es sinnvoll, die physikalischen Begründungen im Folgenden näher zu untersuchen, um zumindest die Begriffe zu klären.

2. Geist

Ein Lexikon[1] verwendet fünfzig Seiten auf den Begriff „Geist", ohne eine abschließende Definition zu bieten. Klarer erscheint mir die Begriffsbestimmung des Geistes als „Sprach – und Handlungsfähigkeit des Menschen"[2].

Die Physik ist die Lehre von unserer Kenntnis der unbelebten Materie und des leeren Raumes. Als Physiker habe ich mich daher nur mit den dem Geist zugeschriebenen Eigenschaften zu beschäftigen, die mit den heute geltenden Lehren der Physik in Konflikt kommen könnten. Dies sind z. B. die Aussagen, der Geist könne unabhängig vom menschlichen Körper bzw. außerhalb desselben existieren und er könne ohne die heute bekannten physikalischen Kräfte auf Materie, auch auf Menschen, wirken (Geist über der Materie, engl.: mind over matter).

---

1 J. Ritter (Hg.): Historisches Wörterbuch der Philosophie, Basel/Stuttgart 1974.
2 Meyers Kleines Lexikon Philosophie, Mannheim/Wien/Zürich 1987, 156.

3. Energieerhaltung und Unsterblichkeit

In einer Todesanzeige lesen wir:

> „Die Wissenschaft hat festgestellt, dass nichts spurlos verschwinden kann. Die Natur kennt keine Vernichtung, nur Verwandlung. Alles, was Wissenschaft mich lehrte und noch lehrt, stärkt meinen Glauben an eine Fortdauer unserer geistigen Existenz über den Tod hinaus. (Wernher von Braun)"[3]

In einem Nachruf auf die Schauspielerin Evelyn Künneke heißt es:

> „In einem ihrer Lieder erträumte sie das Wiedersehen mit ihrem Vater in einem späteren Leben. Unter sechs Augen, im Neuköllner Theaterfoyer, antwortete sie auf die Frage, ob sie religiös sei: ‚Ich glaube an ein Leben nach dem Tode. Was uns lebendig macht, ist Energie, und die geht nicht verloren.'"[4]

In einem Interview sagt der erfolgreichste deutsche Schriftsteller, Johannes Mario Simmel:

> „Woran glauben Sie noch?" „Ich glaube daran, dass meine Frau Lulu gestorben, aber nicht tot ist. Im zweiten Hauptsatz der Thermodynamik heißt es: Wenn man sich den Kosmos als ein geschlossenes System vorstellt, dann darf nicht das kleinste Stück verloren gehen, aber auch nicht das kleinste Stück dazu kommen. Also muß auch Lulus geistige Energie noch da sein – in mir, um mich. Es gibt also Wunder. Es ist noch nicht 5 vor 12."[5]

3.1 Eigenschaften der Energie

Unser gesamtes Leben hängt davon ab, dass wir Energie kaufen können. Wir kaufen elektrische Energie für den Haushalt. Diese wird durch Elektrizitätszähler gemessen (Einheit Joule, bzw. die größere Einheit Kilowattstunde). Wir kaufen Benzin für das Auto (Einheit Liter) oder Gas für die Heizung (Einheit Kubikmeter). Damit kaufen wir die chemische Energie (Ein-

---

3 Tagesspiegel 2./3. Oktober 2002.
4 Tagesspiegel 29. April 2001.
5 Tagesspiegel 01. Oktober 2000.

heit Joule), die bei der Verbrennung mit Luft frei wird. Ebenso kaufen wir chemische Energie mit der Nahrung. Charakteristisch ist, dass die Menge der Energie mit Geräten gemessen und in bestimmten Einheiten angegeben wird. Dieser Begriff der Energie, der in der Physik und Technik gebräuchlich ist, wurde durch die Forschungen von Robert von Mayer, James Prescott Joule und Hermann von Helmholtz etwa ab 1860 durchgesetzt. Die Umwandlung der verschiedenen und verschieden wertvollen Energieformen (elektrisch, mechanisch, chemisch, thermisch usw.) ineinander ist eine Grundlage der Technik und wird von der Physik perfekt beherrscht. Ich bezeichne daher diesen Begriff als „Energie (P)". Der Ausdruck „kaufen" weist darauf hin, dass wir die gewünschte Energie (P) im Tausch für die von uns selbst geleistete Arbeit erhalten. Die Physik lehrt, dass in einem geschlossenen System die Summe aller Energien (P) erhalten bleibt.

Allein aus der Tatsache, dass für den in anderem Zusammenhang gebrauchten Begriff der Energie weder Messgeräte noch Einheiten genannt werden können, zeigt, dass es sich hierbei um etwas völlig anderes handelt, das mit der Energie (P) nur den Namen, aber nicht die geringste Eigenschaft gemeinsam hat. Es handelt sich hier um eine Worthülse, die von den Anhängern der Lebensenergie ebenso gefüllt wird wie von den Vertretern der Energie „Chi", einer kosmischen Energie des Feng Shui oder der Chakren- und Kundalini-Lehre. Da diese Lehren im weitesten Sinne der Esoterik zuzurechnen sind, nenne ich ihren Energiebegriff „Energie (E)".

In den Lexika und Standardwerken der Physik, Biophysik und Medizin kommt weder Lebensenergie noch eine andere der genannten Energien (E) vor. Die heutige Wissenschaft kennt keine der genannten Energien (E). Man kann grundsätzlich nicht beweisen, dass ein Phänomen X nicht existiert, wenn dessen Eigenschaften nicht bekannt sind. Ich kann also meine auf die heutige Wissenschaft gestützte Vermutung, dass die Energien (E) nicht existieren, nicht beweisen. Ich kann nur feststellen, dass sie auch im Falle ihrer Existenz nichts mit der Energie (P) zu tun haben.

Ein Buch besteht nicht aus Papier und Druckerschwärze, sondern aus Druckerschwärze, die auf dem Papier in Form von Buchstaben angeordnet ist, die ihrerseits zu Wörtern und Sätzen zusammengefügt sind. Erst durch diese Ordnung kann das Buch seinen Zweck erfüllen, Wissen zu vermitteln. Es vermittelt Information. Ebenso besteht jedes Lebewesen aus Atomen, die in einer ganz bestimmten Weise angeordnet sein müssen, damit diese Materie leben kann. In der Physik spricht man von Entropie. Diese ist – vereinfacht gesagt – das Gegenteil von Ordnung bzw. Information, also etwa als Maß für die Unordnung in einem System zu bezeichnen.

Alle Vorgänge in der unbelebten Natur verlaufen von selbst in Richtung zunehmender Entropie, also abnehmender Ordnung. Bringen wir ein Stück Zucker in eine Tasse Kaffee, so haben wir einen Zustand hoher Ordnung: Alle Zuckermoleküle sind in einem Kubikzentimeter konzentriert, der Kaffee ist bitter. Wir haben die Information, dass alle Zuckermoleküle in einem kleinen Raum konzentriert sind. Im Lauf der Zeit löst sich der Zucker auf; der Kaffee wird gleichmäßig süß, weil alle Zuckermoleküle im Kaffee verteilt sind. Die Konzentrationsunterschiede sind verschwunden. Dies geschieht ohne äußere Energie (P)-Zufuhr allein auf Grund der molekularen Bewegung der Wassermoleküle als „passiver Transport". Man hat noch nie gesehen, dass die Ordnung von selbst wieder hergestellt wird, dass also die Zuckermoleküle im Kaffee sich entschließen, sich wieder in einem Stück zu konzentrieren und den Kaffee bitter zurückzulassen. Diese Aussage nennt man den zweiten Hauptsatz der Thermodynamik. Zusammengefasst lehrt die Physik, dass in einem abgeschlossenen System die Summe der Energien (P) erhalten bleibt, während die Entropie zunimmt.

Jede Bewegung erfordert mechanische Energie (P). Aber nur ein Teil der in einem System vorhandenen Energien (P) kann für die Bewegung verwendet werden. Dieser Anteil der Energie (P), der in Bewegung umgesetzt werden kann, wird als „freie" Energie (P) bezeichnet. Diese freie Energie hängt von der Entropie und der Temperatur ab. Der Rest heißt „gebundene" Energie (P) und stellt nur noch eine Wärme-Energie (P) dar.

3.2 Eigenschaften des Lebens

Während in unbelebter Materie die Entropie nur zunehmen kann (Zucker im Kaffee), gibt es in allen Lebewesen auch den umgekehrten Vorgang: Die Materie strömt so, dass Konzentrationsunterschiede entstehen. Dieser Vorgang wird „aktiver Transport" genannt. Dies ist eine notwendige Bedingung für das Leben. Er erfordert Energie (P), die durch die Nahrung aufgebracht werden muss. Im obigen Vergleich gesagt: Der lebende Organismus braucht die Konzentration des Zuckers auf engem Raum. Diese Konzentration gelingt ihm während des Lebens durch aktiven Transport unter Aufwendung von Energie (P). Nach dem Tod beginnt sofort der Abbau der Konzentrationsunterschiede analog zur Auflösung des Zuckers im Kaffee; hierdurch wird die Lebensfähigkeit des Organismus unumkehrbar zerstört. In einem anderen Vergleich gesagt: Das Sterben eines Organismus ist wie das Verbrennen einer Bibliothek: In beiden Fällen bleibt die Materie erhalten, auch die Summe aller Energien(P) bleibt erhalten, aber die hochwertigen Energieformen (wie die mechanische und chemische) verwandeln sich in die geringwertige Wärme; insbesondere geht die Information verloren: Das in den Büchern gespeicherte Wissen ist in der Asche nicht mehr zu lesen.

Jeder Organismus kann nur leben, wenn er ständig Materie und Energie (P) mit der Umgebung austauscht. Daher ist auch die Entropieverminderung im Lebewesen kein Widerspruch zum zweiten Hauptsatz. Das Lebewesen ernährt sich direkt oder indirekt von Pflanzen, die ihre Energie (P) von der Sonne erhalten. Bezieht man diese in die Betrachtung ein, nimmt insgesamt im System Sonne-Lebewesen-Umwelt die Entropie zu.

3.3 Bewertung der Aussagen

Den obigen Zitaten liegt die weit verbreitete Schlussweise zu Grunde: „Leben ist Energie, Energie bleibt erhalten, also ist das Leben (die Seele) unsterblich." Diese wird auch von einigen Sekten zur Begründung einer Seelenwanderung verwendet.

Von Brauns Formulierung „kennt keine Vernichtung" klingt etwas seltsam aus dem Munde eines Mannes, der mit der V2 die stärkste Vernichtungswaffe Deutschlands gebaut hat. Aber auch abgesehen von dieser Tätigkeit: Er hätte wissen müssen, dass es für Ordnung keinen Erhaltungssatz gibt, sondern die Unordnung (Entropie) ständig zunimmt. Simmel verkennt darüber hinaus den zweiten Hauptsatz der Thermodynamik, der das Gegenteil dessen besagt, was Simmel annimmt.

An die Stelle des irreführenden Satzes „Energie ist Leben" setze ich „Leben erfordert Bewegung". Für Bewegung steht nicht die gesamte Energie (P) zur Verfügung, sondern nur der Bruchteil der freien Energie (P). Jeder der obigen Schlüsse von physikalischen Aussagen auf Unsterblichkeit ist somit aus mindestens den folgenden Gründen falsch, wobei bereits jeder einzelne Fehler zur Ungültigkeit des Schlusses führt:

– Er verwechselt Energie (E) mit Energie (P).
– Er wendet den Erhaltungssatz der Energie (P) auf die Energie (E) an, der er nicht zukommt.
– Energie (P) ist nur eine notwendige, aber keine hinreichende Bedingung für Leben.
– Er verkennt die Rolle der verschiedenen Arten der Energie (P).
– Er verkennt die Rolle der Entropie.
– Er verkennt die Bedeutung der freien Energie (P).
– Er verkennt die Bedeutung des Energie (P)- und Materieaustauschs mit der Umgebung.

4. Nah- und Fernwirkung (Heilung)

Alle Wirkungen des täglichen Lebens sind Nahwirkungen: Wir nehmen ein Buch in die Hand, wir nehmen Medizin ein, wir sprechen mit einem Menschen. Das gilt auch für Wirkungen, die psychisch ablaufen, wie z. B. Heilung durch Handauflegen. Auch hierbei wird Information vom Heiler auf den Kranken mittels der in der heutigen Physik bekannten Kräfte übertragen, denn der Patient sieht, hört und fühlt den Heiler. Wie dann die Heilung innerhalb des Kranken durch psychosomatische Wechselwirkung erfolgt, ist Sache der Medizin/Psychologie, liegt also außerhalb meiner Beurteilung. Dies gilt auch für die (sehr seltenen) Heilungserfolge in Wallfahrtsorten wie Lourdes; auch hier kommt der Heilungssuchende in direkten Kontakt mit Statuen, trinkt besonderes Wasser usw. Das Gleiche gilt für das Ölen und die Massage bei Ayurveda.

Etwas vollkommen anderes sind die in der Parapsychologie behaupteten Fernwirkungen (Psychokinese und Fernheilung), die etwa mit dem Satz „Geist über der Materie" begründet werden.

4.1 Psychokinese

Elmar R. Gruber berichtet über Experimente zur Beeinflussung des Kugelfalls („Einfluss der Absicht auf Zufallsprozesse"), die am PEAR (Princeton Engineering Anomalies Research Labor = Princeton – Labor zur Erforschung technischer Anomalien) durchgeführt wurden:[6]

„Die mentale Beeinflussung der Materie: Auch die Erforschung der Psychokinese, des geistigen Einflusses auf materielle Systeme, hat enorme Fortschritte gemacht. Heute ist wissenschaftlich gesichert, dass jeder Mensch von Natur aus über diese Fähigkeit verfügt und damit auf hochempfindliche elektronische Geräte einwirken kann [...] In einem anderen Versuch betrachtet der Operator [...] 19 lange Plexiglasröhren, über denen ein Gitterwerk aus 333 Nylonstäben angebracht ist. Auf Knopfdruck fallen durch eine zentrale Öffnung oberhalb davon 9000 Kunststoffbälle auf das Gewirr von Stäben und werden so zur unberechenbaren ‚mechanischen Zufallskaskade' [...] Nach dem bewährten Protokoll hat der Operator nichts weiter zu tun, als sich in einem Fall zu wünschen, möglichst viele Bälle mögen in den links liegenden, ein anderes Mal, in den rechten Röhren landen, und ein drittes Mal, ‚keine Vorliebe' zu haben. Auch bei

---

6 Esotera, Heft 7 (1998), 52,54.

diesen Geräten zeigen sich die minimalen, aber bedeutsamen Verschiebungen – eindeutiger Hinweis darauf, dass das Bewusstsein einen direkten Einfluss auf die materielle Wirklichkeit ausübt. [. . .] Sie stellt zugleich die wichtige unabhängige experimentelle Untermauerung der Annahme dar, dass es möglich ist, durch ‚Intentionen‘, also zielgerichtete Absichten, direkt auf körperliche Prozesse anderer Personen einzuwirken." Insgesamt zeigen die Ergebnisse des PEAR Labors, dass „die Effekte auf große Distanzen erzielt werden (bis zu mehreren tausend Kilometern)."[7]

Gruber gibt den parapsychologischen Experimenten eine philosophische Deutung:

„Das Cartesianische Weltbild der westlichen Kultur trennt streng zwischen Materie und Geist. Lange Zeit hindurch wurde das Bewusstsein lediglich als Begleiterscheinung (Epiphänomen) der Gehirnaktivität aufgefasst. Erst in den letzten Jahren wandelt sich diese Ansicht allmählich auch unter Neurowissenschaftlern. Man beginnt zu akzeptieren, dass das Bewusstsein auf den eigenen Körper eine verursachende Wirkung ausübt. Langsam scheint sich nun sogar die Überzeugung durchzusetzen, dass es auch über die Grenzen des Körpers hinaus Wirkungen erzielen kann."[8]

Dazu merke ich an, dass hier drei Aussagen miteinander vermischt werden:

a) Descartes hätte eine strenge Trennung von Materie und Geist behauptet. Es wird verkannt, dass dies der Kenntnisstand von 1649 ist, vor dem religiösen Hintergrund Descartes' gesehen werden muss und dass Descartes sehr wohl eine Kopplung von Geist und Materie annahm, nämlich über die Zirbeldrüse.

b) Es wird so getan, als sähe man erst in den letzten Jahren eine Wirkung des Bewusstseins auf den eigenen Körper. Tatsächlich gehören jedoch psychosomatische Erscheinungen zu den ältesten Erfahrungen der Menschheit. Die Frage, durch welchen Mechanismus z. B. Gehirn und Magen gekoppelt sind (Nervenleitung oder Hormone, die

---

7 Esotera, Heft 7 (1998), 58.
8 Esotera, Heft 3 (1998), 29.

durch den gemeinsamen Blutkreislauf geschwemmt werden), ist zwar medizinisch interessant und mag noch nicht bis ins Letzte aufgeklärt sein. Aber die weitere Erforschung dieses Zusammenhangs liegt voll im vorhandenen Weltbild; sie bewirkt keine grundsätzliche Änderung des schulmedizinischen oder physikalischen Weltbildes.

c) Das Bewusstsein kann auch über die Grenzen des Körpers hinaus Wirkungen erzielen.

Während die Aussage b) als große, neuartige Errungenschaft bezeichnet wird, wird c) eher beiläufig und fast als selbstverständliche Konsequenz von b) dargestellt. Tatsächlich würde jedoch eine Wirkung des Bewusstseins außerhalb des Körpers eine Revolution des medizinischen und physikalischen Weltbildes bedeuten. Gruber legt also die Betonung der Neuheit auf den Schritt von a) nach b), ich auf den Schritt von b) nach c).

4.2 Fernheilung

Im Rahmen des Dachverbands Geistiges Heilen (DGH)[9] und der Basler PSI-Tage wurden und werden Forschungen zur Fernheilung durchgeführt.

„Die Veranstalter der Basler ‚Psi-Tage‘ haben nun mit der wissenschaftlichen Studie begonnen, die das umstrittene ‚Fernheilen‘ prüfen soll: Das anscheinend rein ‚geistige‘ Behandeln von abwesenden Patienten über beliebige Entfernungen hinweg. Unter der Aufsicht von zehn Medizinern und Psychologen werden 60 Schwerkranke, bei denen die Schulmedizin seit längerem an Grenzen stößt, seit Mai ein halbes Jahr lang von rund 50 Fernheilern betreut (60 weitere Patienten bilden, zum Vergleich, eine Kontrollgruppe) [...] ‚Die ausgewählten Patienten wurden drei Gruppen zugelost‘, erläutert der Leiter der Studie, Dr. Harald Wiesendanger. ‚Wer zur anonymen Gruppe gehört, wird anhand eines Fotos von jeweils fünf bis sechs Fernheilern betreut, die er nicht kennt und zu denen er im Testzeitraum keinerlei Kontakt hat. Um die Kontaktgruppe kümmert sich ein einzelner Fernhei-

9 www.dgh-ev.de.

ler, den die Versuchspersonen persönlich kennen gelernt haben und gelegentlich aufsuchen. Patienten der Amulettgruppe erhalten einen Gegenstand, der angeblich mit heilender Energie' aufgeladen wurde."[10]

Über die Ergebnisse dieses Versuches aus dem Jahre 1998 ist mir nichts bekannt. Im Jahre 2003 wurde ein neuer Versuch unternommen:

„Von allen geistigen Heilweisen ist das Fernbehandeln, das anscheinende Vermitteln von ‚heilenden Energien' über beliebige Entfernungen hinweg, wohl die ‚mysteriöseste' erläutert der Studienleiter Dr. Harald Wiesendanger, Autor von mehreren Sachbüchern zum Thema und Mitorganisator der Basler ‚Weltkongresse für geistiges Heilen'. Für die konventionelle Medizin ist unfassbar, wie Heilung gelingen soll, wenn ein Kranker von seinem Therapeuten Hunderte von Kilometern entfernt ist, ihm vielleicht niemals begegnete – und womöglich nicht einmal weiß, dass auf Distanz mit ihm gearbeitet wird. In das physikalische Weltbild, das die meisten Ärzte bis heute prägt, passen keine bewusst gelenkten Heilkräfte, die zielgenau, selbst zu anderen Kontinenten hin, einen bestimmten Empfänger erreichen, ohne sich dabei im Geringsten abzuschwächen. Dass Fernheilen wirkt, selbst in vermeintlich aussichtslosen Fällen, soll nun in einem zehnmonatigen Forschungsprojekt dokumentiert werden. Dafür werden Patienten gesucht, die sich von Geistheilern behandeln ließen und fünf Kriterien erfüllen: www.psi-infos.de"[11]

Es gibt einen Vorschlag[12] für ein Fernheilungsexperiment mit 400 Patienten. Das Ergebnis des Experiments bleibt abzuwarten. Ein Erfolg würde die Existenz von Fernwirkung beweisen und damit Physik, Medizin und Philosophie revolutionieren.

---

10 Esotera, Heft 7 (1998), 9.
11 Esotera, Herbst 2003, 109.
12 H. Walach/H. Bösch/E. Haraldsson/A. Marx/H. Tomasson/H. Wiesendanger/G. Lewith: „Efficacy of Distant Healing – a Proposal for a Four-Armed Randomized Study (EUHEALS)" in: Forschende Komplementärmedizin und Klassische Naturheilkunde 9 (2002), 168–176.

4.3 Mein psychophysikalischer Hauptsatz

Demgegenüber formuliere ich als widerlegbare Vermutung meinen psychophysikalischen Hauptsatz, für dessen Begründung und Diskussion ich auf mein Buch „Irrt die Physik? Über alternative Medizin und Esoterik"[13] verweise.

> Kein Mensch kann allein durch Denken (mental) Wirkungen außerhalb des eigenen Körpers hervorbringen oder Informationen aus der Umwelt aufnehmen.

Jeder Besucher eines Liederabends erwartet, dass der Sänger nicht nur seine Gedankenkraft wirken lässt, sondern dass er singt. Wer seine Umgebung beeinflussen will, muss sprechen, singen, Bücher verfassen, Noten schreiben, Bilder malen usw. Wer seine Gedanken im eigenen Kopf behält, kann nicht kommunizieren oder Einfluss nehmen auf seine Umwelt.

Die weit verbreiteten Sätze „Gedanken sind Kräfte" oder „Geist über der Materie" beziehen sich korrekt auf die Vorgänge im eigenen Kopf. Es gibt Menschen, z. B. Martin Luther, Heinrich Heine oder Steven Hawking, die trotz schwerer Krankheiten Großes geleistet haben. Daher kann man sagen, ihr Geist habe über den Körper gesiegt. Das ist aber nur eine Beeinflussung des eigenen Körpers. Johann Wolfgang von Goethe hat Buchstaben auf Papier, Ludwig van Beethoven Noten aufs Papier gesetzt. Die, die erklärtermaßen die Welt verändern wollten und verändert haben – wie Paulus, Karl Marx und Sigmund Freud – haben gesprochen und geschrieben.

Ein einziges, korrekt nachgewiesenes Gegenbeispiel zu meinem Hauptsatz würde diesen widerlegen (falsifizieren) und die Physik und Medizin in ihren Grundfesten erschüttern. Mein psychophysikalischer Hauptsatz bezieht sich nur auf das, wofür die Physik nach ihrem Selbstverständnis allein zuständig ist, nämlich unbelebte Materie und den leeren Raum *außerhalb* des Menschen. Ich sage nichts über die

---

13 M. Lambeck: Irrt die Physik? Über alternative Medizin und Esoterik, München 2003, 31–33 oder: www.skeptiker.de/lambeck/physik.html.

Vorgänge *im* Menschen, wie Gefühle, Liebe, Kunst, Musik, Meditationserfahrungen. Alle Einwände, die sich auf diese Gebiete stützen, treffen mich nicht.

Ich hätte schon viel erreicht, wenn Zeitschriften wie Esotera erkennen würden, wann sich eine Heilung im Bereich innerhalb der Physik abspielt und daher durch Suggestion erklärt werden kann, und wann sie außerhalb der Physik liegt, also eine Veränderung des physikalischen Weltbildes erfordern würde. Diese und viele andere Fragen scheinen mir eine Podiumsdiskussion mit den Esotera-Herausgebern Gert Geisler, Rüdiger Dahlke, den Autoren Ulrich Arndt, Elmar R. Gruber und Vertretern des DGH wert.

5. Welle-Teilchen-Dualismus und Geist

Unter der Überschrift „Neue Technologien ermöglichen Harmonie für Körper und Psyche" berichtet Susanne Längsfeld im Zusammenhang mit einer neuartigen Heilmethode:

> „Insbesondere die Forschung im Zusammenhang mit der Wirkung der Biophotonen auf den menschlichen Organismus weiß mittlerweile um die zentrale Rolle der Information im Gegensatz zu einer direkten stofflichen Einwirkung auf den Organismus, so wie die Schulmedizin sie praktiziert. Als zukunftsweisend kann man deshalb alle Methoden betrachten, die von der grobstofflichen Einwirkung auf den Körper abrücken und sich jener Ebene zuwenden, die das Grenzgebiet vom Stofflichen zum Nichtstofflichen markiert. Dass diese Grenze nicht ganz eindeutig verläuft, kann insbesondere die Quantenphysik belegen, die den Photonen sowohl Wellencharakter als auch Partikeleigenschaften zuschreibt: Photonen scheinen demnach Grenzgänger zwischen Geist und Materie zu sein."[14]

Zur Erklärung parapsychologischer Phänomene wie Telepathie, Hellsehen und Psychokinese erfahren wir:

> „Die Psiforscher Robert Jahn und Brenda Dunne haben jüngst ein auf weitreichenden Analogien zu quantentheoretischen

---

14 Esotera, Heft 10 (2002), 9.

Strukturen beruhendes psychophysikalisches Anomalienmodell konzipiert. Inhaltlich postulieren sie, dass Bewußtsein wie Licht wellen- und teilchenartige Eigenschaften besitzt: Während die Teilchennatur die konventionelle Realität beschreibt, eröffnet die masselose, traditionelle Raum- und Zeitkategorien übersteigende Wellennatur vielfältige Psioptionen."[15]

Der Theologe Helmut Hark führt aus:

> „Doch in der Praxis wurden weiterhin bestimmte Lebensbereiche ‚verteufelt‘, und die Materie wurde im Gegensatz zum Geist gesehen. Nach den Erkenntnissen der neueren Physik, die in ihren Modellvorstellungen annimmt, dass Geist und Materie als die zwei Erscheinungsformen der Einheitswirklichkeit anzusehen sind, wird zunehmend einsichtig, was Menschen in ihren religiösen Träumen und Visionen erfahren, dass nämlich ein dunkles Gottesbild in unserer Seele die Kehrseite ist von unserem lichten Gottesbewußtsein."[16]

In unserer Alltagswelt sind „Teilchen" wie ein Fußball und eine „Welle" wie eine Wasserwelle vollkommen verschiedene Dinge. In der Quantenwelt treten jedoch beide Aspekte gleichzeitig auf: Die Teilchen (Elektronen) haben auch Welleneigenschaften, während den Lichtwellen auch Teilcheneigenschaften zukommen. Seitdem spricht man von einer „Dualität von Welle und Teilchen". Hierbei sind die Eigenschaften beider Phänomene in der Quantentheorie völlig klar und durch die Plancksche Konstante quantitativ festgelegt. Diese Tatsachen sind grundlegend für die heutige Hochtechnologie; für das Alltagsleben haben sie keine Bedeutung.

Es gibt (in manchen Zweigen der Philosophie) einen Gegensatz von Materie und Geist, also das Begriffspaar Materie/Geist. Wenn in der Physik ein Teilchen (Materie) auch Welleneigenschaften hat, dann kann man hier ein Begriffspaar Materie/Welle sehen. Interessierte Kreise haben daraus folgende Gegenüberstellung entwickelt

---

15 Psychologie Heute, Mai 2000, 62.
16 H. Hark: Der Traum als Gottes vergessene Sprache. Olten/Freiburg i. Br. ²1982, 188.

Philosophie:	Materie	Geist
Physik:	Materie	Welle

und geschlossen, der Geist sei der Welle zugeordnet. Dieser Gedanke hat in den Parawissenschaften, aber auch bei zahlreichen seriösen Journalisten und Wissenschaftlern zu den seltsamsten Schlussfolgerung geführt, wie sie in den obigen Zitaten zum Ausdruck kommen.

Solche Argumentation entbehrt aber jeglicher Berechtigung. Vollends unsinnig wird die Verwendung der Materiewellen, wenn damit eine Verbindung zum „Geist" hergestellt werden soll. Die Welleneigenschaften haben nicht das Geringste mit „Geist", also einer Eigenschaft des Menschen zu tun. Ein Elektron ist und bleibt tote Materie. Durch die Wellenmechanik wird die Physik nicht zur Geisteswissenschaft, sondern sie bleibt „materialistisch". Sie eröffnet keine „Psioptionen". Eine Elektronenwelle ist mindestens schon deshalb kein „Geist", weil sie kein Gedächtnis hat. Ein Elektron hat kein Gedächtnis, weder als Teilchen noch als Welle. Auch ein Photon hat kein Gedächtnis, kann also nicht Träger von Geist sein. Die Physik macht über Geist überhaupt keine Aussage.

6. Nullpunktsenergie

Liegt eine Billardkugel auf dem Tisch, so kann sie in völliger Ruhe sein; ihre Bewegungsenergie ist gleich Null. Die Verhältnisse ändern sich jedoch, wenn wir die Massen und Größen immer weiter verkleinern. Hat die Billardkugel nur noch die Masse eines Elektrons und ist diese auf einen Raum von der Größe eines Atoms eingeschränkt, so lehrt die Quantenphysik, dass die Bewegungsenergie des Elektrons nicht mehr Null sein kann. Vielmehr hat ein auf einen kleinen Raum beschränktes Teilchen immer eine gewisse Energie, die als Nullpunktsenergie bezeichnet wird. Dies ist ein reiner Quanteneffekt, der keine Entsprechung in der Alltagswelt besitzt.

Daher hat es nicht an „Erfindern" gefehlt, die diesen Effekt zur Energiegewinnung nutzen wollen. Sie versuchen, einem System diese Energie zu entziehen, um damit eine Maschine anzutreiben. Alle derartigen Versuche sind gescheitert. Sie werden auch in Zukunft scheitern, denn eine Nullpunktsenergie kann man nicht entziehen, sonst wäre es keine Nullpunktsenergie. Könnte man sie entziehen, dann wäre das Teilchen in Ruhe, im Widerspruch zur einer Grundaussage der Quantenphysik. Auch in der Quantenphysik gilt der Energiesatz: Man kann einem System nicht mehr Energie entziehen als man ihm vorher zugeführt hat. Ebenso abwegig ist der von einigen „Erfindern" unternommene Versuch, die Nullpunktsenergie in der Medizin einzusetzen.

7. Tachyonen

Über die erfreulichen Eigenschaften von Tachyonen werden wir ausführlich informiert:

> „Tachyon: Geschenk aus der Zukunft. Was ist Tachyon-Energie? Nach den Erkenntnissen der Physik des 20. Jahrhunderts gibt es eine unbegrenzte intelligente, schöpferische Kraft, die aus ihrem formlosen Zustand alles Existierende durch Verdichtung zu Strukturen und Formen geschaffen hat. Diese Kraft, die alle Lebensprozesse steuert, wird auch Null-Punkt-Energie genannt. Die ersten Energiepartikel, die durch Verdichtung aus ihr entstehen, heißen Tachyonen. Sie sind immer noch schneller als Licht, unbegrenzt vorhanden, haben aber Form. Tachyon-Energie beinhaltet somit die Baupläne allen materiellen Seins. Natürlich auch die des Menschen, wie aller lebenden Organismen und deren Zellen bis hin zur Koordination von deren Stoffwechsel."[17]

Die folgende Werbung verbindet die Tachyonen mit Entropie und dem Bewusstsein:

> „Was ist in Allem vorhanden und ist doch kein Teil davon? Die Wissenschaft nennt es Tachyon. Der Ursprung aller Frequenzen frequenzlos, anti-entropisch, überlichtschnell, omnipresent. [...] Aus seiner Arbeit mit Tachyon entwickelte David Wagner den außergewöhnlichen Bewußtseinsprozeß Quality of One ..., der dem Menschen die Möglichkeit zur Verwirklichung seines Po-

---

17 Esotera, Heft 7 (2002), 12,13.

tentials durch die Anwendung spezieller Techniken in Verbindung mit Tachyon-Energie bietet. Das Ziel dieses Seminars ist die Wiederherstellung und Erhaltung unseres ursprünglichen vertikalen Energieflusses [...] Unsere Tachyonisierten ... Produkte sind frei von jeglicher Ladung, energetischer Aufwertung und Informationen. Sie sind weltweit einzigartig und konkurrenzlos, dauerhaft in ihrer Wirkung und nicht beeinflußbar."[18]

Was sind Tachyonen? Wenn wir bei einem Auto immer mehr „Gas geben", wird es immer schneller. So hatte man in der klassischen Physik (das ist die Physik bis 1900) angenommen, man könne jedem Körper eine beliebig hohe Geschwindigkeit erteilen, wenn man ihm nur genug Energie zuführt.

Nach der Relativitätstheorie (Albert Einstein, 1905) ist dies jedoch nicht der Fall: Mit immer weiter zugeführter Energie lässt sich die Geschwindigkeit nicht beliebig steigern, sondern die Lichtgeschwindigkeit lässt sich nicht überwinden. Die zugeführte Energie dient dann nicht mehr der Geschwindigkeitszunahme, sondern erhöht nur noch die Masse. Wir nähern uns der Lichtgeschwindigkeit „von unten". Diese Voraussage der Relativitätstheorie ist bei allen Anlagen, die Teilchen (z. B. Elektronen) zu hohen Geschwindigkeiten beschleunigen, bestätigt worden.

Gerald Feinberg[19] diskutierte, wie sich Teilchen verhalten würden, die im Gegensatz zu Elektronen keine reale, sondern eine „imaginäre" Masse hätten. Durch den mathematischen Übergang von reellen zu imaginären Zahlen kehren sich alle obigen Verhältnisse um: Teilchen mit imaginärer Masse fliegen immer mit Überlichtgeschwindigkeit. Wenn man ihnen Energie zuführt, werden sie nicht schneller, sondern langsamer. Mit steigender Energiezufuhr nähert man sich der Lichtgeschwindigkeit „von oben", ohne sie erreichen oder gar unterschreiten zu können. Wegen der hohen Geschwindigkeit nannte Feinberg diese hypothetischen Teilchen Tachyonen (vom griechischen Wort für schnell).

---

18 Werbung in Esotera, Heft 7 (2002), 83.
19 G. Feinberg: „Possibility of Faster-Than-Light Particles" in: Physical Review, Bd. 159, Nr. 5 (1967), 1089–1105.

Selbstverständlich wurde nach diesen Teilchen intensiv gesucht, da ein experimenteller Existenznachweis Feinberg und dem Entdecker den Nobelpreis eingebracht hätte. Unter diesem Ansporn haben zahlreiche Forscher gesucht. Doch konnte in fast 40 Jahren kein einziges Tachyon gefunden werden. Auch die neueste zusammenfassende Darstellung kommt zu dem Schluss: „So ist die Suche nach Tachyonen bisher vergeblich gewesen."[20]

Somit ist bis jetzt anzunehmen, dass der mathematischen Möglichkeit der imaginären Masse keine physikalische Realität entspricht. Daher erscheint es als eine interessante Frage, auf welche Weise die Autoren der obigen Texte zu ihren Kenntnisse gekommen sind und wie sie die Tachyonisierung ihrer Produkte durchführen.

8. Biophotonen

Jedes Glühwürmchen zeigt, dass bei Lebensvorgängen Licht emittiert werden kann. Über diese bekannte Tatsache hinaus behauptet Fritz-Albert Popp[21] seit etwa dreißig Jahren, dass ganz allgemein biologische Prozesse, also auch die Lebensvorgänge im Menschen, Photonen emittieren. Diese sollen in benachbarten Gebieten Lebensprozesse, unter anderem die Krebsentstehung, beeinflussen. Außerdem sollen die Photonen untereinander kohärent sein, also wie bei einem Laser im Gleichtakt schwingen. In heutigen Standardwerken der Physik, Biophysik und Medizin kommen Biophotonen nicht vor.

Der Orthopäde und Sportmediziner Herbert Körner hat nach eigenen Angaben[22] 20000 Patienten unter Heranziehung der von Popp entwickelten Verfahren orthopädisch behandelt bzw. von Schmerzen befreit. Diese Aussagen auf den Gebieten der Biologie und Medizin kann ich als Physiker nicht bewerten, sondern warte die weitere Forschung ab.

---

20 H. Goenner: Spezielle Relativitätstheorie und die klassische Feldtheorie. Heidelberg 2004, 61.
21 www.biophotonen-online.de.
22 www.atlasmedizin.de/frames/home.htm.

9. Wasserbelebung und Forschungsvorschlag

In der alternativen Medizin spielt das Wasser eine große Rolle. Ihm wird die Eigenschaft zugeschrieben, ein Gedächtnis zu haben. Es soll auch „belebt", „energetisiert", „dynamisiert" oder „aktiviert" werden können. Der heutigen Physik sind derartige Vorgänge nicht bekannt. Deshalb empfehle ich folgenden Test[23]: Nach Aussage der Hersteller ist das belebte Wasser „rechtsdrehend", d. h. der Pendel vollführt über dem belebten Wasser eine Rechtsdrehung. Also nehme man 10 Tassen und fülle 9 mit Leitungswasser, eine mit dem belebten. Der Pendler hat im Doppelblindversuch das belebte Wasser zu finden. Die Person, die die Tassen gefüllt hat, darf beim Versuch nicht anwesend sein. Der Versuch ist dreimal durchzuführen, wobei die Tasse, in die das belebte Wasser gefüllt wird, vorher nach einem Zufallsprogramm zu ermitteln ist. Gelingen dem Pendler drei Treffer nacheinander, wäre dies für Physik, Chemie und Medizin eine enorme Herausforderung.

10. Zusammenfassung

Im Zusammenhang mit Leben und Heilung kommt es auf eine genaue Definition des Energiebegriffs an. Es muss zwischen dem Energiebegriff, wie er in Physik und Technik verwendet wird und dem im übrigen Sprachgebrauch unterschieden werden. Nur auf den ersteren treffen physikalische Sätze wie der Energieerhaltungssatz zu. Insbesondere kann nicht nach dem viel verwendeten Satz „Energie ist Leben" auf die Unsterblichkeit der menschlichen Seele geschlossen werden.

An die Stelle des unzutreffenden Satzes „Energie ist Leben" setze ich die Aussage „Leben erfordert Bewegung". Für die Bewegung steht nur ein kleiner Teil der Energie (die freie Energie) zur Verfügung. Leben erfordert darüber hinaus ei-

---

23 Lambeck: Irrt die Physik?, 48.

nen ständigen Energie-, Materie- und Informationsaustausch mit der Umgebung.

Heilung ist eine Einwirkung auf das Leben eines Menschen, also denselben Bedingungen wie das Leben selbst unterworfen. Die Heilung eines Kranken erfordert daher mindestens eine Informationsübertragung vom Heiler zum Kranken im Rahmen der heute bekannten physikalischen Kräfte durch Sehen, Hören oder Fühlen. Nach den Aussagen der Physik und in Übereinstimmung mit allen bisher gesammelten Erfahrungen kann kein Mensch allein durch Denken Wirkungen außerhalb des eigenen Körpers hervorbringen. Daher ist eine Fernheilung allein durch Denken (Geistheilung) ausgeschlossen.

Geistiges Heilen als Lebenshilfe zwischen Therapie und Spiritualität

Religionskulturelle Orientierungen

BERNHARD WOLF

1. „Geistiges Heilen" – *eine religionskulturelle Problemanzeige*

Vor einiger Zeit eröffnete in Bayreuth ein neues „Institut für unkonventionelle Lebenshilfe" und warb mit einem breiten Angebotssortiment: „Wir bieten Ihnen: Energiearbeit, auch Bioenergotherapie, Hellsehen, Jenseitskontakte, Reinkarnation, Wahrsagen, Geistheilung, Parapsychologie, tibetanische Energiemassage, Reiki ..."[1] Zur gleichen Zeit bereiste ein auf den Philippinen lebender deutscher „Heiler" die Region. Er pries seine Tätigkeit folgendermaßen an:

> „Ich bin Geistheiler mit übernatürlichen Heilkräften. Seit 1986 behandele ich durch Handauflegen Menschen mit langjährigen, unheilbaren, organischen Beschwerden und Schmerzen aller Art [...] Ich besuche Gruppen von Patienten in mehreren Ländern in ihrem Ort [...] Mein besonderes Anliegen ist es, in Krankenhäusern unter ärztlicher Regie Babies und Kinder durch Handauflegen heilen zu dürfen, Honorar nur bei Erfolg. Meine Anträge und Bitten wurden in mehreren Ländern, (auch beim Bundesministerium für Gesundheit der BRD und bei den Zentralen der gesetzlichen Krankenkassen der BRD) nur vermauschelt. Zu strafrechtlichen Aspekten schweigen diverse Staatsanwaltschaften ..."[2]

Immer wieder auch bietet die „Medizinisch-Wissenschaftliche Fachgruppe" des Bruno-Gröning-Freundeskreises Infor-

---

1 Annonce im Nordbayerischen Kurier, 19.10.02.
2 C. R. v. Hertzberg, Eigenwerbung.

mationsvorträge über „Geistiges Heilen" in der Region an. Die Gröning-Freundeskreise nennen sich nach dem wohl bekanntesten Geistheiler der Nachkriegszeit, Bruno Gröning (1906–1959).[3] Diese wenigen Beispiele bereits führen mitten hinein in das unübersichtliche Problemfeld des so genannten „Geistigen Heilens". Nicht nur wird deutlich: Diese Angebote haben ihre je eigene Prägung. Sie verorten sich in unterschiedlichen Kontexten und organisatorischen Strukturen. Sie haben verschiedene weltanschauliche und religiöse Hintergründe. Und nicht zuletzt werfen sie Fragen nach ihrer Seriosität auf. Vor allem jedoch sind sie ein Signal dafür, dass das Phänomen „Geistheilen" zunehmend einen Platz im öffentlichen Bewusstsein beansprucht.

Noch in den 1980er Jahren fuhren deutsche Patienten scharenweise in die Niederlande, um sich dort in der Praxis einer europaweit bekannten Magnetiseur-Familie behandeln zu lassen.[4] Ein Bericht der niederländischen Kommission für Alternative Heilweisen nannte für das Jahr 1981 1.755.000 Patientenkontakte zu unterschiedlichsten Geistheilern. Eine Untersuchung von 1986 sprach bereits von zwölf Millionen solcher Kontakte jährlich.[5] Entsprechende Zahlen für Deutschland am Beginn des dritten Jahrtausends fehlen, aber zu vermuten ist eine ähnliche Entwicklung in den letzten Jahren. Laut Umfragen würden sich immerhin 65 % aller Erwachsenen notfalls einem medizinischen Laien mit besonderen Heilkräften anvertrauen, wenn Ärzte nicht mehr weiter wissen.

Deutlich erkennbar gewinnt jedenfalls spätestens seit Beginn der 1990er Jahre das Geistheilen auch in Deutschland an Akzeptanz. Inzwischen werden Geistheiler in eigenen

---

3 Der Wahrnehmung aller rechtlichen und geschäftlichen Belange der Freundkreise dient ein gemeinnütziger Trägerverein, der „Kreis für geistige Lebenshilfe e. V.", Hennef/Sieg. Selbstdarstellung unter www.bruno-groening.org, Kritisches Material unter www.relinfo.ch.

4 R. Jütte: Geschichte der Alternativen Medizin. Von der Volksmedizin zu den unkonventionellen Therapien von heute, München 1996, 103.

5 Nach G. Friesen: „Het genezend evenwicht: het fenomeen paranormale geneeswijze" in: Religeuze Bewegingen in Nederland 27, Amsterdam 1993, 1–24.

Guide-Books mit Adressen und Kontaktstellen vorgestellt, ebenso Schulmediziner, die für Geistiges Heilen offen sind,[6] und Ratgeber bieten bei der Suche nach Heilern Hilfe an.[7] In Fernsehserien wie „Fliege" begegnet das Thema inzwischen fast täglich. Durch die Berichterstattung der Medien gewannen Heiler wie Tom Johanson, Papa Elie, Dr. Elie Lasch, Christos Drossinakis, Valeriu Borgos und andere erst Prominenz. Früh schon nutzten Geistheiler auch die Möglichkeit, durch Zeitschriften wie „Esotera" auch in Deutschland regelmäßig auf ihre Behandlungen aufmerksam zu machen.[8] Die Organisationsform von Verbänden soll dem Geistigen Heilen endgültig breite gesellschaftliche Anerkennung und einen entsprechenden rechtlichen Status zu verschaffen.

Zunächst waren viele Heiler in der „Gesellschaft für geistige Entfaltung e. V." organisiert, dem deutschen Pendant zu dem in der englischen Kleinstadt Burrow Leas ansässigen „Center for Spiritual Healing", das von dem 1976 verstorbenen britischen Heiler Harry Edwards gegründet wurde. Heute ist es der 1995 von Harald Wiesendanger ins Leben gerufene „Dachverband für Geistiges Heilen (DGH)", dem die Mehrzahl der deutschen Geistheiler[9] und eine Reihe von Heilungsorganisationen und -verbänden angehören. Der Psychologe und Journalist Wiesendanger ist zwar inzwischen nicht mehr Vorsitzender des DGH, spielt aber nach wie vor eine Schlüsselrolle bei dem Versuch, Geistigem Heilen einen anerkannten Platz in der Gesellschaft zu sichern. So bietet er seit 1992 eine ständig aktualisierte „Heiler-Datenbank" für Patienten und Therapeuten an, die über 500 Heiler aus Deutschland, Österreich und der Schweiz vorstellt.[10] Daneben unterhält er das derzeit umfangreichste In-

---

6 Vgl. z. B. R. Sebastian: Die neuen Heiler. Wo Kranke wirklich Hilfe finden, München [4]2000; A. Höhne: Geistheiler heute. Ihre Methoden – ihre Erfolge, Freiburg i. Br. 1991.

7 Z. B. H. Wiesendanger: Geistheiler – Der Ratgeber, Schönbrunn [3]2004.

8 1998 erschien das Esotera-Themaheft „Der Geist heilt. Dem Wunder auf der Spur", im Jahr 2000 CONNECTION special „Liebe heilt".

9 Die Zahlen schwanken zwischen 7000 und 10 000.

10 H. Wiesendanger: Auswege – wo Kranke geistige Hilfe finden (www.psi-infos.de).

formationsangebot zum Phänomen Geistigen Heilens im deutschsprachigen Internet. Hier finden sich mehr als 1000 Fallbeispiele zu 400 verschiedenen Diagnosen.[11] Außerdem organisiert er die Baseler „Weltkongresse für Geistiges Heilen" – der letzte fand im Jahr 2004 statt – und gibt in seinem Verlag die Zeitschrift „Der Heiler" heraus, die seit 1996 erscheint. In seinem jüngsten Buch „Wie Jesus heilen"[12] versucht Wiesendanger, die Heilerbewegung und die großen Kirchen miteinander ins Gespräch zu bringen.

Die skizzierte Entwicklung, in der sich eine zunehmende gesellschaftliche Akzeptanz des so genannten Geistigen Heilens abzeichnet, ist auch – Wiesendangers jüngstes Buch ist dafür ein Symptom – eine religionskulturelle Problemanzeige. Aber lässt sich der Ort, den das Phänomen „Geistheilung" im Kontext der religionskulturellen Gegenwartslage einnimmt, genauer bestimmen? Nimmt man das von der „Evangelischen Zentralstelle für Weltanschauungsfragen" (EZW) in Berlin herausgegebene „Panorama der neuen Religiosität" zur Hand – einen Band von 672 Seiten –, so findet sich das Stichwort „Geistheiler, Geistheilung" überraschenderweise lediglich dreimal. Dabei werden Geistheiler – auch dies durchaus eine Überraschung – nicht der modernen „Therapieszene" zugeordnet, sondern erscheinen im Kontext moderner „esoterischer Religiosität", eher zögerlich als eine Art Appendix und „nur wegen ihrer Bedeutung für den Gesundheitsfaktor". Eigentlich, so liest man, gehörten die meisten von ihnen „in den Kontext des Spiritismus", denn Geistheiler seien weniger Geist-Heiler im Sinne von „Heilung durch den Geist" als vielmehr Geister-Heiler im Sinne von Heilung mithilfe von Geistern, die von dem Heiler Besitz ergreifen oder als deren „Kanal" sich der Heiler bei der Weitergabe des „Heilstroms" begreift.[13] Andererseits werden Be-

11 Wiesendanger, www.psi-infos.de.

12 H. Wiesendanger (Hg.): Wie Jesus heilen. Geistiges Heilen: ein Akt christlicher Nächstenliebe, Schönbrunn 2004.

13 H.-J. Ruppert: „Suche nach Erkenntnis und Erleuchtung – moderne esoterische Religiosität" in: R. Hempelmann et al. (Hg.): Panorama der neuen Religiosität. Sinnsuche und Heilsversprechen zu Beginn des 21. Jahrhunderts, Gütersloh 2001, 246.

rührungen zur christlichen Pfingstbewegung und charismatischen Bewegung festgestellt: „Hier wie dort überlässt man
den Bereich von Krankheit und Heilung nicht den Ärzten
allein und macht entsprechende Erfahrungen mit Geistheilung und Kraftübertragung".[14] Das Phänomen „Geistheilung" scheint also einer klaren religionskulturellen Ein- und
Zuordnung Schwierigkeiten zu bereiten.

Im Folgenden soll deshalb der Versuch einer Orientierung
unternommen werden. Im gesetzten knappen Rahmen kann
dies freilich nur skizzenartig und thesenhaft erfolgen. Zunächst ist das Phänomen näher zu beschreiben. Dann soll
nach Grundlagen und Hintergründen gefragt werden. Und
schließlich soll eine religionskulturelle Ortsbestimmung unternommen werden. Dabei wird das Spannungsfeld von
Therapie, Spiritualität und Lebenshilfe besonders in den
Blick kommen.

2. Das Spektrum Geistigen Heilens

Fragt man danach, wie man sich „Geistiges Heilen" eigentlich vorzustellen habe, so findet man in den Comics von
Walt Disney eine klare Antwort. Da wird Donald Duck gezeigt, der eine Beule auf der Stirn seines Neffen Track weg-
zaubern will. Blitze dringen aus seinen Fingerspitzen, dringen mit einem „Bsssss" durch die Kopfhaut, und schon
schwillt die Beule ab. Der Comic zeichnet ein weit verbrei-
tetes Bild: Ein Heiler, so scheint es, kuriert Kranke, indem er
sie bestrahlt.[15] Zwar entspricht dies durchaus dem Selbstbild
manchen Heilers, hat aber mit der Realität zunächst nur insofern zu tun, als es sich um ein gängiges Klischee handelt.
Die Realität ist wesentlich komplexer. Sucht man in einem
einschlägigen englischsprachigen Lexikon nach einer Beschreibung des Phänomens, so findet man unter dem Begriff
„Healing, faith and psychic" Folgendes:

---

14 Hempelmann: Panorama der neuen Religiosität, 411.
15 So H. Wiesendanger (Hg.): Geistiges Heilen für eine neue Zeit. Vom
„Wunderheilen" zur ganzheitlichen Medizin, München 1999, 14.

„Die Behandlung von Krankheit ohne ein bekanntes physisches heilendes Agens, normalerweise durch ein Individuum, das als Vermittler für heilende Energie aus einer höheren Kraftquelle fungiert. Heilungen dieser Art werden ganz unterschiedlich bezeichnet, so z. B. als Fernheilung, Paranormales Heilen, Geistiges Heilen, Magnetisches Heilen, New Thought Heilen, Mentales Heilen etc., Begriffe, die nicht notwendigerweise austauschbar sind. Angewandt wird ein weites Feld von Techniken, darunter Gebet; das Anrufen der Hilfe Gottes, von Gottheiten, Geistern oder verstorbener Ahnen; die Anwendung magischer oder gesegneter Medikamente; die Projektion des Willens (sogar über große Entfernung); und das Auflegen der Hände."[16]

Im Deutschen hat sich der Begriff „Geistiges Heilen" bzw. „Geistheilen" etabliert. Was sich bei näherem Zusehen öffnet, ist ein so weites Feld von Phänomenen und Methoden, dass gesagt werden konnte: „Geistiges Heilen" sei

„ein Oberbegriff für eine Vielzahl von Verfahren, die beinahe nichts verbindet – bis auf eine einzige Gemeinsamkeit: Die bloße Intention zu heilen, reicht offenbar häufig aus, Leiden entgegen ärztlichen Prognosen zu lindern oder gar zu beseitigen; dabei werden keinerlei therapeutische Mittel eingesetzt, die nach gegenwärtigem medizinischem Erkenntnisstand wirksam sein könnten. Was heilt, scheint purer ‚Geist'."[17]

Wiesendanger beschreibt das Feld summarisch folgendermaßen:[18]

„(1) Am weitesten verbreitet ist das *Handauflegen*. Der Heiler bringt dabei die Innenflächen seiner geöffneten Hände für einige Zeit in die unmittelbare Nähe des Behandelten. Dieser Gebärde kann ein ganz unterschiedlicher Sinn beigemessen werden. Entweder soll sie „Heilströme" in den Körper leiten oder „krank machende Energien" aus dem Körper „herausziehen" oder den gestörten „Energiefluss" im Patienten von Disharmonien und „Blockaden" befreien. Die Hände spielen die Hauptrolle auch

---

16 R. E. Guiley (Hg.): Harper's Encyclopedia of Mystical & Paranormal Experience, San Francisco 1991, 255 (Übersetzung B. W.).
17 H. Wiesendanger: Das große Buch vom geistigen Heilen. Die umfassende Darstellung sämtlicher Methoden, Krankheiten auf geistigem Wege zu erkennen und zu behandeln, Bern/München ⁴2003, 13.
18 Wiesendanger: Das große Buch vom geistigen Heilen, 13ff.

beim so genannten Magnetischen Heilen (Mesmerisieren, Magnetopathie) im Anschluss an den österreichischen Arzt Franz Anton Mesmer (1734–1815), womit das Bestreichen bestimmter Körperpartien in geringem Abstand gemeint ist. Handauflegung erfolgt auch bei der „Heilenden Berührung" (Therapeutic Touch), die von der ehemaligen Krankenschwester und späteren Ärztin Dolores Krieger entdeckt wurde, beim aus China stammenden Chi Gong, beim angeblich in Japan entwickelten Reiki und bei der hinduistisch inspirierten Chakra-Therapie.

(2) Keine Rolle spielen die Hände bei der *Fernheilung*, wobei Heiler und Patient räumlich getrennt sind und oft eine große Entfernung zwischen ihnen liegt. Für die Übertragung von Energie genügen den meisten Heilern Name und Adresse des Kranken, ein Foto oder ein ihm gehörender Gegenstand.

(3) Bei *Gruppenheilungen* sollen sich in einem größeren Kreis von Menschen deren Heilkräfte vereinigen und verstärken.

(4) Beim *Gebetsheilen* wird die Hilfe Gottes in Fürbitte für Kranke angerufen.

(5) Auch besonderen *Kraftorten* wird heilende Wirkung zugeschrieben.

(6) Manche Heiler sind der Überzeugung, bei ihrem Behandeln medial aus der Geisterwelt geführt zu werden. Zu diesem *medialen Heilen* zählt auch die *Geist-Chirurgie*, die besonders auf den Philippinen und in Brasilien verbreitet ist.

(7) Beim *Exorzismus* werden dem Kranken vermutete „Fremdenergien" ausgetrieben, von denen er „besessen" sein soll. Diese werden als Verursacher seines Leidens näher bestimmt als Teufel, Dämonen, Totengeister, Einflüsse schwarzer Magie oder auch böswilliger, „negativer" Gedanken anderer, die sich angeblich in Menschen festsetzen und Krankheiten auslösen können.

(8) Im *Schamanismus* verlässt die Seele des Heilers im Ekstasezustand den Körper und geht auf „Jenseitsreise" oder wird von Geistern in Besitz genommen. Aus diesen Erkenntnisquellen wird angeblich die Macht geschöpft, jegliche Erkrankung zu erkennen und zu heilen.

(9) Beim *Heilen mit Fetischen* werden eigentlich „leblose" Gegenstände als (Über-)Träger von Heilenergien eingesetzt: Tücher, Wasser, Öl, Steine etc. Die Rolle des Heilers beschränkt sich dann darauf, diese Gegenstände „energetisch" aufzuladen.

(10) Das so genannte *Besprechen*, bei dem Menschen von hartnäckigen Warzen und Flechten, Allergien und Migräne, Gicht und Gürtelrose erlöst werden, beruht auf der Überzeugung, dass bloße Worte magische Heilkraft besitzen können."

Die Überfülle an Formen und Methoden ist deutlich. Sie in den Griff zu bekommen und zu systematisieren, ist nicht einfach. In der Regel werden drei Grundformen unterschieden: Heilung durch Handauflegen bzw. „Magnetisieren", gelegentlich auch als „Kontaktheilung"[19] zusammengefasst; Fernheilung sowie Geistchirurgie.[20] Stellt man in Rechnung, dass bei Fernheilung ebenfalls eine wie auch immer geartete Kontaktaufnahme zwischen Heilern und Kranken angenommen wird, so legt sich die Unterscheidung zweier Kategorien nahe, die sich durch die Opposition Nah – Fern ergeben:

1) Nahkontaktheilung
   - Mittels Berührung durch Handauflegen
   - Ohne Berührung
   - Durch paranormalen chirurgischen Eingriff
2) Fernkontaktheilung
   - Mittels Telefon o. ä.
   - Mittels bestimmter Objekte (Fotos, Briefe etc.)
   - Ohne Vermittlung von Objekten

3. Grundannahmen und Konzepte

3.1 Grundannahmen

Ungeachtet der unterschiedlichsten Auffassungen und Deutungen des Geistheilungsphänomens, die sich bei Heilern finden, lassen sich einige gemeinsame Grundannahmen ausmachen:

1) Die wohl wichtigste Gemeinsamkeit ist ein *holistisches Weltbild*. Demnach stehen die verschiedensten Lebensformen (Menschen, Tiere, Pflanzen, auch Mineralien) miteinander in Verbindung und streben nach Harmonie. Will der Mensch gesund bleiben, muss er nach Harmonie der

---

19 A. Young: Das ist Geistheilung. Ein Leitfaden für alle, die heilen und geheilt werden wollen, Freiburg i. Br. ²1999, 27ff.

20 So etwa bei Friesen: Het genezend evenwicht: het fenomeen paranormale geneeswijze.

Lebensenergien innerhalb und außerhalb des Körpers streben.

2) Die Bedeutung des *Harmonisierens*: Der Geistheiler versucht ein Gleichgewicht herzustellen zwischen Mikrokosmos (dem Menschen) und Makrokosmos (seiner Umwelt). Nicht nur die Harmonisierung von Körper und Geist wird angestrebt, sondern auch die Harmonie zwischen Mensch und Kosmos.

3) Die Bedeutung des *Sich-Einfühlens*. Ein Heiler muss ein Gespür für das Leid eines anderen haben und sich gerufen fühlen, dieses aufzuheben bzw. zu lindern, wenngleich er sich nicht persönlich betroffen zu fühlen braucht.

4) Geistiges Heilen wird letztendlich von einem *„göttlichen"* *Prinzip* bewirkt. Die Heilenergie stammt von einer Wesenheit, die den ganzen Kosmos geschaffen hat und erhält.

5) Bei der Heilung erfolgt eine *Energieübertragung* vom Heiler auf den Patienten. Diese Energie kommt nicht aus dem Heiler selbst. Die meisten Heiler jedenfalls sehen sich lediglich als Vermittler, Instrument bzw. „Kanal".

6) Im Prinzip besitzt jeder Mensch die Fähigkeit zu heilen, aber nicht jeder ist dazu berufen. Heiler sehen sich als Menschen, die *besonders berufen* sind (durch Gott, die „Geister" oder eine innere Stimme).[21]

3.2 Konzepte

Trotz gemeinsamer Grundannahmen lassen sich – quasi idealtypisch – fünf sehr unterschiedliche Konzepte Geistigen Heilens unterscheiden, wobei es freilich in Theorie und Praxis Überschneidungen gibt.

---

21 Zusammenstellung nach Friesen: Het genezend evenwicht: het fenomeen paranormale geneeswijze, 13f.

3.2.1 Geistheilung als Psi-Heilen

Hier wird der Geistheilungsbegriff entweder spiritistisch oder parapsychologisch gefasst. Im angelsächsischen Sprachgebrauch wird von „psychic healing" gesprochen, im Niederländischen von „paranormalem Heilen". Der spektakulärste Fall im spiritistischen Kontext ist wohl der des brasilianischen Heilers Ze Arrigo, der 1971 durch einen Verkehrsunfall ums Leben kam. Arrigo, der ohne jede höhere Bildung war, diagnostizierte in Minutenschnelle, verordnete Medikamente und operierte gelegentlich sogar ohne Betäubung mit Taschenmessern, Scheren etc. Seine paranormalen Kräfte schrieb er der Gegenwart einer Stimme in seinem rechten Ohr zu, der Stimme seines „spirit guide" namens Dr. Adolfo Fritz, eines deutschen Arztes, der angeblich im Ersten Weltkrieg ums Leben gekommen sei. Andere Heiler empfangen über spiritistische Medien oder auf Tonbändern und anderen Datenträgern „jenseitige" Hinweise auf Ursache und Behandlung von Beschwerden. Der Harvard-Mediziner Andrew Weil, der ein sehr kenntnisreiches Buch über das Verhältnis zwischen konventioneller und alternativer Medizin geschrieben hat, lässt angesichts des Falles Arrigo Ratlosigkeit erkennen, ist gegenüber anderen Geist-Chirurgen jedoch mehr als skeptisch und vermutet in ihnen Künstler mit Taschenspielerfertigkeiten, die unter Bedingungen praktizieren, die eine genaue Beobachtung und Interpretation des Wahrgenommenen unmöglich machen.[22] In Deutschland begegnet die Geist-Chirurgie vor allem bei philippinischen Wunderheilern, die als Wanderheiler unterwegs sind und in der Regel in privatem Rahmen praktizieren.

Einige Geistheiler behandeln nicht nur, sie stellen auch außersinnliche Diagnosen. Manche scheinen ihre Patienten wie mit Röntgenaugen zu durchleuchten und behaupten, erkrankte Organe auch im Frühstadium wahrzunehmen, an-

---

22 A. Weil: Health & Healing, London 1996, 179: „Most psychic surgeons are sleight-of-hand artists who perform at night, by candlelight, with much distraction, in conditions that defy careful observation or interpretation of perceptions."

dere sehen den Körper von einer „Aura" umgeben und schließen aus deren Beschaffenheit auf Krankheiten und deren Ursachen. Andere haben zwar keine visuellen Eindrücke von der Aura, können diese aber angeblich mit den Händen ertasten, spüren dabei oft ein Kribbeln, Wärme oder Kälte und ziehen daraus diagnostische Schlüsse.

Derartige Fähigkeiten untersucht die Parapsychologie seit über einem Jahrhundert und fasst sie unter dem Oberbegriff „Psi" zusammen: Dazu gehören Telepathie, hellsichtige Wahrnehmung (= ohne entsprechende sensorische Hinweise), Psychokinese (= Einwirkung des Geistes auf Materie) und Präkognition. Geistheilen im Sinne von Psi-Heilen definiert der amerikanische Arzt Daniel Benor deshalb als „absichtliche Einflussnahme einer oder mehrerer Personen auf ein anderes lebendes System, ohne dazu irgendwelche bekannten physischen Mittel der Intervention einzusetzen."[23]

3.2.2 Geistheilung als Energiearbeit

Die meisten Heiler gehen jedoch davon aus, dass sie bei ihren Behandlungen mit „Energien" arbeiten. Sie lassen „Energie fließen", sie „übertragen Energie", sie „arbeiten am Energiekörper" oder „gleichen die Energie aus". Zentral ist der Energiebegriff bei vielen Methoden Geistigen Heilens wie Reiki, Qi Gong, Therapeutic Touch, Touch for Health, Pranic Healing, Radionik und vielen mehr oder weniger verwandten Methoden. Beim Energiekonzept im Zusammenhang mit Geistigem Heilen lassen sich verschiedene Entwicklungslinien verfolgen.

Eine Linie ist untrennbar mit den Namen Paracelsus (1493–1541) und Franz Anton Mesmer (1734–1815) verbunden. Paracelsus hatte bereits eine Auffassung von Krankheit und Gesundheit entwickelt, für welche die Annahme einer alles durchdringenden Lebenskraft zentral war. Er nannte diese Kraft bzw. Energie „Archaeus". Dieser war für ihn allerdings

---

23 D. Benor: „Geistiges Heilen erforschen. Ein Überblick" in: Wiesendanger: Geistiges Heilen für eine neue Zeit, 90.

nichts Unpersönliches, sondern mit der Persönlichkeit des Menschen verbunden. Der Archaeus hält die verschiedenen Ebenen des menschlichen Körpers im Gleichgewicht. Hat er sie nicht richtig im Griff, resultieren daraus Erkrankungen. Aufgabe des Arztes bzw. Heilers ist es, den Archaeus ins Lot und damit auch die verschiedenen Ebenen des Körpers wieder in Harmonie zu bringen. Deutlich von Paracelsus beeinflusst ist Franz Anton Mesmer, dessen so genannter „animalischer Magnetismus" bis heute mehr oder weniger die Auffassung mancher Geistheiler prägt. Mesmer war davon überzeugt, dass menschliche Körper über gewisse Entfernungen hinweg auf dieselbe Weise beeinflusst werden können, wie ein Magnet auf Eisen einwirkt. Mesmer nahm dabei eine unvergleichlich feine Art von Fluidum an, das alles miteinander verbindet und überall wirksam ist. Gegenüber Paracelsus zeichnet sich also bereits ein Zurücktreten der persönlichen (wir würden heute sagen: psychologischen) Faktoren des Heilungsvorgangs ab. Zwar versucht man heute, den Begriff „Energie" sehr weit zu fassen. So betont der Parapsychologe Lucius Wertmüller:

> „Der Ausdruck hat sich dank seiner Anschaulichkeit durchge-setzt und beschreibt für den Bereich des geistigen Heilens ausge-zeichnet die Empfindungen der Heiler und ihrer Patienten. Der Physiker William Tiller hat für Erscheinungsformen und Wirk-kräfte, deren Existenz bezeugt ist, die sich aber messtechnisch noch nicht einwandfrei nachweisen lassen, den Terminus ‚subtile Energie' vorgeschlagen."[24]

Viele Geistheiler sind heute von einem Energiebegriff be-stimmt, den man wohl „physikalistisch" nennen muss. Sie verstehen sich in erster Linie als „Energiearbeiter", als „wan-delnde Transformatoren für unsichtbare Energieströme."[25] Vom Anspruch, einem kranken Menschen ganzheitlich zu begegnen, bleibt so wenig übrig. Vielmehr wird häufig ob-skuren Praktiken Tür und Tor geöffnet. So behaupten etwa

---

24 L. Werthmüller: „Lebensenergie – zwischen Mysterium und For-schungsobjekt. Der Begriff Energie" in: Wiesendanger: Geistiges Heilen für eine neue Zeit, 38.
25 So Wiesendanger: Geistiges Heilen für eine neue Zeit, 15.

Reiki-Praktizierende immer wieder, sie könnten leere Autobatterien aufladen, und ein Unternehmen vertreibt sogar einen „Penny-Energie"-Teddybär, der Kleinkinder angeblich mit positiven Energien bestrahlt.

Verwiesen wird zur Abstützung eines solchen Energiebegriffs freilich in der Regel auch auf die Bioenergetik von Wilhelm Reich und Alexander Lowen sowie auf östliche Konzepte einer Lebensenergie „Chi", „Ki", „Prana", „Kundalini" etc., wie sie in Systemen wie Reiki, Qi Gong, Krija-Yoga und anderen geltend gemacht wird. Die Kritik des Psychoanalytikers Günter Heisterkamp an der Bioenergetik trifft wohl exemplarisch einen entscheidenden Punkt. Von Geistheilern verwendete Grundbegriffe wie „Strömen", „Blockierung", „Energiespiegel", „energetische Aufladung" etc. würden „als physikalische Vorgänge betrachtet und für das seelische Geschehen selbst gehalten."

> „Hier wird das Seelische nicht etwa nur dem Denkmodell kommunizierender Röhren oder dem der Dampfmaschine mit den unvermeidlichen Verzerrungen anverwandelt, sondern sogar mit dem physikalischen Fliessen von Substanzen, mit dem Aufladen und Entladen elektrischer Spannungen identisch gesetzt. Das substantielle Verständnis von Energie annulliert die leiblichen Ausdrucksbewegungen als seelische Phänomene."[26]

Inzwischen zeichnet sich die Entwicklung hin zu einer „Energiemedizin" ab, in der Technik- und Energiegläubigkeit eine enge Verbindung eingehen, indem mit Hilfe modernster Hightech-Geräte energetische (Heil-)Wirkungen erzielt werden sollen.[27] Umso wichtiger erscheint es, dass endlich ein intensiver Dialog zwischen Medizin und Physik über das Problem einer „Energie des Lebendigen" in Gang kommt.[28]

---

26 G. Heisterkamp: Heilsame Berührungen. Praxis leibfundierter analytischer Psychotherapie (Reihe Leben lernen Nr. 89), München 1993, 25f.

27 Eine erste Einführung bietet M. Utsch: „Postmoderne Heilung durch Energiemedizin. Technische Kontrolle über den feinstofflichen Körper?" in: EZW–MD 6 (2003), 219ff.

28 Vgl. dazu K.-K. Madert: „Quantenphysik und die Energie des Lebendigen" in: Transpersonale Psychologie und Psychotherapie 2 (2004), 65ff.

3.2.3 Geistheilung als Mentales Heilen

Ein drittes Konzept Geistigen Heilens basiert auf der Grundlage von „New Thought" und „Positivem Denken", Strömungen, die sich seit dem 19. Jahrhundert, von den USA ausgehend, zunehmend verbreitet haben.[29] Als besonders typische Vertreter sind für die USA Napoleon Hill (1883–1970) sowie für Europa Emile Coué (1857–1926), der Entdecker der Autosuggestion, zu nennen. In seinem Bestseller von 1936 „Denke und werde reich" lehrte Hill, man könne gesund, reich und glücklich werden, indem man „positiv denke". Es genüge, alles Negative aus dem eigenen Denken zu entfernen und beharrlich und voller Vertrauen die Realisierung unserer durch stetige Affirmationen verstärkten Wünsche zu erwarten. Für Hill sind die Gedanken etwas Materielles und können „in Gold verwandelt werden: Reichtum beginnt mit einem Geisteszustand." Bei der von Hill vorgeschlagenen Technik klingt noch das „Magnetisieren" des frühen 19. Jahrhunderts an: Durch positives Denken würden die Gehirne magnetisiert, durch die positiven Gedankenmagnete würden Kräfte, Personen, Lebensumstände so angezogen, dass sie sich mit der Natur dieser dominierenden Gedanken harmonisieren.[30]

Zu Recht ist kritisch angemerkt worden, dass sich das Positive Denken ähnlich wie die Vorstellung einer feinstofflichen Energie „weitgehend in partizipativen Kategorien bewegt":

> „Der Wunsch nach Kraft und Kontrolle wird nicht unterschieden von den begrenzten Möglichkeiten, auf den eigenen Körper und die Außenwelt einzuwirken [...] Nicht wenige Autoren und Gruppen animieren zu einem magischen Kraftgefühl und zu einem Optimismus, der die Einwirkungsmöglichkeiten des Bewusstseins auf den eigenen Leib und auf die ganze äußere Welt nahezu für unbegrenzt hält und dem Gefühl der ‚Allmacht der Gedanken' (S. Freud) nahe kommt. Ein extremes Beispiel ist Scientology/Dianetik und seine Behauptung, mittels der von ihm

---

29 Vgl. dazu M. Introvigne: New Age & Next Age, Casale Monferrato 2000, 29ff.
30 Zusammenfassung nach Introvigne: New Age & Next Age, 31f.

propagierten Methoden ca. 70 % aller Krankheiten heilen zu können: ‚Solange (ein Mensch) glaubt, dass er sich kein neues Bein wachsen lassen kann, wird er auch keines haben [...] Es gibt genau genommen keine Grenze dafür, was Gedanken an der Struktur verursachen können' (Advance 40 (1976), 4)."[31]

In einem von solchen Vorstellungen geprägten Geistheilungskonzept geht es im Grunde um Geistesmagie.

3.2.4 Geistheilung als Glaubensheilung

Einer der wichtigsten Vertreter Positiven Denkens ist der amerikanische Pastor Norman Vincent Peale (1898–1993). 1952 schrieb er den Jahrhundertbestseller „Die Kraft des Positiven Denkens". Auch nach Peale kann der bloße Gedanke an Glück und Gesundheit glücklich und gesund machen. Allerdings genügen Techniken wie Affirmation, Visualisierung usw. allein nicht, vielmehr bedarf der positive Gedanke der „prayerization", zu übersetzen etwa mit „Umbetung, Transformation ins Gebet". Peale empfiehlt Affirmationen wie: „Gott erfüllt meinen Geist mit Mut, Friede, Glaube an mich selbst. Gott schützt mich vor allem Unglück." Für Peale ist dies „angewandtes praktisches Christentum".[32] Denken wird dabei durch Glauben ersetzt, Geistheilung bekommt einen anderen Sinn: Sie wird zur Glaubensheilung.

Bei Autoren wie Peale verbindet sich die Theorie des Positiven Denkens mit Ideen einer anderen, ebenfalls aus dem Amerika des 19. Jahrhunderts stammenden Strömung: dem so genannten „New Thought". Als Begründer gilt der Heiler Phineas Park Quimby (1802–1866). Er experimentierte unter dem Einfluss Franz Anton Mesmers mit Magnetisieren und entdeckte, dass er auch mittels Hypnose und Suggestion heilen konnte. Quimby glaubte, dass Krankheit wesentlich eine geistige Angelegenheit sei und durch Beseitigung negativer Glaubensüberzeugungen geheilt werden könne. Eine Schülerin von Quimby war Mary Baker Eddy (1821–1910), die Be-

---

31 B. Grom: Religionspsychologie, München/Göttingen 1992, 140.
32 Zusammenfassung nach Introvigne: New Age & Next Age, 32ff.

gründerin der „Christian Science". Andere bekannte Autorinnen sind Agnes Sanford und Louise L. Hay sowie Katherine Ponder, die leitende Geistliche der Organisation „Unity", die heute mit Bestsellern auf dem Buchmarkt vertreten ist, darunter der bezeichnende Titel: „Bete und werde reich".

Im christlichen Kontext wurde und wird Glaubensheilung heute vor allem im Umfeld der Pfingstbewegung und Charismatischen Bewegung praktiziert, wobei Namen wie Pat Robertson, Oral Roberts, Reinhard Bonnke etc. kontrovers hervortreten[33]. Hier wird die Bezugnahme auf Christus bzw. den Heiligen Geist als gesundmachender Faktor genannt, New Thought hat dabei jedoch oft keinen geringen Einfluss auf charismatische Glaubensheiler.[34]

Unabhängig von unterschiedlichen Ausprägungen durch bestimmte religiöse Systeme wird das Konzept der Glaubensheilung inzwischen grundsätzlich gestützt durch medizinische Forschungen, die den Glauben eines Menschen als bedeutenden Gesundheits- und Heilungsfaktor ausweisen. „Glaube macht gesund" – so lautet der Titel eines Buches des amerikanischen Professors für Medizin Dale A. Matthews, in dem er die heilende Wirkung von Faktoren wie Gottesdienstbesuch und Gebet bei unterschiedlichen Erkrankungen darstellt. Eine neue „Glaubensmedizin" gewinnt nicht nur in den USA, sondern auch in Deutschland an Attraktivität.[35] Welchen Anteil Positives Denken und New Thought an dieser Entwicklung haben, wäre erst noch genauer zu untersuchen. Nicht zu übersehen ist jedenfalls, wie im Zuge dieser Entwicklung christliche Gehalte und biblische Texte instrumentalisiert und dem Interesse an Gesundheit und Heilung dienstbar gemacht werden können. Wo man den christlichen Glauben als bloßen Heilungsfaktor sieht, wird er unter der Hand rasch zu einer Erfolgs- und Heilungsideologie transformiert.

---

33 Vgl. dazu kritisch J. Randi: Faith Healers, New York 1998.
34 Vgl. dazu D. R. McConnell: Ein anderes Evangelium?, Hamburg 1990.
35 Eine kritische Einführung bietet M. Utsch: „Beten als Glaubensmedizin? Überlegungen zu anmaßenden und angemessenen Gebetshaltungen" in: EZW–MD 1 (2004), 3ff.

Trotz allem ist deutlich, dass der „Glaube" eines Menschen ein wichtiger Heilungsfaktor ist. Andrew Weil kommt nach einem Vergleich der gängigsten alternativen Therapien sogar zu dem Ergebnis:

> „Heilungen organischer Erkrankungen im Anschluss an Besuche von Kraftorten, Glaubensheilern und Praktizierenden der Christian Science zeigen, dass allein der Glaube, ohne irgendeine physische Intervention, ausreicht, therapeutischen Erfolg herbeizuführen. Dieser Faktor muss also bei jeder umfassenden Theorie von Gesundheit, Heilung und der Rolle der Behandlung berücksichtigt werden."[36]

Weil ist sogar der Überzeugung, dass der Glaube des Patienten an den Erfolg der Behandlung bei allen unterschiedlichen Therapien, also auch bei Geistheilung, der ausschlaggebende Faktor ist.

3.2.5 Geistheilung als Impuls zur Selbstheilung

Das Konzept der Glaubensheilung hängt eng mit einem anderen Konzept zusammen, das auch im Zusammenhang mit Geistheilung in den letzten Jahren zunehmend an Boden gewinnt: das der „Selbstheilung". Dieses Konzept geht davon aus, dass körperliches Leiden oft ein seelischer Selbstheilungsversuch ist,[37] und versteht Therapie dementsprechend als Bemühen um eine Stärkung und Förderung der menschlichen Selbstheilungskräfte. Einer der Pioniere dieses Ansatzes ist Herbert Benson.[38] Nach Benson gibt es eine wissenschaftlich belegbare Quelle innerer Heilkraft, die allen Menschen zugänglich ist. Benson nennt diese Quelle „erinnertes Wohlbefinden". Dieser Zustand eines harmonischen, entspannten Verhältnisses von Körper, Seele und Geist kann durch bestimmte Entspannungsmethoden wie z. B. die Pro-

---

36 Weil: Health & Healing, 195.
37 D. Beck: Krankheit als Selbstheilung. Wie körperliche Krankheiten ein Versuch zur seelischen Heilung sein können, Frankfurt a. M. 1985.
38 H. Benson/M. Stark: Heilung durch Glauben. Selbstheilung in der neuen Medizin, München 1997

gressive Muskelrelaxation, aber auch durch Meditation und die Kraft des Glaubens, erreicht werden. „Glaube" meint hier keineswegs nur eine religiöse Haltung, schon gar nicht nur den christlichen Glauben, sondern jede sich aus Hoffnung, Vertrauen und guten Erfahrungen nährende Überzeugung, dass Heilung möglich ist:

> „Bei jedem Auftreten erinnerten Wohlbefindens dient der Glaube als Katalysator. Das kann Ihr eigener Glaube sein, das Resultat Ihrer Lebenserfahrung. Es kann der Glaube Ihres Arztes sein, der sich aus seiner beruflichen und persönlichen Geschichte speist. Und schließlich kann der Glaube in Ihnen durch die Vertrauen einflössende und zuversichtliche Art geweckt werden, in der Ihr Arzt mit Ihnen spricht. Als menschliche Wesen stecken wir voller Glaubenssätze und Überzeugungen, die so eng miteinander verwoben sind, dass wir ihren Ursprung nicht mehr klar ausmachen können."[39]

Das Selbstheilungskonzept sollte nicht als Symptom für Säkularisierungsprozesse gesehen werden. Es ist im Gegenteil anschlussfähig für unterschiedliche, auch neu entstehende religiöse Systeme. So fundiert etwa John Blofeld sein Buch „Selbstheilung durch die Kraft der Stille" im Taoismus und Mahayana-Buddhismus[40], während der Entdecker der so genannten Bach-Blütentherapie, Edward Bach, ein Selbstheilungskonzept vertritt, das einen theosophischen Hintergrund hat.[41]

Unabhängig vom jeweiligen religiösen Kontext kann das Selbstheilungskonzept als Versuch gesehen werden, Faktoren zur Geltung zu bringen, die von der Schulmedizin bislang unter Begriffen wie „Spontanheilung" bzw. „Placebo" eher nicht wahrgenommen wurden. Zu Recht verweist der Medizinhistoriker Heinz Schott auf die Notwendigkeit, die von der gegenwärtigen Biomedizin weitgehend ausgeblende-

---

39 Benson/Stark: Heilung durch Glauben, 48f.
40 J. Blofeld: Selbstheilung durch die Kraft der Stille. Übungsanleitungen zur Wiedergewinnung des inneren Gleichgewichts mit altbewährten Meditationsmethoden, München 1985.
41 E. Bach: Blumen, die durch die Seele heilen. Die wahre Ursache von Krankheit, Diagnose und Therapie, München ⁴1983.

ten wissenschafts- und kulturhistorischen Voraussetzungen verstärkt zum Forschungsgegenstand zu machen:

> „Die Suggestion als Heilfaktor, wie es Bernheim vor etwa 120 Jahren formuliert hat, der so genannte Placebo-Effekt, die ‚Droge Arzt' (Balint) – dieses schwer fassbare Moment jeder ärztlichen Therapie ist nach wie vor weitgehend rätselhaft."[42]

Hier zeichnet sich langsam ein Umdenken ab – hin zu einem neuen, „ganzheitlichen" Verständnis von Krankheit und Heilung. Der weltbekannte Kardiologe Bernard Lown, der die geltende Klassifikation der Herzrhythmusstörungen und die Methode der Elektrodefibrillation entwickelte, beklagt die „verlorene Kunst des Heilens" und will zum Umdenken in der Medizin anleiten. Er entdeckt dabei Faktoren der menschlichen Nähe wieder, wie sie auch bei verschiedenen Methoden des Geistigen Heilens eine Rolle spielen. Z. B. hält er ein leidenschaftliches Plädoyer für das Berühren. „Zuhören durch Berühren" heißt bezeichnenderweise ein Kapitel seines Buches, in dem er im Anschluss an Lewis Thomas der Überzeugung Ausdruck verleiht, „dass das Berühren das älteste und wirksamste Werkzeug ärztlichen Handelns"[43] sei, das Handauflegen „die älteste Fähigkeit des Arztes" und die Hand nicht nur „ein wichtiges diagnostisches Instrument"[44], sondern ein äußerst heilsames Mittel menschlicher Nähe und Zuwendung. Das Phänomen des Geistigen Heilens fordert dazu heraus, solchen Zusammenhängen wissenschaftlich weiter nachzugehen.

4. Geistiges Heilen:
eine religionskulturelle Ortsbestimmung

Die Zeitschrift „Der Heiler" erscheint mit dem Untertitel: „Das Magazin für mehr Geist & Seele im Gesundheitswe-

---

42 H. Schott: „Natürliche Magie. Zur Tradition des ‚Okkulten' in der Medizin der Neuzeit" in: Scheidewege Jg. 34 (2004/2005), 190.
43 B. Lown: Die verlorene Kunst des Heilens. Anleitung zum Umdenken, Stuttgart 2002, 18.
44 Lown: Die verlorene Kunst des Heilens, 19.

sen". Der Titel ist Programm. In der Tat speist sich die zunehmende Akzeptanz des Phänomens „Geistheilung" einerseits aus einer wachsenden Unzufriedenheit an der orthodoxen Medizin und der schulmedizinischen Auffassung von Krankheit und Gesundheit. Andererseits ist zu Recht darauf aufmerksam gemacht worden, dass sich die Opposition gegen die Schulmedizin häufig als Kritik an ihrem „spirituellen Bankrott" artikuliert. Das Streben nach Gesundheit und Wohlbefinden sei „häufig mit einer spirituellen Sinnsuche verbunden", eine Gesundheitsbewegung sei „zum Hort diffuser Sehnsüchte nach einem neuen Zustand spiritueller Bewusstheit geworden" – so die britische Autorin Rosalind Coward.[45] Schon sprechen Kritiker von einer neuen „Gesundheitsreligion", deren Umrisse sich abzeichnen:

> „Wenn heute überhaupt etwas auf dem Altar steht, angebetet und mit allerlei schweißtreibenden Sühneopfern bedacht, so ist es die Gesundheit. Unsere Vorfahren bauten Kathedralen, wir bauen Kliniken. Unsere Vorfahren machten Kniebeugen, wir machen Rumpfbeugen."[46]

Wie religiös die Kritik an der Schulmedizin aufgeladen sein kann, zeigt das Vorwort von Jürgen Fliege zu dem autobiografischen Buch „Heilen in Gottes Auftrag" des umstrittenen Heilers Rolf Drevermann – nicht zu verwechseln mit dem katholischen Theologen Eugen Drewermann:

> „Rolf Drevermann brauchte der Himmel wohl, um an die alte Heilkunst des Handauflegens zu erinnern. Die schien fast vergessen [...] Drevermann fühlt sich geborgen im Schoss der Menschen, die realistisch genug sind, an Wunder zu glauben. Es ist die Gemeinschaft der Glaubenden, die sich ihr Leben lang damit vertraut gemacht haben, dass es mehr gibt zwischen Himmel und Erde, als die Zeitung schreibt."[47]

---

45 R. Coward: Nur Natur? Die Mythen der Alternativmedizin. Eine Streitschrift, Dillingen ²1995, 16f.
46 M. Lütz: LebensLust. Wider die Diät-Sadisten, den Gesundheitswahn und den Fitness-Kult, München 2002, 12.
47 In R. Drevermann: Heilen in Gottes Auftrag. Mein Leben und Wirken als Heiler, München 2001, 12.

Sucht man nach dieser „Gemeinschaft der Glaubenden" und lässt sich dabei vom Begriff „Geistheilung" leiten, so stößt man zunächst auf religiöse Bewegungen östlicher Provenienz wie die 1959 gegründete Organisation „Mahikari"[48], deren Mitglieder Amulette zur Akkumulation „kosmischer Lichtenergie" um den Hals tragen. Diese Energie wird mit ausgestreckten Armen und ausgebreiteten Händen auf kranke oder schmerzende Körperteile abgestrahlt. Geistheilung wird auch praktiziert in westlichen, neu entstandenen religiösen Bewegungen, z. B. in den Neuoffenbarungsbewegungen „Fiat Lux" und im „Universellen Leben". Letzteres propagiert die „Selbstheilung durch die heiligen Kräfte des Inneren Arztes und Heilers Jesus Christus", unterstützt durch Heilmeditationen wie die folgende:

„Du ewige Stille [. . .] Du atmest in mir. Dein heiliger Odem erfüllt mein Becken und meinen Bauchraum. Jede Zelle trinkt von der sich ewig ergießenden Quelle. In mir verströmen sich Harmonie und Frieden [. . .] Der innere Arzt und Heiler beatmet das Groß- und Kleinhirn. Er harmonisiert jede Gehirnzelle und stimuliert sie nach dem himmlischen Rhythmus"[49]

Fiat Lux vertreibt so genanntes „Athrumwasser", das von der Prophetin „Uriella" energetisch angereichert wird, wobei sie „Kanal" ist für den göttlichen Athrumstrahl, der „die Lebensessenz, der Lebensstoff, die Lebenskraft" ist. Er wird nur jenen Heilern gegeben, die ihr Leben voll und ganz Gott geschenkt haben. Eine andere, auch in Deutschland vertretene Religionsgemeinschaft mit Geistheilungpraxis ist die spiritistisch-neugnostische, 1936 in London von dem Offenbarungs- und Heilungsmedium Grace Cooke gegründete „White Eagle Lodge", die ihr Zentrum in Germering bei München hat. Hier werden „nach der White Eagle Kontakt-Heilmethode" den Patienten die Hände aufgelegt. „Der

---

48 Dazu F.-W. Haack: Gotteskraft aus Menschenhänden. Die japanischen Ki-Bewegungen (Material-Edition 23, hg. v. der Arbeitsgemeinschaft für Religions- und Weltanschauungsfragen), München 1988; Hempelmann: Panorama der neuen Religiosität, 375ff.
49 Nach F.-W. Haack: Das Universelle Leben der Gabriele Wittek, München 1992.

meisten Menschen unsichtbare Heilengel sind anwesend und behandeln den Ätherleib des Patienten mit farbigen Heilstrahlen."[50]

Geistiges Heilen verortet sich jedoch nicht nur in Gruppen und Organisationen, sondern vor allem in klientenorientierten Angeboten wie Reiki, dem wohl besten „Beispiel für die Querschnittsdispersion weltanschaulicher Strömungen in alle religiösen und gesellschaftlichen Bereiche hinein"[51], wobei das japanische Wort „Reiki" soviel bedeutet wie „geistige/geistliche Lebensenergie".

Die Verbindung von Energie- und Lebensbegriff ist durchaus symptomatisch. Die zunehmende Akzeptanz Geistigen Heilens speist sich aus einer „Wiederentdeckung des Lebendigen"[52] in vielen Lebensbereichen, die sich auch in der Medizin vollzieht. Wo sich selbst die psychosomatische Medizin, die Wissenschaft von den durch Seelisches verursachten Krankheiten, weithin auf das Messbare und Materielle beschränkt, da – so Benson – „ist es nicht weiter verwunderlich, dass sich Scharen von Patienten den unkonventionellen Heilern zuwenden, die, oft gemäß ihrem Selbstverständnis, eher anerkennen, dass man nicht alle Krankheiten sehen oder dokumentieren kann."[53]

Es überrascht daher nicht, dass Geistiges Heilen heute wie selbstverständlich einen Platz im Kontext der alternativen Medizin beansprucht. In „DuMonts großer Enzyklopädie der Naturheilkunde" erscheint „Geistiges Heilen" unter dem Oberbegriff „Energetische Heilweisen". Allerdings wird dabei unterschieden zwischen „Esoterischem Heilen" und „Geistigem Heilen",[54] wobei freilich nicht deutlich wird, worin der Unterschied bestehen soll. In der über den

---

50 W. Ohr: Wer ist White Eagle?, Grafing 1994, 15.
51 U. Dehn: „Suche nach der eigenen Mitte – östliche Religiosität im Westen" in: Hempelmann: Panorama der neuen Religiosität, 310ff.
52 Vgl. dazu B. Senf: Die Wiederentdeckung des Lebendigen, Frankfurt a. M. ³1989.
53 Benson/Stark: Heilung durch Glauben, 64.
54 C. Bruch (Hg.): DuMonts große Enzyklopädie Naturheilkunde. Heilmethoden, Wirkungsweisen und Anwendungsgebiete, Köln 2002, 305ff.

Bertelsmann Buchclub vertriebenen Enzyklopädie werden unter „Esoterischem Heilen" vor allem die Grundlagen von INEH beschrieben, dem „Internationalen Netzwerk des Esoterischen Heilens", dessen deutscher Motor derzeit der Sozialpädagoge und Heilpraktiker Ludger Scholl mit seinem 1993 gegründeten Verein „Synthese e. V." ist.[55] Der Begriff „Esoterisches Heilen" lässt sich jedoch auf Alice Bailey zurückführen, eine der Protagonistinnen eines „New Age", und hat theosophischen Hintergrund. Der Einfluss von Alice Bailey auf heutige Theorien Geistigen Heilens bedürfte einer eingehenden Untersuchung.

Es ist wohl gerade die Fragwürdigkeit der Methoden,[56] die Unübersichtlichkeit des religiösen „Marktes", Geschäftemacherei und die Furcht vor „Scharlatanen", weshalb Geistiges Heilen in der Regel den „esoterischen Therapien" zugeordnet wird und von „esoterischen Heilern" die Rede ist.[57] Wo bereits im Blick auf mehr oder weniger anerkannte Therapien „ein therapeutisches Babel" diagnostiziert werden konnte, „eine Mischung aus Unbeständigkeit und Übertreibungen"[58], da gilt dies umso mehr für den alternativen Esoterik- und Therapiemarkt. Leichtgläubigkeit gegenüber Phänomenen, Methoden und Personen ist nicht angebracht und steht dem Versuch im Wege, Ernstzunehmendes zu erkennen, Seriosität von Unseriosität zu trennen.[59] „Viele (Heiler) sind bewusste Scharlatane", so der Wissenschaftler Carl Sagan, „sie bedienen sich der Sprache und der Symbole des

---

55 International Network of Esoteric Healing. Jahresprospekt 1995.

56 Selbst H. Benson räumt ein, dass gerade der Mangel an Beweisbarkeit die Praktiken geistigen Heilens fragwürdig macht und ein enormes Potential für Missbrauch und Betrug bedingt. Vgl. Benson/Stark: Heilung durch Glauben, 64.

57 So z. B. bei H.-J. Hemminger: Esoterische Heiler – Esoterische Therapien, www.gemeindedienst.de/weltanschauung/texte.

58 M. L. Gross: Die Psychologische Gesellschaft. Kritische Analyse der Psychiatrie, Psychotherapie, Psychoanalyse und der psychologischen Revolution, Frankfurt a. M./Berlin/Wien 1984, 341.

59 Zur Problematik unkonventioneller Medizin grundsätzlich: I. Oepen/O. Prokop (Hg): Außenseitermethoden in der Medizin. Ursprünge, Gefahren, Konsequenzen, Darmstadt ²1994.

christlichen Evangeliums und des New Age, um sich an menschlichen Schwächen zu bereichern." Er räumt aber auch ein, dass es neben dem „Glaubensscharlatan in der Glaubensheilerei" auch den „Gelegenheitsbetrüger in der Wissenschaft" gebe.[60] Leicht zu entlarven sind beide nicht.[61] Um so mehr sollte sich verbieten, mit dem Begriff „Scharlatan" im Blick auf „Geistheiler" leichtfertig umzugehen. Leider hat das durchaus verdienstvolle Buch „Scharlatane"[62] des Literaturwissenschaftlers Gregor Eisenhauer eine entsprechende Tendenz gefördert.

Ist ein Scharlatan einfach jemand, der die Gutgläubigkeit und Leichtgläubigkeit anderer ausbeutet, indem er sich Fähigkeiten und Qualifikationen zuschreibt, die er nicht besitzt, auch solche des Arztes? Diese Definition wäre, auch wenn sie ziemlich genau ist, keineswegs hinreichend, weil es auch qualifizierte und kompetente Personen gibt, die sich aus Mangel an Ehrlichkeit und moralischen Prinzipien wie Scharlatane verhalten. Der Medizinhistoriker Isadore Rosenfeld gibt daher folgende hilfreiche Definition:

> „Ein Scharlatan ist jemand, der wegen Geldes oder um ökonomischer Vorteile willen Substanzen verschreibt oder Behandlungen vornimmt, unabhängig von eigenen Qualifikationen oder Fähigkeiten, im Wissen, dass sie wirkungslos oder manchmal gefährlich sind."[63]

Betrug und Irrtümer werden in der Wissenschaft fast ausschließlich von der Wissenschaft selbst entlarvt. Geistheiler sollten selbst ein Interesse daran haben, ihre Tätigkeit wissenschaftlich untersuchen zu lassen, um die Spreu vom Weizen zu trennen. Ein Esoterikmagazin stellt fest:

> „Die neue Religiosität und der Geist der ganzheitlichen Therapien sind von ihrem Anspruch her aufklärerisch [...] Ob sie die-

---

60 C. Sagan: Der Drachen in meiner Garage oder Die Kunst der Wissenschaft, Unsinn zu entlarven, München 1997, 281f.
61 S. dazu M. Stöhr: Ärzte Heiler Scharlatane. Schulmedizin und alternative Heilverfahren auf dem Prüfstand, Darmstadt 2001
62 G. Eisenhauer: Scharlatane. Zehn Fallstudien, Frankfurt a. M. 1994.
63 I. Rosenfeld: Guida alla medicina alternativa, Mailand 2002, 35.

sen Anspruch im Einzelfall auch erfüllen, bleibt dem Nutzer herauszufinden. Doch wie weit ist dieser zu einer solchen Auswahl und kritischem Test überhaupt imstande? Er braucht eine Beratung, notfalls langjährige Therapie, um die Auswahl des richtigen Therapeuten erst treffen zu können ...“[64]

Der ernst gemeinte Hinweis wirkt unfreiwillig komisch, spiegelt aber etwas von der Verunsicherung wider, in welche die Beschäftigung mit der alternativen Gesundheitskultur führen kann. Die Frage nach dem wissenschaftlichen Status und religionskulturellen Ort von Geistheilung hat daran ihren Anteil. Umso wichtiger ist es, das Phänomen so vorurteilslos wie möglich in den Blick zu fassen.

Zwar begegnen Angebote Geistigen Heilens heute in der Tat wie selbstverständlich auf Esoterikmessen und werden über Esoterikbuchhandlungen vermittelt. Dennoch kann, ja muss das Phänomen Geistheilung genauso als Teil der alternativen Gesundheitsbewegung und Gesundheitskultur[65] gesehen werden. Wenn die bekannte Heilerin Pamela Sommer-Dickson ihr Geistheilen eine „spirituelle Psychotherapie“[66] nennt oder Gerti Emde ihr in einem umfassenden Sinn heilendes Handeln „spirituelle Lebenshilfe“[67], so sind dies weder Einzelfälle noch Zufall. Vielmehr zeigt sich hier symptomatisch, dass sich das Geistige Heilen zunehmend in der „neuen Unübersichtlichkeit“ dessen verortet, was der Kulturkritiker Martin L. Gross die „psychologische Gesellschaft“ genannt hat. Dahinter mögen bei manchen Heilern auch strategische Überlegungen stecken, die auf gesellschaftliche und rechtliche Anerkennung ihres Tuns zielen. Entscheidend jedoch ist eine gesellschaftliche Bedürfnis- und Bewusstseinslage, die den Nährboden für die Karriere des Begriffs „Geistiges Heilen“ bildet. Nüchtern stellt Klaus Grawe fest:

„Immer mehr Menschen haben damit begonnen, sich in ihrer individuellen Existenz wichtig zu nehmen. Ihr Wunsch nach ei-

64 S. W. Schneider, Editorial in: Connection 2 (1996).
65 Dazu W. Andritzky: Alternative Gesundheitskultur, Berlin 1997.
66 In Wiesendanger: Geistiges Heilen für eine neue Zeit, 17ff.
67 G. Emde: Spiritelle Lebenshilfe (Donata Bd. 5, hg. v. G. Emde) Pittenhart 2003.

nem erfüllten Leben richtet sich nicht nur auf Arbeit, Familie, Lebensstandard, sondern bezieht sich ausdrücklich auch auf ihr eigenes Seelenleben. Viele wollen sich selbst entdecken, besser kennen lernen, in nicht gekannten Möglichkeiten erfahren und ausprobieren, einige suchen auch Orientierung, Sinn und umfassende ‚Heilung'."[68]

In dieser Situation gehen Therapie und Religion zunehmend eine Verbindung ein. Bereits konnte gesagt werden, „Therapie sei die Religion der Zukunft [. . .] Therapie und Religion hätten das Ziel gemeinsam, dem Menschen das Gefühl der Zugehörigkeit zu geben, der Identität, die Fähigkeit, sich selbst auszudrücken und einen Glauben ans Leben zu geben."[69] Mehr und mehr treten jedoch Begriffe wie „Spiritualität", „Lebenskunst" und „Lebenshilfe" als religionskulturelle Leitbegriffe ins öffentliche Bewusstsein. Neben der von Grawe beobachteten Professionalisierung der Psychotherapie als einem Wandel von der „Konfession zur Profession" lässt sich geradezu als Parallelbewegung ein Wandel von der Profession zur Konfession feststellen, wobei „Konfession" in diesem Kontext neue religionskulturelle Einstellungen und Formen meint. „Spiritualität" verbindet sich mit „Therapie" zu neuen Formen und Methoden „spiritueller Therapie", „die keine Therapien im engeren Sinn sind und auch nicht als solche gesehen und verstanden werden wollen", sondern wesentlich auf „inneres Wachstum", „Selbsterfahrung" und „Selbstentfaltung" zielen, wenngleich sie auch therapeutische Wirkung beanspruchen.[70] Längst ist ein Spannungsfeld von Therapie, Spiritualität und Lebenshilfe entstanden, das weder in der Tiefe noch an seiner Oberfläche bislang analytisch hinreichend erfasst ist. In diesem Spannungsfeld verortet sich Geistiges Heilen. Als Lebenshilfe zwischen Therapie und Spiritualität ist es ein Faktor gegenwärtiger Religionskultur, der zunehmend an Bedeutung gewinnt.

---

68 K. Grawe/R. Donati/F. Bernauer: Psychotherapie im Wandel. Von der Konfession zur Profession, Göttingen/Bern/Toronto/Seattle ⁵2001, 7.

69 A. Lowen: Depression, München ⁵1987, 219f.

70 A. Bachmann: Der neue Therapieführer. Ein Leitfaden, München 1992, 7.

Alles was Recht ist

Alternative Heilverfahren in rechtlicher Sicht

GERHARD DANNECKER

Alternative Heilverfahren stehen in Deutschland hoch im Kurs.[1] Das gilt sowohl für die Außenseitermethoden wie Akupunktur, Homöopathie, Naturheilverfahren usw., die unter anderem von Ärzten angewendet werden, als auch für diejenigen Methoden, deren sich vorrangig Heilpraktiker bedienen. Gleiches gilt im Hinblick auf Geistheilung, wie Handauflegen, Reiki, Gesundbeten oder Besprechen, sowie für Maßnahmen der Lebensbewältigung, die auf dem „Psychomarkt" in großem Umfang angeboten werden. Wenn der behandelnde Arzt, Heilpraktiker oder Geistheiler Erfolge zu verzeichnen hat, weil seine Patienten gesund oder ihre Schmerzen gelindert werden, muss der Heiler doch das Recht auf seiner Seite haben? Er schädigt keinen, er meint es gut mit den Menschen, er erteilt gute Ratschläge und hilft ihnen. Und wenn man weiterhin berücksichtigt, dass vor allem chronisch kranke Patienten, die von den Ärzten aufgegeben worden sind, die als austherapiert gelten, ihr Heil in den Außenseitermethoden suchen und aus diesem Grund häufig nicht mehr den Arzt aufsuchen, sollte doch jedenfalls in diesen Fällen gelten: Wer heilt, hat Recht!

Heilung und Gesundung können doch nicht nach rechtlichen Gesichtspunkten verwaltet werden. Heilung ist auch nicht nur eine Frage der Techniken, über deren Zulässigkeit nach rechtlichen Gesichtspunkten entschieden werden darf. Heilung setzt neben dem Einsatz von Heilmethoden auch ein Wahrnehmen der Probleme voraus, die hinter den körperli-

---

1 Vgl. nur C. Herzlich/J. Pierret: Kranke gestern, Kranke heute. Die Gesellschaft und das Leiden, München 1991, 246ff, 269ff.

chen Beschwerden stehen. Sie erfordert Menschen, die für den Patienten Zeit haben und Zuwendung mitbringen. Diese Bedürfnisse kann das Recht aber ohnehin nicht befriedigen.

Welche Funktionen können dann dem Recht im Bereich der Heilbehandlung noch zukommen? Rechtliche Grenzen und Maßnahmen sind unverzichtbar, weil auf der Seite der als Heiler auftretenden Personen auch Geschäftemacher, Scharlatane und Kurpfuscher am Werk sind,[2] die die Patienten schädigen, die überhöhte Honorare für Leistungen fordern, die keine Linderung oder Heilung bringen, die auf unlautere Weise für ihre Heilverfahren werben.[3] In der Tat dient das Recht dem Ziel, den Kranken vor schädigendem, betrügerischem und unlauterem Verhalten zu schützen.[4] Neben der Gesundheit und dem Vermögen soll auch das Interesse des Patienten an Geheimhaltung geschützt werden, denn ohne einen solchen Schutz fehlt es an dem notwendigen Vertrauensverhältnis zwischen Krankem und Heilendem. Werden die Rechtsgüter Gesundheit, Vermögen, Geheimhaltungsinteresse verletzt, so muss der Staat strafend eingreifen und es dem Geschädigten zudem ermöglichen, Schadensersatz von dem Schädiger zu verlangen.

Dieser Sichtweise, die in der Öffentlichkeit durchaus verbreitet ist, entspricht unsere geltende Rechtsordnung nur teilweise. Das Recht hat nicht nur die Funktion, im Falle eingetretener Schäden Regeln und Verfahren zur nachträglichen Konfliktlösung durch Bestrafung und Schadensersatz bereit zu stellen. Recht hat auch die Aufgabe, dazu beizutragen, dass Rahmenbedingungen entstehen, die zur Schaffung möglichst guter Voraussetzungen für Heilung und Gesun-

---

2 Zum Begriff des „Medizinalpfuschers" s. Chr. Probst: Fahrende Heiler und Heilmittelhändler. Medizin von Marktplatz und Landstraße, Rosenheim 1992, 49ff.

3 Zur Strafbarkeit bei der Anwendung von Außenseitermethoden vgl. H. Jung: „Außenseitermethoden und strafrechtliche Haftung" in: ZStW 97 (1985), 55ff.

4 Zu den Erscheinungsformen kriminellen Verhaltens vgl. P. J. Schick: „Die kriminologische und arztrechtliche Problematik unwissenschaftlicher Heilmethoden" in: H.-D. Schwind u. a. (Hg.): Festschrift für Hans Joachim Schneider, Berlin 1998, 258ff.

dung geeignet sind und Missständen präventiv entgegenwirken. Zu nennen sind in diesem Zusammenhang die Regelungen über die staatliche Zulassung der verschiedenen Heilberufe, die Heilmittelwerbeverbote, das Arzneimittelrecht, das Apothekenrecht sowie das Kostenerstattungsrecht.[5] Diese Regelungen sind sogar von vorrangigem Interesse, weil durch diese Regeln das gesamte Gesundheitssystem maßgeblich beeinflusst und gestaltet werden. Deshalb soll der Schwerpunkt der folgenden Ausführungen auf diesen Teilbereich des Rechts, und zwar speziell auf die staatlichen Zulassungserfordernisse für Heilberufe und das Verbot der Ausübung der Heilkunde ohne staatliche Zulassung, gelegt werden.

1. Zulassungserfordernis für Heilberufe

Wer in Deutschland die Heilkunde berufsmäßig ausüben will, bedarf dafür einer staatlichen Erlaubnis: der Zulassung als Arzt, als Heilpraktiker oder als Psychologischer Psychotherapeut. Ohne eine solche Zulassung ist es nicht erlaubt, in eigener Verantwortung Krankheiten und Leiden am Menschen festzustellen, zu behandeln oder zu ihrer Linderung beizutragen. Wer ohne staatliche Zulassung gleichwohl eine Heiltätigkeit ausübt, macht sich gemäß § 5 des Heilpraktikergesetzes[6] strafbar und kann mit Freiheitsstrafe bis zu einem Jahr oder mit Geldstrafe sowie mit einem Berufsverbot gemäß § 70 Strafgesetzbuch[7] belegt wer-

---

5 Nicht behandelt werden im Folgenden die Heilmittelwerbeverbote, das Arzneimittelrecht, das Apothekenrecht sowie das Kostenerstattungsrecht.

6 Gesetz über die berufsmäßige Ausübung der Heilkunde ohne Bestallung vom 17.2.1939, Reichsgesetzblatt I, 251; Bundesgesetzblatt III, 2122–2; zuletzt geändert durch Gesetz vom 27.04.2002, Bundesgesetzblatt I, 1467.

7 § 70 StGB lautet: „Wird jemand wegen einer rechtswidrigen Tat, die er unter Mißbrauch seines Berufs oder Gewerbes oder unter grober Verletzung der mit ihnen verbundenen Pflichten begangen hat, verurteilt oder nur deshalb nicht verurteilt, weil seine Schuldunfähigkeit erwiesen

den.[8] Damit behält sich der Staat das Recht vor, darüber zu entscheiden, unter welchen Voraussetzungen eine Person eine heilende Tätigkeit ausüben darf. Dies trägt zu einer Professionalisierung im Bereich der Heiltätigkeit bei. Ein privates Tätigwerden auf dem Gebiet des Heilwesens wird durch das Gesetz ausgeschlossen.

1.1 Anforderungen an die Zulassung als Arzt

An erster Stelle der Zulassungsvoraussetzungen der Heilberufe ist die Zulassung als Arzt, die Approbation, zu nennen. Sie wird erteilt, wenn erstens der Antragsteller die deutsche Staatsangehörigkeit oder die Staatsangehörigkeit eines Mitgliedstaats der Europäischen Union besitzt oder er heimatloser Ausländer ist, zweitens keine Unwürdigkeit oder Unzuverlässigkeit vorliegt, drittens der Antragsteller kein körperliches Gebrechen hat, das seiner Tätigkeit als Arzt entgegensteht, viertens der Antragsteller ein mindestens sechsjähriges Medizinstudium absolviert hat.[9]

Durch die Zulassungsvoraussetzungen wird in fachlicher Hinsicht sicher gestellt, dass ein Arzt medizinische Grundkenntnisse besitzt, wobei jedoch nicht erforderlich ist, dass die Kenntnisse des Arztes auch naturheilkundliche Verfahren oder sonstige Außenseitermethoden wie z. B. die Homöopa-

---

oder nicht auszuschließen ist, so kann ihm das Gericht die Ausübung des Berufs, Berufszweiges, Gewerbes oder Gewerbezweiges für die Dauer von einem Jahr bis zu fünf Jahren verbieten, wenn die Gesamtwürdigung des Täters und der Tat die Gefahr erkennen läßt, daß er bei weiterer Ausübung des Berufs, Berufszweiges, Gewerbes oder Gewerbezweiges erhebliche rechtswidrige Taten der bezeichneten Art begehen wird. Das Berufsverbot kann für immer angeordnet werden, wenn zu erwarten ist, daß die gesetzliche Höchstfrist zur Abwehr der von dem Täter drohenden Gefahr nicht ausreicht."

8 § 5 Heilpraktikergesetz lautet: „Wer, ohne zur Ausübung des ärztlichen Berufes berechtigt zu sein und ohne eine Erlaubnis nach § 1 zu besitzen, die Heilkunde ausübt, wird mit Freiheitsstrafe bis zu einem Jahr oder mit Geldstrafe bestraft."

9 Die Voraussetzungen für die Approbation ergeben sich aus § 3 Abs. 1 Bundesärzteordnung (BÄO).

thie einschließen.[10] Sind die aufgezählten Voraussetzungen gegeben, so muss dem Arzt die Zulassung erteilt werden. Er besitzt einen Rechtsanspruch auf Erteilung der Approbation.

1.2 Anforderungen an die Zulassung als Heilpraktiker

Deutschland weist gegenüber zahlreichen ausländischen Staaten die Besonderheit auf, dass auch Heilpraktiker eine staatliche Zulassung erlangen können, die es ihnen gestattet, die Heilkunde berufsmäßig auszuüben. Nur wenn dieser Personenkreis eine entsprechende Zulassung hat, darf er als Heilpraktiker tätig werden. Damit wird kraft Gesetz ein großer Anwendungsbereich für den Einsatz von Außenseitermethoden der Medizin geschaffen. Gerade in diesem Bereich lohnt es, einen Blick auf die Entstehung des Heilpraktikergesetzes zu werfen, da sich im Laufe der Geschichte die verfolgten Ziele maßgeblich geändert und sogar in ihr Gegenteil verkehrt haben.

1.2.1 Geschichtliche Entwicklung des Zulassungs-erfordernisses für Heilpraktiker[11]

Im Deutschen Reich hatte noch die allgemeine Kurierfreiheit gegolten. Jedermann durfte heilkundlich tätig werden, ohne besondere Ausbildung und ohne spezielle Kenntnisse. Es war ihm lediglich untersagt, den Titel des Arztes zu führen. Dem einzelnen Bürger sollte es frei stehen, sich von demjenigen behandeln zu lassen, dem er sein Vertrauen schenkte.[12] Diese liberalistische Regelung hatte allerdings zur Folge, dass

---

10 Es ist jedoch für den approbierten Arzt eine Weiterbildung z. B. in den Bereichen Akupunktur, Homöopathie oder Naturheilverfahren möglich (Abschnitt C der [Muster-]Weiterbildungsverordnung, beschlossen auf dem 106. Ärztetag, 2003).

11 S. dazu A. Ehlers: Medizin in den Händen von Heilpraktikern, Berlin u. a. 1995, 7ff.

12 Chr. Probst: Fahrende Heiler und Heilmittelhändler. Medizin von Marktplatz und Landstraße, 44f.

Scharlatane und Kurpfuscher unter Vortäuschung ärztlicher Kenntnisse arglose Kranke davon abhielten, einen Arzt aufzusuchen, Wucherhonorare forderten und nicht selten auch gesundheitliche Schädigungen durch ihr unprofessionelles Verhalten verursachten. Bereits im Jahre 1883 wurde deshalb durch eine Änderung der Gewerbeordnung die Ausübung der Heilkunde im Umherziehen verboten. Sodann wurde im Jahre 1909 ein Gesetzesentwurf gegen Missstände im Heilgewerbe in den Reichstag eingebracht, um diesen Machenschaften stärker entgegen zu wirken. Der Deutsche Reichstag verabschiedete diesen Gesetzesentwurf zunächst nicht. Erst im Jahre 1939, als man anlässlich des Anschlusses Österreichs und des Sudentenlandes eine einheitliche gesetzliche Regelung für das Deutsche Reich schaffen wollte, wurde das Gesetz über die berufsmäßige Ausübung der Heilkunde ohne Bestallung vom 17. Februar 1939[13] (Heilpraktikergesetz) verabschiedet, das heute in wesentlichen Teilen als Bundesrecht weiter gilt.[14]

Ursprüngliches Ziel des Heilpraktikergesetzes war die Abschaffung der Ausübung der Heilkunde durch andere Personen als durch approbierte Ärzte. Man wollte die bereits tätigen Heilpraktiker zwar weiter arbeiten lassen, im Übrigen die Ärzteschaft aber vor der Konkurrenz, die die Heilpraktiker für sie bedeuteten, in der Zukunft besser schützen. Deshalb wurde mit dem Heilpraktikergesetz das Verbot eingeführt, Ausbildungsstätten für Heilpraktiker einzurichten oder zu unterhalten, um auf diese Weise zu verhindern, dass neue Personen ausgebildet werden konnten.[15]

Das Ziel des Heilpraktikergesetzes, längerfristig nur noch Ärzten die Ausübung heilender Tätigkeit zu ermöglichen, hat sich zwischenzeitlich allerdings in sein Gegenteil ver-

---

13 Gesetz über die berufsmäßige Ausübung der Heilkunde ohne Bestallung (Heilpraktikergesetz), RGBl. 1939 I, 251.

14 Dies ergibt sich aus Art. 123 Abs. 1, 125 i. V. m. Art. 74 Nr. 19 Grundgesetz.

15 Bereits die Entstehungsgeschichte des Heilpraktikergesetzes, die ins 19. Jahrhundert zurückreicht, macht deutlich, dass es sich bei diesem Gesetz nicht um ein solches handelt, das auf nationalsozialistischem Gedankengut beruht.

kehrt, denn durch das Grundgesetz wurden die Grundrechte der Berufsfreiheit und des Rechts auf Entfaltung der freien Persönlichkeit garantiert. So hat das Bundesverwaltungsgericht im Jahre 1957 entschieden, dass die im ehemaligen Heilpraktikergesetz enthaltene Regelung, wonach eine Berufsausübungserlaubnis nur noch in besonders begründeten Ausnahmefällen erteilt werden konnte und die Erteilung zudem in das Ermessen der Gesundheitsbehörde gestellt wurde, gegen das Grundrecht der Berufsfreiheit (Art. 12 Grundgesetz) verstößt.[16] Daher muss die einschlägige gesetzliche Regelung verfassungskonform dahingehend ausgelegt werden, dass bei Erfüllung der persönlichen Zulassungsvoraussetzungen jeder Berufsbewerber einen Rechtsanspruch auf Zulassung als Heilpraktiker besitzt. Aufgrund dieser verfassungskonformen Auslegung wurde das Heilpraktikergesetz zu einer Berufsregelung für Heilpraktiker umfunktioniert. Heute besteht deshalb wieder weitgehende Kurierfreiheit für diesen Berufsstand. Das in dem Gesetz enthaltene Verbot, Ausbildungsstätten für Heilpraktiker zu errichten und aufrecht zu erhalten, verstieß ebenso gegen das Grundrecht der Berufsfreiheit und ist deshalb heute nicht mehr wirksam.[17]

1.2.2 Zulassungsvoraussetzungen

Voraussetzung für die Zulassung als Heilpraktiker[18] ist, dass der Antragsteller mindestens 25 Jahre alt ist, eine abgeschlossene Volksschulbildung hat, dass er sittlich zuverlässig sowie geistig und körperlich zur Ausübung des Berufs geeignet ist und dass das Gesundheitsamt seine Kenntnisse überprüft hat.[19]

---

16 Bundesverwaltungsgericht in: NJW 1957, 841f.
17 Für eine rein private Ausbildungsstätte darf jedoch nicht die irreführende Bezeichnung „Heilpraktikerkolleg" verwendet werden; Bundesgerichtshof in: MDR 1983, 996.
18 Die Zulassungsvoraussetzungen ergeben sich aus § 2 Abs. 1 der Ersten Durchführungsverordnung zum Heilpraktikergesetz vom 18.2.1939.
19 Ursprünglich konnten nur deutsche Staatsangehörige die Erlaubnis nach dem Heilpraktikergesetz erhalten; diese Beschränkung ist jedoch

Durch das Mindestalter von 25 Jahren soll gewährleistet werden, dass Personen von der Ausübung der Heilkunde ferngehalten werden, bei denen das erforderliche Maß an Lebenserfahrung und -reife sowie an Verantwortungsbewusstsein noch nicht vorausgesetzt werden kann.[20] Bedenklich ist, dass als Vorbildung eine abgeschlossene Volksschulbildung genügt. Darin kommt eine gewisse Geringschätzung des Berufs des Heilpraktikers durch den Gesetzgeber zum Ausdruck, der für die Ausübung dieses Berufs nicht einmal einen qualifizierten Hauptschulabschluss für erforderlich hält.

Die Voraussetzung der sittlichen Zuverlässigkeit ist in der Art und Weise zu verstehen, dass der Bewerber ausreichende Gewähr für eine ordnungsgemäße Berufsausübung bieten muss, wobei stets die Umstände des Einzelfalles maßgebend sind.[21] Je schwerwiegender und berufsbezogener ein Fehlverhalten ist, dessen sich eine Person schuldig macht, desto eher ist von ihrer Unzuverlässigkeit auszugehen.[22]

Durch das Erfordernis der geistigen und körperlichen Eignung werden an einen Heilpraktiker die gleichen Anforderungen gestellt wie an sonstige Angehörige eines Heilberufs. Bei körperlichen Leiden kommt es auf den jeweiligen Einzelfall an. Das Fehlen der geistigen Eignung ist insbesondere bei dem Vorliegen einer Sucht wegen des damit verbundenen Gefahrenpotenzials gegeben.[23]

Das Gesetz schreibt schließlich eine „Überprüfung der Kenntnisse und Fähigkeiten" des Bewerbers vor. Dabei darf es sich nach der Rechtsprechung des Bundesverwaltungsgerichts nicht um eine ausgesprochene Fachprüfung handeln, wie sich aus dem Begriff „Überprüfung" ergebe.[24] Besonderer

---

verfassungswidrig und damit nichtig; Bundesverfassungsgericht in: NJW 1988, 2290.

20 So Oberverwaltungsgericht Münster in: NJW 1981, 2018f.

21 Bundesverwaltungsgericht, Amtliche Sammlung 4, 257.

22 K. Käfer: Der Heilpraktiker in Theorie und Praxis, Loseblattsammlung, Kempfenhausen 1982, § 2 der DVO zum Heilpraktikergesetz, Anm. 7.

23 R. Cramer: Strafrechtliche Grenzen der Therapiefreiheit und der Heilbehandlung durch den Heilpraktiker, Köln 1995, 25f.

24 Beschluss des Bundesverwaltungsgerichts vom 14.6.1955, vgl. dazu F.

Wert wird im Rahmen der Überprüfung darauf gelegt, dass der Antragsteller über ausreichende Kenntnisse bezüglich der Seuchengesetze und der Vorschriften über die Anzeigepflicht gemeingefährlicher und übertragbarer Krankheiten und ihrer Erscheinungsformen (Diagnosestellung) verfügt und sich der Grenzen der Heilbefugnis eines Heilpraktikers[25] bewusst ist. Die Prüfung ist jedoch keine Leistungskontrolle zur Feststellung einer bestimmten Qualifikation.[26] Maßstab für die Prüfung ist somit die Gefahrenabwehr. Seitens des Gesundheitsamtes wird nur geprüft, ob der Bewerber durch die Ausübung der Tätigkeit als Heilpraktiker eine Gefahr für die Volksgesundheit darstellt. Bedenken gegen die gesetzliche Zulassungsvoraussetzungen für Heilpraktiker bestehen vor allem deshalb, weil sie zwar Kenntnisse über die Grenzen ihrer Heilbefugnis nachweisen müssen, ein Nachweis über die Kenntnisse bezüglich der alternativen Heilmethoden jedoch nicht erforderlich ist. Da weder durch Gesetz noch seitens der Rechtsprechung der Umfang der Kenntnisse eines Heilpraktikers genau festgelegt wird, hat die überprüfende Gesundheitsbehörde einen weiten Ermessensspielraum, welche Anforderungen sie an die Berufsbewerber stellt. Dies hat zur Folge, dass sich bezüglich der Anforderungen erhebliche Unterschiede zwischen den einzelnen Bundesländern ergeben. Aufgrund der Tatsache, dass die Zulassungsprüfung vom Wohnort des Bewerbers unabhängig und beliebig oft wiederholbar ist,[27] haben auch einzelne Gesundheitsbehörden nicht die Möglichkeit, eine in fachlicher Hinsicht angemessene Überprüfung durchgängig zu gewährleisten.

Rabe: Gerichtsentscheidungen zum Recht der Ausübung der Heilkunde ohne Approbation (Heilpraktiker), München 1978, 8f.

25 Bestimmte Tätigkeiten sind dem Heilpraktiker nicht erlaubt, so z. B. die Ausübung der Zahnheilkunde, die Ausübung der Geburtshilfe, die Behandlung meldepflichtiger übertragbarer Krankheiten sowie die Verordnung von Betäubungsmitteln und von verschreibungspflichtigen Arzneimitteln.

26 Hinweise zum Ablauf der Prüfung in Baden-Württemberg finden sich bei H.-J. Rieger: „Stichwort: Heilpraktiker" in: Ders. u. a. (Hg.): Lexikon des Arztrechts, Heidelberg 2001, Rn. 4.

27 Cramer: Strafrechtliche Grenzen, 27.

1.3 Anforderungen an die Zulassung als Psychologischer Psychotherapeut

Weiterhin gibt es eine spezielle Zulassung als Psychologischer Psychotherapeut. Nach einer sehr wechselhaften Geschichte[28] trat Ende der 1990er Jahre das „Gesetz über die Berufe des Psychologischen Psychotherapeuten und des Kinder- und Jugendlichenpsychotherapeuten"[29] in Kraft. Dieses Gesetz sieht mit der Einführung des Psychologischen Psychotherapeuten und des Kinder- und Jugendlichenpsychotherapeuten zwei neue akademische Heilberufe vor, die ebenso wie Ärzte psychotherapeutisch tätig sein können. Voraussetzung für die Zulassung ist eine Ausbildung als Psychologe oder als Psychagoge. Diese Heilberufe wurden trotz des massiven Widerstands der Ärzteschaft in das bestehende Vertragsrecht der gesetzlichen Krankenversicherung einbezogen, also in die vertragsärztliche Versorgung integriert, so dass die Vergütung der psychotherapeutischen Behandlung durch die gesetzlichen Krankenkassen für ärztliche und nichtärztliche Psychotherapie einheitlich ist (sog. Integrationsmodell).

Die Bezeichnung Psychotherapeut darf heute nur noch von Ärzten, Psychologischen Psychotherapeuten sowie von Kinder- und Jugendlichenpsychotherapeuten geführt werden. Diese Personen müssen eine Approbation haben, die auf Antrag deutschen Staatsangehörigen, Staatsangehörigen eines Mitgliedstaates der Europäische Union oder eines anderen Vertragsstaates des Europäischen Wirtschaftsraums sowie heimatlosen Ausländern, wenn sie die vorgeschriebene Ausbildung abgeleistet und die staatliche Prüfung bestanden haben, erteilt wird. Außerdem müssen die Voraussetzungen der Würdigkeit und Zuverlässigkeit sowie die gesundheitliche Eignung und Fähigkeit zur Berufsausübung vorliegen (§ 2 Abs. 1 PsychThG).

---

28 Zur Entstehungsgeschichte s. K. Salzl/R. Steege: Psychotherapeutengesetz. Eine systematische Einführung in das neue Berufsrecht und das Vertragsrecht der gesetzlichen Krankenversicherung, Berlin 1999, 17ff.
29 Bundesgesetzblatt 1998 I, 1311.

Der Gesetzgeber hat darauf verzichtet, die „anerkannten" psychotherapeutischen Behandlungsverfahren festzulegen, und statt dessen die Ausübung der Psychotherapie definiert als jede

> „mittels wissenschaftlich anerkannter psychotherapeutischer Verfahren vorgenommene Tätigkeit zur Feststellung, Heilung oder Linderung von Störungen mit Krankheitswert, bei denen Psychotherapie indiziert ist" (§ 1 Abs. 3 PsychThG).

Durch das Erfordernis der wissenschaftlichen Anerkennung soll der Schutz der Patienten gewährleistet werden. Zugleich wird durch diese Regelung der für die Psychotherapie typischen Methodenvielfalt Rechnung getragen, indem es ermöglicht wird, neue psychotherapeutische Verfahren zu entwickeln und einzusetzen.

Hervorzuheben ist, dass die Ausübung der Psychotherapie auch die Verpflichtung umfasst, bei dem Patienten eine somatische (körperliche) Abklärung herbeizuführen (§ 1 Abs. 3 Satz 2 PsychThG). Dadurch soll die Qualität der Versorgung verbessert und der Gefahr entgegen getreten werden, dass behandlungsbedürftige somatische Erkrankungen unbehandelt bleiben, weil der Patient auf die Konsultation eines Arztes verzichtet und sich direkt in die Behandlung eines Psychologischen Psychotherapeuten begibt.

1.4 Zulässigkeit psychologischer Tätigkeiten ohne staatliche Zulassung

Die Psychotherapie muss von den psychologischen Tätigkeiten abgegrenzt werden, die auf die Aufarbeitung und Überwindung sozialer Konflikte oder sonstiger Zwecke außerhalb der Heilkunde gerichtet sind und keine staatliche Zulassung voraussetzen. Auf diese Weise wurde insbesondere für psychologische Beratungsstellen, wie sie von Kirchen und Trägern der Wohlfahrtspflege betrieben werden, die Fortsetzung ihrer bisherigen Tätigkeit ermöglicht. Suchtberatungsstellen, Sozialpsychiatrische Dienste und vergleichbare Einrichtungen dürfen heilkundliche Psychotherapie allerdings nur noch mit Mitarbeitern erbringen, die zur Berufsausübung als Psychologischer Psychotherapeut oder als Kinder- und Jugendlichenpsychotherapeut berechtigt sind.[30]

1.5 Anerkennung einer eingeschränkten Heilpraktikerprüfung als Voraussetzung für die Ausübung der heilkundlichen Psychotherapie

Die Ausübung der heilkundlichen Psychotherapie ist unter anderer Bezeichnung auch Heilpraktikern erlaubt. Seit Ende der 1980er Jahre kann hierfür eine eingeschränkte Heilpraktikerprüfung beantragt werden, nachdem das Bundesverfassungsgericht[31] zwei Psychologen Recht gegeben hat, die gegen ein Zulassungsverbot als Psychotherapeuten geklagt hatten. Dieses Verbot war darauf gestützt, dass sie weder Ärzte noch Heilpraktiker waren. Das Bundesverfassungsgericht forderte unter Berufung auf den verfassungsrechtlichen Verhältnismäßigkeitsgrundsatz, dass bei der Prüfung Rücksicht darauf genommen werden müsse, dass es neben Ärzten und Heilpraktikern auch andere, eigenständige Formen der Heilkunde gebe. Die starre Fixierung der Prüfung auf den Heilpraktiker führe zu einer nicht hinnehmbaren Einschränkung der Grundrechte der Berufsfreiheit und des allgemeinen Persönlichkeitsrechts. Diese Entscheidung wurde durch das Bundesverwaltungsgericht[32] im Jahre 1993 aufgegriffen, das ausführt:

„Von einer Bewerberin, die nur die Ausübung der Psychotherapie anstrebt, dürfen nicht allgemeine heilkundliche Grundkenntnisse einschließlich der Kenntnisse im Bereich der Anatomie, Physiologie, Pathologie und Arzneimittelkunde verlangt werden."

Hierin spiegelt sich die allgemeine Entwicklung wider, dass vor allem die Rechtsprechung und weniger die Gesetzgebung auf das Recht im Bereich des alternativen Heilens Einfluss ausgeübt hat.

---

30 Salzl/Steege: Psychotherapeutengesetz, 21.
31 Bundesverfassungsgericht, Amtliche Sammlung 78, 179ff.
32 Bundesverwaltungsgericht in: NJW 1993, 2395.

1.6 Zusammenfassung

Die Zulassungserfordernisse für Heilberufe, die der Gesetzgeber statuiert hat, dienten weniger dem Schutz der Patienten als vielmehr vorrangig dem Schutz der Ärzte vor Konkurrenz. Erst die höchstrichterliche Rechtsprechung hat in neuerer Zeit dazu beigetragen, dass der Konkurrentenschutz der Ärzte zurückgedrängt wurde und die gesetzlichen Regelungen nunmehr so ausgelegt werden, dass dem Schutz des Selbstbestimmungsrechts unter Beachtung der Grundrechte der Angehörigen der Heilberufe besser Rechnung getragen wird.

2. Anforderungen an die Ausübung der Heilkunde

Die Ausübung eines Heilberufs setzt eine Zulassung voraus. Wer keine Zulassung zur Ausübung eines Heilberufs hat, einen solchen aber gleichwohl ausübt, macht sich gemäß § 5 HeilpraktikerG strafbar und kann mit Freiheitsstrafe bis zu einem Jahr oder mit Geldstrafe bestraft werden. Dabei ist es irrelevant, ob bei den Patienten Gesundheitsschäden verursacht werden. Ebenso kommt es nicht darauf an, ob ein Entgelt für die Behandlung genommen wird. Tätigkeiten, die nicht unter den Begriff der „Ausübung der Heilkunde" fallen, so z. B. der gesamte Bereich der Lebensberatung,[33] dürfen dagegen ohne staatliche Zulassung ausgeübt werden.

2.1 Anwendungsbereich des gesetzlichen Verbots der Ausübung der Heilkunde ohne Zulassung

Das Gesetz definiert in § 1 Abs. 2 HeilpraktikerG die Ausübung der Heilkunde als

„jede berufs- oder gewerbsmäßig vorgenommene Tätigkeit zur Feststellung, Heilung oder Linderung von Krankheiten, Leiden

---

33 Eingehend dazu Punkt 4.

oder Körperschäden bei Menschen, auch wenn sie im Dienst von anderen ausgeübt wird".

Diese Definition ist einerseits zu eng und andererseits viel zu weit. Zu eng ist sie insoweit, als medizinisch prophylaktische Eingriffe nicht erfasst werden, denn bei diesen werden keine Krankheiten, Leiden oder Körperschäden festgestellt, geheilt oder gelindert. Außerdem handelt es sich bei kosmetischen Eingriffen, so bei der Schönheitschirurgie, nicht um eine Heilung oder Linderung von Krankheiten oder Leiden. Selbst die ausschließlich betrügerische Quacksalberei wird von der gesetzlichen Definition der Heilkunde nicht erfasst, da der Quacksalber keine diagnostischen oder therapeutischen Zwecke verfolgt,[34] sondern diese Zwecke nur vortäuscht.

Die Legaldefinition ist insofern zu weit, als bei wortgetreuer Auslegung des Gesetzes auch nicht-ärztliche Assistenzberufe wie Krankenschwestern und -pfleger, Physiotherapeuten und die früheren Ärzte im Praktikum erfasst werden, da deren Tätigkeit unmittelbar oder zumindest mittelbar mit der Feststellung und Heilung oder Linderung von Krankheiten verbunden ist. Diese Berufe sollen jedoch gerade ohne Zulassung ausgeübt werden dürfen.

2.1.1 Strafrechtsprechung

Um die Schwächen der gesetzlichen Definition der Heilbehandlung auszugleichen, greift die Strafrechtsprechung auf den Zweck des Heilpraktikergesetzes zurück, den sie darin sieht, zum Wohl der Volksgesundheit zu verhindern, dass Kranke statt sich von einem Arzt oder einem zugelassenen Heilpraktiker sachgemäß behandeln zu lassen, in die Hände Unkundiger und Unzuverlässiger fallen. Das Gesetz wolle weiterhin verhindern, dass sich unberufene Personen auf Kosten Leidender eine bequeme Einnahmequelle verschaffen.[35] Um alle gefährlichen Fälle zu erfassen, bejaht die Straf-

---

34 Bundesgerichtshof in: NJW 1956, 313f; Bundesgerichtshof in: NJW 1978, 599.
35 Bundesgerichtshof in: NJW 1956, 313f.

rechtsprechung bereits dann eine Heilbehandlung, wenn bei den Behandelten der bloße Eindruck entsteht, sie sollten geheilt oder ihnen sollte Erleichterung verschafft werden.[36] Dadurch können auch Scharlatane und Heilapostel von dem gesetzlichen Verbot erfasst werden. In einem konkreten Fall, den der Bundesgerichtshof zu entscheiden hatte, ging es um einen Heilapostel, der vorhandene schlechte Gewalten durch Gebete, Besprechungen und ähnliche Vorgänge zu bannen versucht hatte. Der Eindruck, es handele sich um die Ausübung der Heilkunde, könne auch dadurch entstehen, so der Bundesgerichtshof, dass angeblich übernatürliche Gewalten mit vermeintlichen oder vorgetäuschten übersinnlichen Kräften bekämpft werden. Gerade ein solches Treiben könne den Zielen des Heilpraktikergesetzes in hohem Maße zuwiderlaufen und sei deshalb besonders gefährlich.

Diese Rechtsprechung wurde später dahingehend fortentwickelt, dass die Ausübung der Heilkunde das Behandeln eines konkreten Krankheitsfalles voraussetze, also eine individualisierende Beziehung des Behandelnden zu der Krankheit des Behandelten erfordere. So seien beispielsweise der Verkauf von Entstrahlungsgeräten und die allgemeine Anpreisung eines solchen Heilmittels daher noch keine Ausübung der Heilkunde.[37] Auch wenn ein Gerät mit dem Hinweis angepriesen wird, es sei für die Krankheit des Käufers gut, soll noch keine Ausübung der Heilkunde vorliegen,[38] obwohl doch die Beratung bereits Bestandteil der ärztlichen Tätigkeit ist.

Insgesamt legt die Rechtsprechung die Regelung des § 1 des Heilpraktikergesetzes so aus, dass ein breiter Anwendungsbereich entsteht. So sah der Bundesgerichtshof das Handauflegen und das kurze Bestreichen einer kranken und schmerzhaften Körperstelle als Ausübung der Heilkunde an, obwohl der Beschuldigte ausdrücklich darauf hingewiesen hatte, dass er keine ärztliche Diagnose stelle und vor allen Dingen durch überirdische, übernatürliche Kräfte heile.[39]

---

36 Bundesgerichtshof in: NJW 1956, 313f.
37 Oberlandesgericht Bremen in: MDR 1957, 310f.
38 Oberlandesgericht Celle in: NJW 1957, 1411.
39 Bundesgerichtshof in: NJW 1978, 599f.

Hier werde gleichwohl der Eindruck erweckt, dass therapiert werde. Denn damit werde ein Ziel verfolgt, das nach allgemeiner Anschauung ärztliches Fachwissen voraussetze. Außerdem bestehe die Gefahr, dass der Patient die Anwendung gebotener medizinischer Heilmethoden unterlasse oder zumindest verzögere, weil der Heilbehandler nicht einschätzen könne, wann eine medizinische Heilbehandlung notwendig sei.

Hingegen fallen Geistliche, obwohl ihre Fürbitten und aufgelegten Hände nach dem Eindruck der Hilfsbedürftigen Leiden lindern, nach Auffassung der Rechtsprechung nicht unter das gesetzliche Verbot der Ausübung der Heilbehandlung, weil in der Regel der Bezug zu einer konkreten Krankheit fehlt und sie sich zudem auf das Grundrecht der Religionsfreiheit berufen können.[40]

Weitere Voraussetzung der Strafbarkeit ist, dass der Heilende berufs- oder gewerbsmäßig behandelt. Dies ist bei nur sporadischer Ausübung der Heilkunde nicht der Fall. Die gelegentliche, auf Gefälligkeit beruhende Heilbehandlung soll nicht bestraft werden. Der Täter muss vielmehr die Absicht haben, in gleicher Weise und wiederholt tätig zu werden.[41] Gewerbsmäßigkeit setzt zusätzlich voraus, dass ein Honorar angestrebt wird; auf die tatsächliche Entgeltlichkeit der Tätigkeit kommt es nicht an.[42]

2.1.2 Verwaltungsrechtsprechung

Im Verwaltungsrecht geht es nicht um die Beurteilung bereits erfolgter Tätigkeiten und deren Vereinbarkeit mit einem strafrechtlichen Verbotstatbestand, sondern um die Frage, ob eine geplante Tätigkeit eine Zulassung als Heilpraktiker erfordert. Die Verwaltungsrechtsprechung bejaht das Vorliegen der Ausübung der Heilbehandlung dann,

---

40 Näher dazu H. Wiesendanger: „Geistiges Heilen für eine neue Zeit" in: Ders. (Hg.): Geistiges Heilen, München 1999, 317f.
41 Reichsgericht in Strafsachen, Amtliche Sammlung 77, 17.
42 Bayerisches Oberstes Landesgericht in: MDR 1982, 76.

wenn eine besondere ärztliche Fachkenntnis erforderlich ist, sei es im Hinblick auf das Ziel, die Art oder die Methode der Tätigkeit, sei es für die Feststellung, ob im Einzelfall mit der Behandlung begonnen werden darf.[43] Die Ausweitung des Gesetzes auf die Art oder Methode der Tätigkeit hat zur Folge, dass auch kosmetische Behandlungen, soweit chirurgische Instrumente eingesetzt werden, z. B. Nasen verkürzt, Sattel- oder Höckernasen begradigt werden, als Ausübung der Heilkunde gelten und deshalb eine Zulassung erfordern.[44] Auch wenn körperliche Erscheinungen wie Leberflecken und Warzen, die keine Krankheitsbedeutung haben, mit einem Kalkauter entfernt werden, liegt eine Heilbehandlung vor, weil der Tätigkeit des Entfernens eine entsprechende Diagnostik vorausgehen muss.[45] Wenn jedoch ein Geistheiler in einem austherapierten Fall, den die Ärzte und Heilpraktiker bereits aufgegeben haben, tätig werden will, war ihm dies nach Auffassung des Bundesverwaltungsgerichts untersagt.[46] Maßgeblich für die Frage, ob eine Heilbehandlung vorliegt, ist, welchen Sinn der Behandelnde seinem Tun in Bezug auf den Patienten beigemessen haben möchte. Dies wurde durch das Bundesverwaltungsgericht in einem Fall entschieden, in dem es um das Heilmagnetisieren ging, das als Ausübung der Heilkunde angesehen wurde, weil von dem Behandelnden die Gefahr ausgehe, dass sein Tätigwerden bei den Patienten die Hoffnung auf Heilung nähre und deshalb auf die Inanspruchnahme ärztlicher Hilfe verzichtet werden könnte.[47] Hierin spiegelt sich wider, dass die Verwaltungsgerichte – anders als die Strafgerichte – die Ausübung der Heilkunde unter dem Aspekt der Gefahrenabwehr bestimmen.

---

43 Bundesverwaltungsgericht in: NJW 1959, 833 f; Bundesverwaltungsgericht NJW 1966, 418.
44 Bundesverwaltungsgericht in: NJW 1959, 833f.
45 Bundesverwaltungsgericht in: NJW 1966, 418.
46 Bundesverwaltungsgericht in: MedR 1992, 52f.
47 Bundesverwaltungsgericht in: NJW 1994, 3026.

2.1.3 Tendenzen zu einer restriktiven Anwendung des Strafrechts in der neueren Rechtsprechung

Es soll nicht verschwiegen werden, dass es in neuerer Zeit auch gelegentlich Gerichtsentscheidungen gab, die eine Strafbarkeit der Geistheiler verneint haben. So wurde ein Geistheiler freigesprochen, der versucht hatte, durch religiöse Riten und Glaubensausformungen unter Anrufung Gottes durch Handauflegen die Selbstheilungskräfte der Patienten zu stärken. Konkrete Krankheitsbilder waren für diesen Heiler ohne jede Bedeutung, da die Heilung durch die Selbstheilungskräfte der Patienten bewirkt werden sollte. Deshalb erhielt auch jeder Hilfesuchende ein Informationsblatt, in dem ein Heilungsversprechen verneint und ausdrücklich darauf hingewiesen wurde, der Patient solle sich weiterhin ärztlich behandeln lassen. Obwohl keine Diagnosen, Therapien und Behandlungen im medizinischen Sinne durchgeführt wurden und auch nicht der Eindruck einer ärztlichen Behandlung erweckt wurde und obwohl die Fortsetzung der ärztlichen Behandlung angeraten wurde, erhob die Staatsanwaltschaft Anklage. Im Jahre 1997 kam das Strafgericht schließlich zu einem Freispruch mit der Begründung, dass die Tätigkeit des Beschuldigten keine gesundheitlichen Schäden verursachen und auch in ihren Auswirkungen nicht gefährlich sein könne, weil ein Leiden, dessen Diagnose ärztliches Wissen erfordert, nicht erkannt oder nicht behandelt worden sei.[48]

Auch das Landgericht Verden hat entschieden, dass eine Ausübung der Heilkunde nicht vorliegt, wenn sich die jeweilige Handlung auf Heilmethoden beschränkt, die für die Gesundheit objektiv unschädlich sind, und wenn der Patient vor der Behandlung eindringlich darauf hingewiesen wurde, dass diese Art der Behandlung eine ärztliche nicht ersetzen könne und sobald als möglich ein Arzt aufzusuchen sei (sog. Paranormalheiler).[49]

---

48 S. hierzu Wiesendanger: Geistiges Heilen für eine neue Zeit, 353ff.
49 Landgericht Verden in: MedR 1998, 183.

Wenn man § 1 des Heilpraktikergesetzes in dieser Weise auslegt, wird vermieden, dass Heiler, die niemandem schaden, gefährlichen Kurpfuschern und Geschäftemachern gleich gestellt werden. Nur Letzteren muss das Handwerk gelegt werden, wenn sie ärztliche Kenntnisse vortäuschen, gutgläubige Patienten von notwendiger medizinischer Versorgung abhalten, sie mit dubiosen Diagnosen in Angst und Schrecken versetzen, ihre Gesundheit gefährden oder sie in psychische Abhängigkeit bringen. Aus diesen Gründen genügt es nicht, auf die liberalistische Strategie des 19. Jahrhunderts zu vertrauen und den Gesetzen des Marktes freien Lauf zu lassen. Zwar ist eine Verbotsnorm erforderlich, die schädigendem Verhalten vorbeugt. Die letztlich nicht überzeugende Rechtslage liegt dabei aber weniger in der gesetzlichen Regelung des § 1 des Heilpraktikergesetzes als in der Auslegung und Anwendung dieses Gesetzes durch die Rechtsprechung begründet, die häufig zu einseitig die drohenden Gefahren sieht und sich an Missständen orientiert.

2.2 Möglichkeiten einer legalen Behandlung durch Geistheiler de lege lata und de lege ferenda

2.2.1 Gegenwärtig geltende Gesetzeslage

Besonders problematisch und weit weniger geklärt als die Rechtslage beim Heilpraktiker sind Zulässigkeit und Grenzen einer legalen Behandlung durch Geistheiler. Daher wird Menschen, die sich von ihrem Beruf her als Heiler verstehen, keine hinreichende Sicherheit gegeben, wie sie sich zu verhalten haben, um mit dem Gesetz nicht in Konflikt zu geraten. Hier stellt sich die Frage, wie Abhilfe geschaffen werden kann, damit seriöse Heiler ihre helfende Tätigkeit ausüben können, ohne mit dem Recht in Konflikt zu kommen.

Zunächst ist es Aufgabe der Rechtsprechung, eine Gesetzesauslegung zu entwickeln, die seriöses Tätigwerden nicht behindert und dem Bürger Vorhersehbarkeit des rechtlich Erlaubten ermöglicht. Bis zur Entstehung einer gefestigten höchstrichterlichen Rechtsprechung ist es aber stets ein weiter Weg. Deshalb finden sich in der Literatur immer wieder Ratschläge, wie sich Geistheiler verhalten sollten, damit sie nicht mit dem Gesetz in Konflikt geraten.

So haben die insgesamt negativen Erfahrungen mit einer Strafjustiz, die stets den Kampf gegen Scharlatane und Kurpfuscher im Auge hat, dazu geführt, dass in einem Handbuch für Geistheiler[50] empfohlen wird, nicht auf konkrete Krankheiten einzugehen, Hilfesuchende eingehend aufzuklären und auf die fehlende medizinische Qualifikation des Heilers hinzuweisen. Es wird geraten, entweder als Seelsorger aufzutreten, da geistiges Heilen als Ausdruck praktizierten Glaubens der grundrechtlich geschützten Religionsfreiheit unterfalle, oder die Zusammenarbeit mit einem Arzt zu suchen und sich als berufsmäßiger Mitarbeiter in den ärztlichen Praxisbetrieb eingliedern zu lassen. Die ärztliche Leistung muss dann weiterhin der Arzt selbst erbringen und insgesamt die Aufsicht über die Heilbehandlung behalten. Zutreffend wird darauf hingewiesen, man könne sich auch im Einzelfall von einem Arzt als Heiler hinzuziehen lassen, wenn der Arzt die Mitwirkung des Nichtarztes zur Erzielung des Heilerfolges am Patienten nach den Regeln der ärztlichen Kunst für notwendig halte, sofern die Verantwortungsbereiche von Arzt und Nichtarzt getrennt bleiben.

Die Zusammenarbeit von Geistheilern mit Ärzten findet in anderen Staaten durchaus statt.[51] Bereits vor Jahrzehnten wurde an einem der angesehensten Krankenhäuser der Welt, im Hammersmith Hospital in London, einer an der Spitze der medizinischen Forschung stehenden Klinik, ganz selbstverständlich neben dem absoluten Medizinspezialisten der spirituelle Heiler eingesetzt. Es ist dort – wie in ganz England – gar keine Frage, dass Heilung neben der medizinischen auch eine spirituelle Dimension hat, dass Gesundung der Medizin allein unverfügbar bleibt. Der Patient, der es wünscht, erhält neben der notwendigen medizinischen Betreuung auch eine spirituelle Betreuung. Und die Ergebnisse

---

50 Wiesendanger: Geistiges Heilen für eine neue Zeit, 326ff.
51 Überblick darüber bei Wiesendanger: Geistiges Heilen für eine neue Zeit, 332ff.

dieser Zusammenarbeit sind positiv. Diese Praxis in Großbritannien beruht auf folgender Rechtslage: Spiritual healers dürfen seit 1959 in Kliniken und seit 1985 mit niedergelassenen Ärzten zusammen arbeiten. Die Kosten geistiger Behandlungen werden vom National Health Service getragen, sofern sie unter fortlaufender ärztlicher Kontrolle erfolgen.[52]

Wenn man erreichen will, dass Heiler mit Ärzten zusammen arbeiten, die die Verantwortung für das therapeutische Gesamtkonzept und dessen Umsetzung tragen, wie dies in England der Fall ist, setzt dies insbesondere voraus, dass die Kosten der Heiler durch die Krankenkassen erstattet werden. Angesichts der angespannten finanziellen Situation im Gesundheitswesen ist mit einer solchen Entscheidung in absehbarer Zeit wohl nicht zu rechnen.

2.2.2 Höchstrichterliche Rechtsprechung des Bundesverfassungsgerichts

Inzwischen hat das Bundesverfassungsgericht in seinem Beschluss vom 2. März 2004[53] zur Notwendigkeit einer behördlichen Erlaubnis zur Ausübung geistigen Heilens Stellung genommen. Ein Beschwerdeführer hatte eine behördliche Erlaubnis zur Ausübung seiner Tätigkeit als geistiger Heiler beantragt. Diese Tätigkeit beschrieb er wie folgt: Er versuche, die Seele des Kranken zu berühren. Mit Hilfe seiner Hände übertrage er positive Energien auf das Zielorgan und aktiviere dadurch die Selbstheilungskräfte seiner Klienten. Er stelle weder Diagnosen noch verschreibe er Medikamente oder verwende medizinische Geräte. Heilsversprechen gebe er auch nicht ab. Er rate den Kranken dringend zu, weiter Hausärzte und Spezialisten zu konsultieren. Daher benötige er keine Heilpraktikerprüfung. Seine Befähigung sei durch einen Ausweis des Dachverbandes „Geistiges Heilen e. V." nachgewiesen. Da die zuständige Behörde diese Tätigkeit als Ausübung der Heilkunde nach dem Heilprak-

---

52 Wiesendanger: Geistiges Heilen für eine neue Zeit, 332f.
53 Bundesverfassungsgericht in: NJW-RR 2004, 705.

tikergesetz einstufte, lehnte sie den Antrag auf Erteilung einer behördlichen Erlaubnis unter Verweis auf die Erforderlichkeit der Überprüfung von Kenntnissen und Fähigkeiten des Beschwerdeführers zum Schutz der Volksgesundheit ab. Verrichtungen, die für sich gesehen ärztliche Fachkenntnisse nicht voraussetzen, fielen gleichwohl unter die Erlaubnispflicht, wenn sie Gesundheitsgefährdungen mittelbar dadurch zur Folge hätten, dass frühzeitiges Erkennen ernster Leiden, das ärztliches Fachwissen voraussetze, verzögert werden könne. Der hiergegen eingelegte Widerspruch und die anschließende Klage blieben erfolglos.

Der Beschwerdeführer wandte sich gegen die ablehnenden Entscheidungen mit einer Verfassungsbeschwerde und rügte die Verletzung seines Grundrechts aus Art. 12 Abs. 1 Grundgesetz, der die Freiheit der Berufswahl und -ausübung garantiert. Seine Tätigkeit sei nicht erlaubnispflichtig nach dem Heilpraktikergesetz, weil es sich bei ihr nicht um Ausübung von Heilkunde handele. Für den Eingriff in seine Berufswahlfreiheit gebe es keine wichtigen Gemeinwohlgründe, da er mit seinem Beruf keine Gefahr für die Allgemeinheit darstelle. Seine Heilkräfte ließen sich durch medizinische Kräfte nicht wecken. Die Ablegung einer Kenntnisüberprüfung auf medizinischem Gebiet sei überdies unzumutbar, denn sie diene nicht der zukünftigen Berufsausübung.

Das Bundesverfassungsgericht nahm die Verfassungsbeschwerde zur Entscheidung an und bejahte eine Verletzung des Grundrechts aus Art. 12 Abs. 1 Grundgesetz mit der Begründung, dass die Erlaubnispflicht nach dem Heilpraktikergesetz im konkreten Fall schon nicht geeignet sei, den mit ihr erstrebten Zweck des Schutzes der Gesundheit der Bevölkerung zu erreichen. Die Heilertätigkeit des Beschwerdeführers beschränke sich auf die Aktivierung der Selbstheilungskräfte seiner Patienten durch Handauflegen. Ärztliche Fachkenntnisse seien hierfür nicht erforderlich. Eine mittelbare Gesundheitsgefährdung durch die Vernachlässigung notwendiger ärztlicher Behandlung sei mit letzter Sicherheit nie auszuschließen, wenn Kranke bei anderen Personen als bei Ärzten Hilfe suchen. Dieser Gefahr könne aber durch das Erfordernis einer Erlaubnis nach dem Heilpraktikergesetz nicht adäquat vorgebeugt werden. Ein Heiler, der spirituell wirke und den religiösen Riten näher stehe als der Medizin, wecke im Allgemeinen die Erwartung auf heilkundlichen Beistand schon gar nicht. Die Gefahr, notwendige ärztliche Hilfe zu versäumen, werde daher eher vergrößert, wenn geistiges Heilen als Teil der Berufsausübung von Heilpraktikern verstanden würde. Hingegen dürften ganz andersartige, ergänzende Vorgehensweisen – wie beispielsweise die Krankensalbung, das Segnen oder das gemeinsame Gebet – wohl kaum den Eindruck erwecken, es handele sich um einen Ersatz für medizinische Betreuung. Jedenfalls zielten die Heilpraktikererlaubnis und die ärztliche Approbation nicht auf rituelle Heilung. Wer letztere in Anspruch nehme, gehe einen dritten Weg, setze sein Vertrauen nicht in die Heilkunde und wähle etwas von einer Heilbehandlung Verschiedenes, wenngleich auch von diesem Weg Genesung erhofft werde. Einen derartigen Weg zu unterbinden sei nicht Sache des Heilpraktikergesetzes. Hinzu komme, dass es an der Erforderlichkeit der Maßnahme zum Schutz der Gesundheit fehle. Da die mit der Tätigkeit verbundenen Gesundheitsgefahren nur im Versäumen ärztlicher Hilfe liegen könnten, müsse lediglich sichergestellt werden, dass ein solches Unterlassen nicht vom Beschwerdeführer veranlasst oder gestärkt werde. Einer Überprüfung seiner Kenntnisse und Fähigkeiten auf den Gebieten, die den Heilpraktiker kennzeichnen, bedürfe es hierzu aber nicht. Es müsse lediglich gewährleistet sein, dass die Kranken zu Beginn des Besuchs ausdrücklich darauf hingewiesen würden, dass eine ärztliche Behandlung nicht ersetzt würde. Dies könne durch einen gut sichtbaren Hinweis in den Räumen oder entsprechende Merkblätter, die zur Unterschrift vorgelegt werden, geschehen.

Mit dieser Entscheidung des Bundesverfassungsgerichts ist Geistheilern die Möglichkeit eröffnet, ohne ein spezielles Zulassungserfordernis, wie es für die Heilberufe – Ärzte und Heilpraktiker – besteht, ihre Tätigkeit auszuüben, sofern sie nur darauf hinweisen, dass eine ärztliche Behandlung nicht ersetzt wird. Hiervon wird in der Praxis bereits in erheblichem Umfang Gebrauch gemacht.

2.2.3 Überlegungen de lege ferenda

Gelegentlich wurde der Vorschlag unterbreitet, auch Geist-heiler sollten die Heilpraktikerprüfung absolvieren und dann eine Zulassung als Heilpraktiker beantragen.[54] So könnten sie einen Verstoß gegen § 1 des Heilpraktikergesetzes vermeiden. Dieser Vorschlag war gut gemeint, in der Sache jedoch problematisch. Denn Handauflegen, Gebetsheilen, Besprechen oder geistige Fernbehandlung setzen weder Kenntnisse auf den Gebieten der Anatomie, Physiologie, Pathologie und Arzneimittelkunde noch sonstige Fähigkeiten voraus, die ein Heilpraktiker nachweisen muss. Gerade diesen Gesichtspunkt hat das Bundesverfassungsgericht in seinem Beschluss vom 2. März 2004 zutreffend hervorgehoben, um zu begründen, dass eine Zulassung als Heilpraktiker nicht erforderlich ist.

Damit stellt sich aber die Frage, ob die Einführung des „Diplomheilers" eine Lösung des Problems darstellen könnte.[55] Dieser Schritt hätte zur Folge, dass nicht mehr jeder heilen dürfte, der sich dazu berufen fühlt. Nur müsste man dann nach objektiven Maßstäben feststellen, ob die angeblichen Fähigkeiten des Heilers auch wirklich vorhanden sind. Auf das Abfragen der Heiltechniken könnte man sich sicherlich nicht beschränken. Wie und wohin, in welchem Abstand, wie lange und in welcher Abfolge die Hände beim Heilen gehalten werden, ist für viele Heiler irrelevant. Solche Fragen würden solche Heiler bevorzugen, die verschulten Traditionen folgen wie etwa im Reiki, im Qi Gong oder beim Prana-Heilen. Intuitiv vorgehende Heiler würden hingegen ausgeschlossen, obwohl auch sie Heilerfolge verzeichnen können. Sollte man den Nachweis therapeutischer Effekte in einem oder mehreren Fällen fordern, indem der Gesundheitszustand vor und nach der Behandlung durch Ärzte festgestellt wird? Ein schweizerischer Heilerverband fordert

---

54 Auf die Möglichkeit der Beantragung einer eingeschränkten Heilpraktikerprüfung weist Wiesendanger: Geistiges Heilen für eine neue Zeit, 327f, hin.

55 S. hierzu Wiesendanger: Geistiges Heilen für eine neue Zeit, 367ff.

von den Prüflingen Klientenzeugnisse, aus denen „klar ersichtlich sein muss, dass eine bedeutende Besserung stattgefunden hat, die dem geprüften Verfahren zugeordnet werden kann".[56] Wie gehen wir dann aber mit Spontangesundungen um, die ohne jeden erkennbaren äußeren Anlass auftreten?

Wenn sich Geistheiler als Werkzeuge einer höheren Macht verstehen, stehen sie letztlich einem Priester näher als einem Arzt. Sie therapieren keine speziellen Krankheiten, sondern betreuen Kranke in einem religiösen Kontext. Damit üben solche Geistheiler ihre verfassungsrechtlich geschützte Religionsfreiheit aus. Ob hier der Einsatz von Prüfungen wirklich weiter helfen kann, ist äußerst fragwürdig. Hinzu kommt, dass die Gefahr besteht, dass nicht die Kranken geschützt werden, wie dies vorgegeben wird, sondern letztlich die etablierten Heiler Wettbewerbsvorteile erhielten.

2.3 Europäisierung der Rechtslage?

Angesichts der unterschiedlichen Regelungen über die Ausübung der Heilkunde in den verschiedenen Staaten in der Europäischen Union stellt sich die Frage, ob durch das Europarecht eine Vereinheitlichung der Rechtslage herbeigeführt werden kann. Während in England „spiritual healers" ganz selbstverständlich in das Gesundheitssystem integriert sind, ist in Österreich die Ausübung der Heilbehandlung ausschließlich den Ärzten vorbehalten; lediglich Geistheiler, die sich auf geistige Heilweisen beschränken wie Handauflegen, Besprechen, Beten etc., die nicht zum Standard ärztlicher Heilkunst gehören, dürfen in Österreich tätig werden, wenn sie dies kostenlos oder auf Spendenbasis tun.[57] Damit bilden sie keine Konkurrenz für die Ärzte. Mit dem Ziel des Gesundheitsschutzes kann diese Rechtslage jedoch nicht legitimiert werden. Vielmehr geht es um den Schutz der Ärzte vor Konkurrenten. Damit stellt sich aber die Frage, ob in den unter-

---

56 Wiesendanger: Geistiges Heilen für eine neue Zeit, 369.
57 Wiesendanger: Geistiges Heilen für eine neue Zeit, 335.

schiedlichen Zugangsregelungen zur Ausübung der Heilbehandlung ein Verstoß gegen die Niederlassungsfreiheit in der Europäischen Union liegt. Eine Einschränkung dieser Freiheit ist nur zulässig, wenn dies durch den Gesundheitsschutz gerechtfertigt ist. Eine solche Rechtfertigung hat der Europäische Gerichtshof in Luxemburg in fragwürdiger Weise bejaht, als ein deutscher Heilpraktiker geltend machte, sich in Österreich niederlassen zu dürfen. Es ist nach Ansicht des Gerichtshofs jedoch möglich, in Österreich für die Heilpraktikerausbildung in Deutschland zu werben, sofern aus der Werbung hervorgeht, wo die Ausbildung stattfindet (nicht in Österreich) und dass der Beruf des Heilpraktikers in Österreich nicht ausgeübt werden darf.[58]

2.4 Aufklärungs- und Sorgfaltspflichten beim Einsatz von Außenseitermethoden

Auch die Aufklärungs- und Sorgfaltspflichten, die mit alternativen Heilverfahren verbunden sind, werfen erhebliche rechtliche Probleme auf,[59] und zwar sowohl im Hinblick auf die Anforderung an Ärzte als auch im Hinblick auf die Anforderungen, die an Heilpraktiker gestellt werden.

2.4.1 *Aufklärungs- und Sorgfaltspflichten des Arztes*

2.4.1.1 Aufklärungspflichten

Wenn Außenseitermethoden eingesetzt werden, muss der Arzt hierüber grundsätzlich aufklären. Nur wenn der Patient weiß, worauf er sich einlässt, kann er wirksam in den Eingriff einwilligen.[60] Die Diskussion um die Aufklärungspflicht des Arztes ist nach wie vor außerordentlich aktuell.[61] Insbe-

---

58 Europäischer Gerichtshof in: EWS 2002, 473ff.
59 Zur strafrechtlichen Haftung bei Außenseitermethoden s. H. Jung in: ZStW 97 (1985), 55ff.
60 Bundesgerichtshof in: JZ 1964, 231f mit Anm. Eb. Schmidt.
61 Vgl. nur R. Maurach/F.-Chr. Schroeder/M. Maiwald: Strafrecht Besonderer Teil, Teilbd. 1, Heidelberg 2003, § 8 Rn. 25 mit weiteren Nachweisen.

sondere die Rechtsprechung der Zivilsenate des Bundesgerichtshofs hat sich eingehend mit dieser Problematik befasst und dargelegt, dass entgegen der Methode des Hippokrates der Patient in seinem eigenen Interesse nicht über seine Krankheit möglichst im Unklaren gehalten werden sollte, sondern – als Ausfluss des grundgesetzlich anerkannten Selbstbestimmungsrechts des Patienten – umfassend aufzuklären ist.[62] An die Stelle der ärztlichen „Fürsorgepflicht" ist die Aufklärungspflicht des Arztes gegenüber dem Patienten getreten, der über die Art und Weise des Eingriffs, über dessen beabsichtigten und sicheren Folgen sowie über die mit dem Eingriff „typischerweise" verbundenen Gefahren zu informieren ist.[63] Hingegen besteht keine Pflicht zur Mitteilung des vom Arzt erhobenen Befundes, es sei denn, dass der Patient die ihm im Falle des unterlassenen Eingriffs drohenden Gefahren kennen muss, um seine Erlaubnis zum Eingriff zu geben. Der Umfang der Aufklärungspflicht hängt dabei von der Komplikationsdichte, der Dringlichkeit des Eingriffs und der Größe des Risikos ab.[64] Der Arzt muss weiterhin über seine ärztliche Befähigung aufklären, sofern es sich nicht um ganz einfach gelagerte Fälle handelt.

In Bezug auf Außenseitermethoden gelten strengere Anforderungen an die Erfüllung der Aufklärungspflicht durch den Arzt. Erstens muss der Arzt den Patienten darüber informieren, dass eine Außenseitermethode angewandt werden soll, zweitens ist eine Aufklärung über die schulmedizinischen Alternativen sowie deren Risiken erforderlich, und drittens muss der Arzt darlegen, weshalb er sich für die jeweilige Außenseitermethode entscheidet und welche Risiken

---

62 Bundesgerichtshof in Zivilsachen, Amtliche Sammlung 29, 50; Bundesgerichtshof in Zivilsachen, Amtliche Sammlung 29, 179ff; Bundesgerichtshof in: NJW 1963, 393f; Bundesgerichtshof in: NJW 1971, 1887f; Bundesgerichtshof in: NJW 1974, 1422f.

63 Kurzer Überblick über die verschiedenen Arten der Aufklärung bei E. Deutsch: Medizinrecht, Berlin 1999, 85ff.

64 O. Tempel: „Inhalt, Grenzen und Durchführung der ärztlichen Aufklärungspflicht unter Zugrundelegung der höchstrichterlichen Rechtsprechung" in: NJW 1980, 611.

mit deren Anwendung verbunden sind. Ausnahmen von den strengen Aufklärungserfordernissen sind denkbar, wenn der Patient Kenntnis davon besitzt, dass der Arzt Anhänger einer Außenseitermethode ist oder mit den Methoden der Schulmedizin keine Heilung möglich ist.

2.4.1.2 Sorgfaltspflichten

Der Einsatz von Außenseitermethoden stellt für sich gesehen keinen Behandlungsfehler dar, denn es besteht Therapiefreiheit. Demnach ist die Wahl der Behandlungsmethode primär Sache des Arztes.[65] Jedoch gilt die Therapiefreiheit nur im Hinblick auf gleich wirksame Methoden, bei denen insgesamt von einem ähnlichen Risikoniveau auszugehen ist.[66] Da der Schulmedizin aufgrund der kontinuierlichen wissenschaftlichen Überprüfung Vorrang gegenüber Außenseitermethoden eingeräumt wird, sind die Sorgfaltsanforderungen beim Einsatz von Außenseitermethoden besonders hoch. Dies gilt auch für Neulandoperationen.[67] Hier gelten selbst solche Eingriffe als nicht sachgemäße Behandlung, bei denen der gewünschte Erfolg zwar erreicht wird, jedoch vermeidbare Beeinträchtigungen des Wohlbefindens des Patienten hervorrufen werden.

2.4.2 Aufklärungs- und Sorgfaltspflichten des Heilpraktikers

2.4.2.1 Aufklärungspflichten

Auch den Heilpraktiker trifft eine umfassende Aufklärungspflicht. Er muss den Patienten – ebenso wie der Arzt – über Art und Schwere, Bedeutung und Tragweite, Erfolgsaussichten und Gefahren der beabsichtigten diagnostischen und the-

---

65 Bundesgerichtshof in: NJW 1982, 2122.
66 S. hierzu K. Ulsenheimer: Arztstrafrecht in der Praxis, Heidelberg 2003, § 1 Rn. 19c.
67 Eingehend dazu H.-G. Grahlmann: Heilbehandlung und Heilversuch, Stuttgart 1977.

rapeutischen Maßnahmen aufklären.[68] Heilpraktiker, die diagnostisch und therapeutisch Außenseiter- oder Grenzgebietsmethoden anwenden, müssen ihre Patienten weiterhin über eine etwaige fehlende wissenschaftliche Erklärbarkeit und über typische Risiken dieser Verfahren informieren,[69] und dies, obwohl die Patienten in der Regel in Kenntnis der Tatsache, dass Außenseitermethoden angewandt werden, den Heilpraktiker aufsuchen. Hier stellt die Rechtsprechung teilweise überzogen hohe Anforderungen an die Aufklärung durch die Heilpraktiker.

Beim Arzt besteht z. B. auch dann eine erhöhte Aufklärungspflicht, wenn er eine Methode anwenden will, die zwar zu den hergebrachten Methoden gehört, jedoch gewichtige Stimmen in der Literatur darauf hinweisen, dass diese Methode unter den jeweiligen Umständen zu schweren Schäden führen kann.[70] Allerdings kann diese Anforderung schwerlich auf Heilpraktiker übertragen werden, da es aufgrund der heterogenen Zusammensetzung der Heilpraktiker an einem Vergleichsmaßstab bezüglich hergebrachter Methoden fehlt.[71]

2.4.2.2 Sorgfaltspflichten

Auch was die vom Heilpraktiker einzuhaltende Sorgfalt anbetrifft, orientiert sich die Rechtsprechung an den Sorgfaltsanforderungen, denen Ärzte entsprechen müssen. Wendet ein Heilpraktiker bei einem Patienten invasive Behandlungsmethoden an, so muss er die gleichen Sorgfaltsanforderungen erfüllen (auch in Bezug auf die Fortbildung im Hinblick auf Nutzen und Risiken dieser Therapie) wie ein Allgemeinarzt, der sich dieser Methode bedient.[72] Der Heilpraktiker

---

68 Oberlandesgericht Hamm VersR 1987, 1019. Zur Aufklärungspflicht des Heilpraktikers s. auch J. Taupitz: „Der Heilpraktiker aus der Sicht des Haftungsrechts: Arzt, Mini-Arzt oder Laie?" in: NJW 1991, 1510.
69 L. Eberhardt: „Die zivilrechtliche Haftung des Heilpraktikers" in: MedR 1986, 112f, 116.
70 Bundesgerichtshof in: VersR 1978, 41.
71 Vgl. Cramer: Strafrechtliche Grenzen, 107f.
72 Bundesgerichtshof in: NJW 1991, 1535ff.

verletzt ebenso wie ein Arzt seine Pflicht, wenn er dem Patienten eine Diagnose über eine lebensbedrohende Krankheit eröffnet, diese Diagnose aber objektiv falsch ist, denn er darf den Patienten nicht unnötig in Angst versetzen. In solchen Fällen kann sich auch eine zivilrechtliche Haftung für Schäden aus voreilig getroffenen Vermögensdispositionen ergeben.[73] Da Heilpraktiker nicht über die gleiche Ausbildung wie Ärzte verfügen, wird der von der Rechtsprechung zugrunde gelegte Sorgfaltsmaßstab in der Literatur zum Teil heftig kritisiert.[74]

2.5 Zusammenfassung

Die Rechtsprechung, nach welcher der bloße Eindruck der Behandelten, sie sollten geheilt oder es sollte ihnen Erleichterung verschafft werden, ausreichen soll, um eine zulassungspflichtige Heilbehandlung zu bejahen, geht letztlich über das Ziel hinaus, die Patienten vor allem vor unqualifizierten Heilenden zu schützen. Lediglich wer ausdrücklich klar stellt, dass er keine medizinische Diagnose stellt und keine medizinischen Therapien oder Behandlungen durchführt, übt keine zulassungspflichtige Heilkunde aus, weil er keine Leiden, deren Diagnose ärztliches Wissen erfordert, behandelt. Auch wenn der flüchtige und unbesonnene Verbraucher nicht getäuscht wird, soll nach der Rechtsprechung eine Heilbehandlung vorliegen. Hier wird die autonome Entscheidung des mündigen Bürgers nicht hinreichend beachtet; hierauf baut aber die Rechtsordnung auf. Auch die Anforderungen, die an die Aufklärungs- und Sorgfaltspflichten bei Außenseitermethoden gestellt werden, sind sehr hoch gesteckt und teilweise zu stark an der Schulmedizin ausgerichtet. Dies hat zur Folge, dass auch in diesem Bereich der Selbstbestimmung und Selbstverantwortung des Patienten zu wenig Gewicht beigemessen wird.

---

73 Oberlandesgericht Braunschweig in: VersR 1990, 58.
74 Zu den von Heilpraktikern einzuhaltenden Sorgfaltsanforderungen s. Taupitz: Der Heilpraktiker, 1506ff mit weiteren Nachweisen.

3. Notwendigkeit eines
„Lebensbewältigungshilfegesetzes"

Die Gefahren, die gegenwärtig im Mittelpunkt des rechtspo-
litischen Interesses stehen, betreffen weniger die Anwendungen der Außenseitermethoden, sondern rühren vor allem daher, dass der „Psychomarkt" den Gesundheitsmarkt zunehmend unterwandert. Die staatliche Aufsicht, wie sie nach der
gegenwärtigen Rechtslage vorgesehen ist, erstreckt sich ausschließlich auf den Gesundheitsmarkt und kann nach geltendem Recht nicht auf den „Psychomarkt" ausgeweitet werden. Hierfür bedürfte es entsprechender Gesetzesänderun-
gen. Deshalb steht gegenwärtig die Frage an, wie unsere
Gesellschaft dem Phänomen der Psychogruppen und den
Gefahren, die von diesen Gruppen ausgehen, begegnet.

3.1 Gefahrenlage auf dem „Psychomarkt"

Das Gefahrenpotenzial auf diesem Markt ist groß, weil der
Hilfesuchende oft enttäuscht, problembehaftet, gelegentlich sogar verwirrt ist und zudem nur schwer entscheiden
kann, was für ihn gut ist, weil er von seiner Persönlichkeits-
struktur her den Anforderungen und Belastungen, die in
dem angebotenen Kurs auftreten können, nicht selten nicht
gewachsen ist. Um keine Haftungsrisiken einzugehen, lassen sich die Veranstalter der Lebensbewältigungshilfe bestätigen, dass keine psychischen Erkrankungen vorliegen,
und vereinbaren in aller Regel einen Haftungsausschluss.
Damit ist der Verbraucher zwar gewarnt: er weiß, dass er
für sich selbst verantwortlich ist und für Schäden selbst haf-
tet. Wenn dann psychische Probleme auftreten, die er nicht
verarbeiten kann, hat sich seine gesundheitliche Situation
unter Umständen verschlechtert, sein Geld bekommt er
auch nicht zurück, weil er die Mühe und das Risiko eines
Zivilprozesses in der Regel scheuen wird.

Für den Markt der gewerblichen Hilfe zur Lebensbewältigung besteht bislang keinerlei Kontrolle hinsichtlich Quali-
tätssicherung, Transparenz und Verbraucherschutz. Ange-

sichts der in psychischer und physischer Hinsicht bestehenden gesundheitlichen Gefährdungen und der immensen finanziellen Folgekosten, die durch einige der in diesem Bereich tätigen Anbieter und deren bewusstseins- und persönlichkeitsverändernden Techniken und Methoden verursacht werden, stellt sich die Frage nach einer gesetzlichen Regelung, die die allgemeinen Gesetze, insbesondere die Strafgesetze, ergänzt.

3.2 Entwurf eines „Lebensbewältigungshilfegesetzes"

Das Land Bayern hat deshalb im Dezember 2002 den Entwurf eines „Lebensbewältigungshilfegesetzes" in das Gesetzgebungsverfahren eingebracht, um eine gesetzliche Regelung für den „Psychomarkt" zu schaffen. Dieser Entwurf, der sich an einem bereits im Jahre 1998 ins Gesetzgebungsverfahren eingebrachten Gesetzesentwurf orientierte,[75] wollte nicht inhaltliche Anforderungen an die Lebenshilfe statuieren, sondern beinhaltete ein Vertragsgesetz für den „Psychomarkt". Hiernach sollten hilfesuchende Personen ein Widerrufsrecht mit einer Frist von zwei Wochen haben. Außerdem sollte ein Kündigungsrecht eingeführt werden, das es hilfesuchenden Personen ermöglichen sollte, einen Vertrag unabhängig von der Festlegung einer Laufzeit mit einer Frist von vier Wochen ohne Angabe von Gründen zu kündigen. Es wurde also nicht eine Neuregelung der staatlichen Aufsicht angestrebt, sondern auf die Selbsthilfe der Betroffenen gesetzt. Dieses Gesetz ist allerdings im Gesetzgebungsverfahren abgelehnt worden und wird nicht weiter verfolgt.

3.3 Erfordernis staatlicher Aufsicht
auf dem Gebiet der Lebensbewältigung

Hier stellt sich die Frage, ob nicht ergänzend eine staatliche Aufsicht eingeführt werden sollte, wie sie auf dem Gebiet der

---

75 Ursprünglicher Gesetzentwurf: BT-Druck 13/9717; zum Endbericht der Enquete-Kommission s. BT-Druck 14/2568 & 14/5262.

Ausübung der Heiltätigkeit besteht. Diese sollte in der Europäischen Union nach Möglichkeit einheitlich ausgestaltet sein, um einem Ausweichen der Anbieter in Länder mit einem niedrigen Schutzniveau entgegen zu wirken. Allerdings ist die Abgrenzung zwischen zulässiger und gefährlicher Tätigkeit auf dem „Psychomarkt" noch schwieriger als auf dem Gesundheitsmarkt.

4. Anwendbarkeit der allgemeinen Straftatbestände trotz Zulassung zur Ausübung der Heilkunde

Natürlich greift bereits nach geltendem Recht das Strafrecht ein, wenn Menschen in Psychogruppen misshandelt und finanziell in den Ruin getrieben werden. Solche Praktiken sind als Körperverletzung und Betrug strafbar. Wenn es zu Gesundheitsschäden oder gar zu einem Todesfall kommt oder wenn betrügerisches Verhalten eingesetzt wird, machen sich Ärzte, Heilpraktiker, Geistheiler und sonstige Personen unabhängig davon, ob sie eine behördliche Erlaubnis zum Heilen haben, strafbar. Auch Priester, die den Exorzismus in einer Weise betreiben, dass körperliche Schäden verursacht werden oder gar der Tod eintritt, müssen sich strafrechtlich verantworten.[76] Sie können sich nicht auf die grundrechtlich geschützte Religionsfreiheit berufen. Strafrecht und Schadensersatzrecht kommen jedoch in diesen Fällen stets zu spät. Sie können eine präventive Kontrolle des Staates nicht ersetzen.[77]

Dennoch ist der strafrechtliche Schutz durch den Straftatbestand der Körperverletzung in fragwürdiger Weise begrenzt, denn strafbar sind nur Verletzungen der körperlichen Integrität. Die Verletzung des seelischen Gleichgewichts ist nicht strafbar. Der enge Krankheitsbegriff, der dem Strafrecht zugrunde liegt, geht auf eine objektiv-kör-

---

76 Überblick über Fälle bei G. Schultz: „Rundschau – Blick in die Zeit" in: MDR 1978, 544.

77 Überblick über verschiedene präventive Strategien bei H. Wiesendanger: Geistiges Heilen für eine neue Zeit, 368ff.

perliche Betrachtungsweise des 19. Jahrhunderts zurück, wie sie sich im bayerischen Strafgesetzbuch von 1813 fand und in der Folgezeit von der Gesetzgebung übernommen wurde. Obwohl die Weltgesundheitsorganisation in der Präambel ihrer Satzung den gesunden Zustand als „Zustand vollständigen physischen, geistigen und sozialen Wohlbefindens und nicht nur des Freiseins von Krankheit und Gebrechen" definiert, hat sich bislang dieser psychosomatische Krankheitsbegriff im Strafrecht nicht durchgesetzt.[78] Rechtsprechung und herrschende Lehre gehen nach wie vor von dem materialistischen Standpunkt des 19. Jahrhunderts aus und anerkennen nur die Beeinträchtigung der körperlichen Integrität als strafbare Körperverletzung, trennen also zwischen Körper und Seele. Dadurch entstehen Lücken im Bereich des Strafrechtsschutzes, die vor allem auf dem „Psychomarkt" zum Tragen kommen. Hier kann nur der Gesetzgeber Abhilfe schaffen, indem er den Gesundheitsbegriff ausweitet und den psychischen Zustand einbezieht.

5. Ausblick

Der Titel: „Alles was Recht ist", lässt ein „Aber" erwarten. Ein solches „Aber" ist für „Alternative Heilverfahren in rechtlicher Sicht", wie sich gezeigt hat, an vielen Stellen angebracht. Die rechtlichen Anforderungen an den Einsatz alternativer Heilverfahren sind nicht nur dann problematisch, wenn Heilpraktiker oder Geistheiler keine Erfolge aufweisen können oder die Patienten sogar schädigen, sondern auch dann, wenn Patienten geheilt werden. Wer heilt hat deshalb das Recht noch nicht auf seiner Seite. Dennoch sollte das Recht dem Anspruch gerecht werden, zur Entstehung von Rahmenbedingungen beizutragen, die der Heilung und Gesundung förderlich sind. Dem hat das Bundesverfassungsge-

---

78 Aus jüngerer Zeit vgl. Bundesgerichtshof Amtliche Sammlung 48, 34, 36f.

richt in seinem Beschluss vom 26. März 2004 Rechnung getragen, indem es für die Heilertätigkeit, die sich auf die Aktivierung der Selbstheilungskräfte der Patienten durch Handauflegen beschränkt, eine Heilpraktikerprüfung für verzichtbar erklärt und lediglich gefordert hat, dass gewährleistet sein muss, dass die Kranken zu Beginn des Besuchs ausdrücklich darauf hin gewiesen werden, dass die Heiltätigkeit eine ärztliche Behandlung nicht ersetzt. Unabhängig davon sollte über eine eine staatliche Aufsicht auf dem „Psychomarkt" nachgedacht werden, um den dort drohenden Gefahren entgegen zu wirken.

Heilung durch die Geister

Der moderne westliche Schamanismus[1]

KOCKU VON STUCKRAD

1. Einleitung: Schamanen im Westen

Der Schamanismus ist ein Thema, das in der gegenwärtigen „Esoterik-Szene" eine wahre Flut von Publikationen hervorbringt. Es wird über Krafttiere diskutiert, es werden Schwitzhüttenzeremonien oder *Vision Quests* angeboten, und Grundkurse in schamanischer Praxis finden reichlich Zulauf. Zweifellos ist dieses Interesse ein spezifisch modernes. Das sollte jedoch nicht darüber hinwegtäuschen, dass die Auseinandersetzung mit dem Schamanismus in Europa – und dann auch in Nordamerika – tatsächlich in einer Jahrhunderte alten Tradition steht. Zunächst waren es Missionare, Abenteuerreisende und Händler, die aus den weiten Steppen Nordeurasiens Kunde von merkwürdigen religiösen Bräuchen nach Europa brachten, die im achtzehnten Jahrhundert als der Inbegriff irrationalen und unaufgeklärten Denkens und Handelns erschienen. Zugleich aber wuchs auch die Faszination dieser nun schon überall als „Schamanismus" bezeichneten Religionsform, und nicht wenige Europäer – von Johann Gottfried Herder über Johann Wolfgang von Goethe bis Victor Hugo – erblickten in den Schamanen religiöse Virtuosen, wie sie auch in der Antike vermutet wurden, Ekstatiker und

---

1 Der folgende Beitrag geht auf einen Vortrag an der Universität Bayreuth zurück. Für die Publikation habe ich den Vortragsstil im Wesentlichen beibehalten, ausführliche Literaturhinweise und weitergehende Analysen finden sich in K. v. Stuckrad: Schamanismus und Esoterik. Kultur- und wissenschaftsgeschichtliche Betrachtungen, Leuven 2003. Ich danke der Universität Bayreuth und den Organisatoren der Ringvorlesung für ihr Engagement und die interessanten Diskussionen.

Künstler wie Orpheus, die mithilfe der Musik und Poesie einer Ebene der Wirklichkeit teilhaftig wurden, die den „Gebildeten, zu nichts Verbildeten", wie es in Goethes „Werther" heißt, unzugänglich waren.

Die Ambivalenz der Bewertungen lässt sich in dem, was man den westlichen Schamanismusdiskurs nennen kann, bis heute nachzeichnen. Herrschte auf der einen Seite bis ins zwanzigste Jahrhundert die Pathologisierung des Schamanen vor und seine Einordnung in eine primitive Urform von Religion, von Magie und unvernünftigem Aberglauben, so gewann die andere Seite – die vom Schamanen fasziniert war – mit der Schamanismus-Studie von Mircea Eliade in den 1950er Jahren zunehmend an Gewicht;[2] diese Seite betrachtet den Schamanismus als eine Art anthropologischer Konstante, als Ensemble von religiösen Praktiken und Anschauungen, welche es religiösen Funktionsträgern erlauben, im Auftrag ihrer Gemeinschaft Kontakt mit Wesenheiten aus anderen Wirklichkeitsbereichen aufzunehmen. Eliade war es auch, der die Trance und Ekstase als entscheidendes Merkmal des Schamanismus einführte.

Ich erwähne diese Vorgeschichte der europäischen Meinungsbildung zum Schamanismus, um die Hintergründe dessen, worum es im Folgenden geht, mit groben Strichen zu skizzieren. Thema ist ja nicht der Schamanismus an sich, sondern seine besondere Ausprägung innerhalb der westlichen Moderne, die von vielen „Neo-Schamanismus" genannt wird. Da ich diese Phänomene weniger als etwas gänzlich Neues betrachte, sondern in eine länger laufende Faszinationsgeschichte einordne, spreche ich dagegen lieber vom „modernen westlichen Schamanismus". Wie immer man sich hier terminologisch einigt, Tatsache ist, dass in den 1960er Jahren der Schamanismusdiskurs in Nordamerika eine entscheidende Wende erlebte. Die so genannte New Age-Bewegung entdeckte die Figur des Schamanen als eine religiöse Chiffre für ein neues Verhältnis des Menschen zur Natur, für seine Fähigkeit, Zugang zu spirituellen Ebenen

---

2 M. Eliade: Schamanismus und archaische Ekstasetechnik, Frankfurt a. M. ⁶1989 (frz. Original 1951).

der Wirklichkeit zu gewinnen und nicht zuletzt dafür, wie der Mensch ein respektvolles Leben inmitten des „Netzes der Schöpfung" führen könne. Schamanismus wurde nun zu einem spirituellen Weg, der nicht nur den *Natives* offen stand, sondern jeder und jedem. Voraussetzung sei lediglich die Überwindung eines mechanistisch-positivistischen Verhältnisses zur Natur, die durch ein holistisch-vitalistisches Verständnis ersetzt werden müsse.

Obwohl der moderne westliche Schamanismus ein überaus komplexes Feld darstellt, sind doch drei Beobachtungen charakteristisch:

1) Schon mit dem ersten entscheidenden und bis heute äußerst einflussreichen Protagonisten der Szene, nämlich Carlos Castaneda, zeigte sich eine klare Tendenz zur *Popularisierung akademischer Wissensbestände*. Die meisten der führenden „Neo-Schamanen" (tatsächlich nennen sich die wenigsten selber „Schamanin" oder „Schamane") haben einen Universitätsabschluss in Anthropologie, nicht selten einen Doktor. Dies gilt für Carlos Castaneda, Michael Harner, Joan Halifax, Nevill Drury, Steven Foster, Jonathan Horwitz, Felicitas Goodman und Gala Naumova, um nur die wichtigsten zu nennen. Dieser Sachverhalt, den man als *Interferenz zwischen wissenschaftlicher Forschung und religiöser Praxis* bezeichnen kann,[3] führte umgekehrt auch zu einer Transformation so genannter indigener schamanischer Traditionen, denn die *Natives* begannen nun ihrerseits ethnologische Systematisierungen zu lesen und auf sie zu reagieren.

2) Der moderne Schamanismus ist eng verbunden mit westlichen Konzepten von Religion und Natur, die innerhalb der New Age-Szene auf ein neu erwachtes Interesse stie-

---

3 S. K. v. Stuckrad: Schamanismus und Esoterik, 279–284; Jan Svanberg (Schamantropologi i gränslandet mellan forskning och praktik. En studie av förhållandet mellan schamanismforskning och neoschamanism, Åbo 2003) hat für dieses Phänomen den Begriff „Schamanthropologie" gewählt. Vgl. hierzu K. v. Stuckrad: „Constructions, Normativities, Identities: Recent Studies on ‚Shamanism' and ‚Neo-Shamanism'" in: Religious Studies Review 2005 (im Erscheinen).

ßen. Während in mehr traditionellen Kulturen der Rekurs auf „Natur" kaum anzutreffen war – es existierte ja auch kein Begriff von Natur, der dem westlichen entsprechen würde –, nimmt gerade dieser Aspekt einen großen Raum in der westlichen Transformation des indigenen Schamanismus ein. Dass dies mit Pantheismus und Animismus einhergeht, wird aus dem Folgenden deutlich werden.

3) Sowohl aus einer religiösen als auch einer soziologischen Perspektive weist der moderne westliche Schamanismus vielfache Überschneidungen mit neopaganen Gruppen auf. Etliche Traditionsbestände der *Native Americans*, aber auch keltischer oder nordeuropäischer Religionen werden hier adaptiert und oftmals mit neuen Hexentraditionen – v. a. Wicca – und naturmagischen Ritualen verbunden.

Diese Verschränkungen machen es schwer, „Neo-Schamanismus" klar zu definieren, sodass ich es vorziehe, von einem *schamanischen Diskursfeld* zu sprechen, in dem unterschiedliche Gruppen – einschließlich der Wissenschaftlerinnen und Wissenschaftler – Positionen und Identitäten aushandeln. Um das Feld dennoch ein wenig einzugrenzen, konzentriere ich mich im Folgenden auf das, was man den dominierenden Diskurs nennen könnte, nämlich die von Michael Harner und anderen entwickelte Technik des so genannten *core shamanism*, also des „Kern-Schamanismus", der so etwas wie den kleinsten gemeinsamen Nenner aller schamanischen Kulturen bilden soll. Eine entsprechende kulturübergreifende Definition legte der transpersonale Psychologe Roger Walsh vor:

> „Schamanismus lässt sich definieren als Familie von Traditionen, deren Ausübende sich darauf konzentrieren, willentlich in veränderte Bewusstseinszustände einzutreten; in diesen Bewusstseinszuständen haben sie das Empfinden, dass sie selbst oder ihr Geist (oder ihre Geister) nach Belieben in fremde Reiche reisen und mit anderen Wesenheiten interagieren, um ihrer Gemeinschaft zu dienen."[4]

---

4 R. N. Walsh: Der Geist des Schamanismus, Olten/Freiburg 1992, 23.
Ganz allgemein formuliert Cowan: „Schamanismus ist der beabsichtigte

Im *core shamanism* geht es darum, mithilfe von Musik – meist einer großen Rahmentrommel oder einer Rassel – einen Zustand erweiterter Wahrnehmung (nicht unbedingt eine „Trance") zu induzieren, die es den Praktizierenden erlaubt, ihr Bewusstsein in die Unter- oder Oberwelt zu schicken, wo sie mit Wesenheiten in Kontakt treten, die dem normalen Bewusstsein unsichtbar sind. Die Beziehung zwischen den Praktizierenden und ihren Hilfsgeistern, Lehrerinnen und Lehrern in der „anderen Welt" wird durch weitere Arbeit intensiviert, durch Tanz und Gesang dargestellt und im Alltag zu verankern versucht.[5]

Um diese Arbeit auch institutionell zu organisieren, gründete Harner mit anderen 1979 das *Center for Shamanic Studies*, das seit 1987 *Foundation for Shamanic Studies* heißt. In dieser *non-profit*-Organisation werden Workshops veranstaltet, Bücher und Instrumente vertrieben, und insgesamt achtet man darauf, dass die „Harner-Methode" auch von allen eingehalten wird (was wiederum zu Orthodoxien und Heterodoxien geführt hat). Jährlich nehmen weltweit etwa 6000 Menschen an den Kursen teil, hinzu kommen freilich noch erheblich mehr, die in verwandten Institutionen Seminare besuchen.

Legt man die Definition Roger Walshs zu Grunde, so sind vier Elemente als wesentlich für den Schamanismus zu bezeichnen: die veränderten Bewusstseinszustände (Eliade

---

Versuch, enge und dauerhafte Beziehungen zu persönlichen Hilfsgeistern herzustellen, indem man die alltägliche Wirklichkeit bewusst verlässt und in die nichtalltäglichen Bereiche der geistigen Welt reist". Vgl. hierzu T. Cowan: Schamanismus. Eine Einführung in die tägliche Praxis, Kreuzlingen/München 1997, 14. Cowan muss seinen Begriff so weit fassen, weil er die keltische Religion als eine Art „Urform" des Schamanismus zu charakterisieren beabsichtigt.

5 Beschreibungen von Seminaren finden sich in G. Lindquist: Shamanic Performances on the Urban Scene: Neo-Shamanism in Contemporary Sweden, Stockholm 1997, 58–97; M. D. Jakobsen: Shamanism: Traditional and Contemporary Approaches to the Mastery of Spirits and Healing, New York & Oxford 1999, 165–194, 224–255; v. Stuckrad: Schamanismus und Esoterik, 161–170; s. außerdem G. Mayer: Schamanismus in Deutschland. Konzepte – Praktiken – Erfahrungen, Würzburg 2003.

sprach von der überragenden Bedeutung der *Ekstase*[6]), die seelisch-geistige Reise in andere Wirklichkeitsbereiche, der Kontakt mit Wesenheiten der anderen Welt und schließlich der therapeutische Aspekt für eine Gruppe oder andere Person. Es ist dieser vierte Bereich, den ich ausführlicher schildern möchte, macht er doch besonders deutlich, warum im Kontext von „Heilung, Energie, Geist" auch der Schamanismus als Thema eine hohe Relevanz besitzt. Ich werde zunächst darstellen, wie eine schamanische Heilungsarbeit durchgeführt wird, um anschließend eine religionswissenschaftliche Einordnung vorzunehmen, die zeigt, dass der Schamanismus nicht (oder zumindest nicht nur) als eine Adaption indigener Traditionen anzusehen ist, sondern fest integriert ist in euro-amerikanische Denkfiguren. Am Schluss werde ich einige Überlegungen zur Rolle der „Anderen Welt" und der „Geister" oder *spirits* anstellen.

2. Die neo-schamanische Praxis

2.1 Kursinhalte

Bevor ich auf die eigentliche therapeutische Arbeit innerhalb des schamanischen Spektrums zu sprechen komme, ist es notwendig, in aller Kürze darauf einzugehen, was auf den Schamanismus-Seminaren esoterischer Provenienz für Kenntnisse und Erfahrungen vermittelt werden. Überblickt man die spirituellen Praktiken des Neo-Schamanismus im Kontext der *Foundation for Shamanic Studies*, so lassen sich mehrere Schwerpunkte ausmachen:[7] Grundsätzlich ist zunächst zu un-

---

6 Diese weit verbreitete Betonung der Ekstase ist zu Recht von Ethnologen kritisiert worden. S. besonders R. N. Hamayon: „Are ‚Trance,' ‚Ecstasy' and Similar Concepts Appropriate in the Study of Shamanism?" in: Shaman 1/2 (1993), 3–25. Tatsächlich haben wir es im modernen Schamanismus mit einer Rezeption der Definition Eliades zu tun.

7 Zum Folgenden grundlegend: N. Drury: The Elements of Shamanism, Longmead, Shaftsbury, Dorset 1989; P. Uccusic: Der Schamane in uns. Schamanismus als neue Selbsterfahrung, Hilfe und Heilung, München 1993; M. Harner: Der Weg des Schamanen. Ein praktischer Führer zu

terscheiden zwischen den so genannten *Basiskursen*, wo das „Handwerkszeug" gelernt wird, und den weiterführenden Kursen. Um an einem Fortgeschrittenenkurs teilnehmen zu können, ist das Absolvieren des Basiskurses notwendige Voraussetzung. Im Mittelpunkt der Arbeit – und deshalb Inhalt des „Basis-Kurses" – steht das Erlernen der *Schamanischen Reise*. Durch das Schlagen einer großen Rahmentrommel wird ein veränderter Bewusstseinszustand induziert, der es den Teilnehmerinnen und Teilnehmern ermöglicht, den Fokus ihres Bewusstseins durch einen Eingang auf der sichtbaren Welt in die Ober- oder auch Unterwelt zu senden. Dort findet eine Begegnung mit dem *Krafttier* statt, welches fortan als wichtigster Begleiter und Lehrer fungiert. Indem das Krafttier anschließend in *Lied* und *Tanz* dargestellt wird, wobei neben der Trommel die Rassel zum Einsatz kommt, verfestigt sich die Verbindung zwischen jener Wesenheit und der Schamanin bzw. dem Schamanen. Derartige spirituelle Erfahrungen sind keineswegs nur den Spezialisten vorbehalten, sondern werden von den meisten Teilnehmerinnen und Teilnehmern der Seminare beschrieben.[8]

Während der Reisen in die Ober- und Unterwelt lernen die Teilnehmerinnen und Teilnehmer weitere persönliche Hilfsgeister und Lehrer kennen, die ihnen später zur Seite stehen, wenn es gilt, *schamanische Reisen für andere Personen* durchzuführen. Für diese Personen kann dann ein Krafttier gesucht werden oder ein Hilfsgeist, der sich für das in Frage stehende Problem zuständig erklärt. Diese Wesenheit wird dann dem Klienten in Brust und Stirn eingeblasen.

Die Fähigkeit zur schamanischen Reise und die enge Verbindung mit Helfern aus der „anderen Wirklichkeit" sind Voraussetzung für die weitere schamanische Arbeit, die im wesentlichen therapeutisch zu nennen ist und auf die ich gleich etwas detaillierter eingehen werde.[9] Auch die Beglei-

innerer Heilkraft, Neuausgabe Reinbek 1996 (englische OA 1982); Cowan: Schamanismus.

8 Drury: Elements.

9 Die folgenden Beispiele sind dem Veranstaltungsprogramm J. Horwitz' und A. Høsts entnommen (1998/99), die in Kopenhagen das *Scandinavian*

tung von Sterbenden vor und nach dem Tod gehört zu den wichtigen schamanischen Tätigkeitsfeldern. Endlich sei noch die tiefenökologische Arbeit genannt, die im Laufe der letzten Jahre zunehmend Aufmerksamkeit findet:[10] Nicht nur der intensive Austausch mit Pflanzengeistern, Steinen oder anderen aufgrund des animistischen Konzeptes als belebt zu bezeichnenden Entitäten gehört – wie seit jeher – in diesen Zusammenhang, sondern auch die Heilungsarbeit für energetisch gestörte Orte oder den ganzen Planeten.

Zum modernen Schamanismus im engeren Sinne sind darüber hinaus Adaptionen indigener Überlieferung durch die westliche Welt zu zählen. Insbesondere für die USA und Kanada ist festzustellen, dass die Visionssuche, der Sonnentanz und andere religiöse Traditionen der *Native Americans* breit rezipiert werden. Parallel dazu gibt es in Europa Bestrebungen, den modernen Schamanismus an alte keltische Semantiken anzubinden.

2.2 Heilungsarbeit

Es ist bereits angeklungen, dass ein Schwerpunkt der schamanischen Arbeit in der *Heilung* besteht. „Heilung" bedeutet in diesem Zusammenhang sowohl „Heil- bzw. Ganzwerdung" als auch „Heiligung", was den religiösen Charakter des Schamanismus widerspiegelt. Ferner geht es sowohl um Selbstheilung als auch – und das in noch stärkerem Maße – um die Heilung anderer Personen oder Wesenheiten, also auch Tieren, Orten, Landschaften oder der ganzen Erde.

Im schamanischen Deutungssystem wird „Krankheit" nicht allein als Reaktion auf körperliche Beeinträchtigungen angesehen, sondern als Störung des lebendigen Gleichgewichts zwischen Seele, Geist und Körper. Dementsprechend ist auch der Therapieansatz nicht auf die körperlichen Symptome ausgerichtet, vielmehr findet die Heilung *ausschließ-*

Center for Shamanic Studies betreiben. Horwitz war langjähriger Mitarbeiter M. Harners.

10 Vgl. J. Horwitz' Seminare über „Spiritual Ecology".

lich auf geistig-spirituelle Ebene statt, was früher oder später Auswirkungen auf körperliche Gesundungsprozesse haben wird. Was man sich darunter vorzustellen hat, sei an einem einfachen Beispiel illustriert.[11]

2.2.1 Eine schamanische Heilung

Nehmen wir an, ein Klient kommt zu einer Schamanin und bittet sie um Hilfe wegen einer Krankheit, beispielsweise eines Magengeschwürs. Die „Behandlung" kann dann etwa folgendermaßen aussehen: Der Klient legt sich möglichst bequem auf eine Decke oder Unterlage und schließt die Augen. Der Raum ist abgedunkelt und nur von ein paar Kerzen schwach erleuchtet. Vielleicht zündet die Schamanin Räucherwerk an, um die Atmosphäre zu reinigen und auf die Begegnung mit den Geistern vorzubereiten. Dann lädt sie mit der Rassel ihre Hilfsgeister ein und bringt sich in eine leichte Trance. Bald darauf legt sie sich neben den Klienten und beginnt ihre schamanische Reise. Zu diesem Zweck wird entweder von einem Helfer die große Trommel geschlagen, oder die Schamanin benutzt einen Walkman mit den entsprechenden Trommelaufnahmen.

In der anderen Welt angekommen – meist der Unterwelt –, versucht die Schamanin, Hilfe für ihren Klienten zu bekommen. An dieser Stelle gilt es einen wichtigen Sachverhalt festzuhalten: Der Heilungsprozess wird nicht von der Schamanin ermöglicht, sondern *einzig und allein von den Geistern*. Die einzige Aufgabe der Schamanin besteht darin, *um Hilfe zu fragen*. Durch die Begegnung mit den Geistwesen erfährt die Schamanin etwas über den Hintergrund, die Ursache und die Bedeutung des Magengeschwürs, und bekommt möglicherweise eine schamanische Medizin mit auf den Weg oder Handlungsanweisungen an den Patienten. All diese Dinge merkt sich die Schamanin und wird ihrem Klienten später Bericht erstatten.

---

11 Was folgt, ist eine emische Beschreibung der Vorgänge, d. h. im Vokabular der Praktizierenden. Eine etische Analyse würde selbstverständlich die verwendeten Begriffe zu problematisieren haben.

Nun kann es auch passieren, dass sich ein Wesen – *spirit* – anbietet, mit in die alltägliche Welt zu kommen, um dem Klienten direkt zur Seite zu stehen. In diesem Falle nimmt die Schamanin das Wesen – wie es auch bei Krafttieren üblich ist – in beide Arme und reist mit ihm zusammen in die normale Welt zurück. Dort angekommen, richtet sie sich auf und bläst dem Klienten den Hilfsgeist in Brustbein und Stirn ein, ein Moment, der von den meisten Klienten als sehr kraftvolle Erfahrung geschildert wird.

Damit ist die Reise beendet. Die Schamanin erzählt von ihren Erlebnissen und macht den Klienten darauf aufmerksam, dass die Geister davon ausgehen, dass er sich mit seinem neuen Hilfsgeist in Zukunft intensiv auseinander setzen und den Kontakt mit ihm pflegen wird.

2.2.2 Seelenrückholung

Weil die schamanische Semantik Krankheit in einem seelisch-körperlichen Gesamtgefüge verortet, ist jede Heilung auch ein seelischer Gesundungsprozess, was an einem zweiten, mehr psychologischen Beispiel, deutlich wird. Nicht nur im so genannten „klassischen" Schamanismus, sondern auch in seiner neuen westlichen Ausprägung geht man davon aus, dass ein Mensch seine Seele, oder auch nur Teile von ihr, verlieren kann. Durchaus in Parallele zur Psychotherapie, die die Abspaltung von Seelenanteilen kennt und dann von Schizophrenie oder anderen Krankheitsbildern spricht, spielt auch im schamanischen Kontext die Wiederherstellung seelischer Integrität eine beachtliche Rolle. Der Begriff hierfür ist *Seelenrückholung*. Gründe dafür, warum Menschen Teile ihrer Seele verlieren können, gibt es mannigfache, angefangen bei Traumata wie Gewalterfahrungen, Unfällen oder dem Verlust geliebter Personen, bis hin zu vermeintlich weniger wichtigen Ereignissen wie dem Verlust des Arbeitsplatzes, dem Ende einer Freundschaft usw.

Sandra Ingerman, eine Schülerin von Michael Harner, hat in zwei Büchern ihre Erfahrungen mit der Seelenrückholung beschrieben.[12] Wenn man solche Berichte liest, fällt eine große Ähnlichkeit mit anderen psychologischen Therapieansätzen ins Auge. Am stärksten ist wohl die Parallele zur *Arbeit mit dem Inneren Kind*, wo in derselben Art und Weise die Integration bislang abgelehnter, ungeliebter oder schlicht abgespaltener Persönlichkeitsanteile gesucht wird. Auch dort geht es um die *Verantwortung* des Einzelnen für seine eigene Gesundung und die Aufmerksamkeit für jenen abgespaltenen Teil seiner Persönlichkeit. Auch die weitere Arbeit mit dem Inneren Kind ist vergleichbar.

Nun ist diese Parallele keineswegs Zufall. Vielmehr deutet sie darauf hin, dass sich im neo-schamanischen Kontext Modelle und Deutungsmuster wiederfinden, die sich aus einer westlichen Tradition heraus entwickelt haben. Dasselbe kann man auch an der hier begegnenden Konzeption von beseelter Natur erkennen.

3. Animismus: Die beseelte Natur

In der Religionswissenschaft wie in der Ethnologie ist der Begriff des „Animismus" (von lat. *anima*, „Seele") seit Längerem in Verruf geraten, da er, nachdem Edward B. Tylor ihn in Umlauf gebracht hatte, in der Regel pejorativ für eine „wenig entwickelte" Religionsstufe gebraucht wurde, die es auf der Evolutionsskala noch nicht zu einem personalen Gottesbild gebracht habe. In der Selbstbeschreibung neopaganer und schamanischer Gruppen ist von einer solchen Einschätzung indes nichts zu bemerken. Im Gegenteil: „Animismus" steht hier positiv für die Annahme, dass alles Seiende *lebendig* und *beseelt* ist – auch vermeintlich tote Dinge wie Steine oder Flüsse.[13] Deswegen kann Nevill Drury in aller Deutlichkeit feststellen:

---

12 S. Ingerman: Auf der Suche nach der verlorenen Seele. Der schamanische Weg zur inneren Ganzheit, Kreuzlingen 1998; S. Ingerman: Welcome Home – Die Heimkehr der Seele, Kreuzlingen 1999.

13 Diese Deutungsansätze lassen sich in die amerikanische und europäische Romantik zurückverfolgen. S. hierzu K. v. Stuckrad: „Reenchant-

„Shamanism is really applied animism, or animism in practice."[14]

Tatsächlich geht die Verbindung so weit, dass Animismus und Schamanismus zuweilen kaum mehr zu trennen sind, wie die Aussage Jonathan Horwitz' vom *Scandinavian Center for Shamanic Studies* in Kopenhagen zeigt:

> „The word shamanism has become over-used and really very over-worked. A lot of the time when people say ‚shamanistic', they actually mean *animistic* – a perception of the world as it truly is, with all things alive and in connection. ‚Animism' is the awareness of our connection to the world that is the foundation of the practice of shamanism. These two things are inseparable."[15]

Die schamanische Reise dient der Verbindung mit jenen Ebenen der Wirklichkeit, die dem normalen Bewusstsein nicht zugänglich sind. Indem die Schamanin oder der Schamane alle Dinge als belebt ansieht, versucht sie oder er die Sprache der verschiedenen Entitäten zu lernen, mit ihnen in der nicht-alltäglichen Welt zu kommunizieren und Rat und Hilfe für sich und andere zu erhalten. Es ist dieser kommunikative Aspekt, den Joan Halifax meint, wenn sie sagt:

> „The sacred languages used during ceremony or evoked in various states of consciousness outside culture (if we are Westerners) can move teller, singer, and listener out of the habitual patterns of perception. Indeed, speaking in the tongues of sea and stone, bird and beast, or moving beyond language itself is a form of perceptual healing."[16]

Seit den 1960er Jahren entfaltete sich eine Diskussion über die sakralen Dimensionen der Natur, die sowohl *Partizipa-*

---

ing Nature: Modern Western Shamanism and Nineteenth-Century Thought" in: Journal of the American Academy of Religion 70 (2002), 771–799.

14 Drury: Elements, 5.

15 J. Horwitz: „Animism – Everyday Magic" in: Sacred Hoop 9 (1995), 6–10, 7.

16 J. Halifax: The Fruitful Darkness: Reconnecting with the Body of the Earth, New York 1994, 92.

tion durch Öffnung des Menschen für jene Ebenen als auch *Protektion*, d. h. eine politische Arbeit zum Schutz der Natur nach sich zog. Dabei spielt die Adaption buddhistischer Philosophie, wie sie etwa im kalifornischen Esalen-Institut betrieben wurde, eine große Rolle. Bisweilen treffen sich all jene Linien in einzelnen Personen, beispielsweise in Joan Halifax oder Gary Snyder, einem Dichter, der sich als „Buddhist-Animist" bezeichnet und an der Entstehung des radikalen Umweltschutz-Netzwerkes Earth First! beteiligt war. Die animistische Grundposition ist also keineswegs auf die neo-schamanischen Kreise beschränkt, sondern in einen breiten Strom von Naturfrömmigkeit eingebettet, der sich in den letzten Jahrzehnten zunehmend in Nordamerika und Europa etablieren konnte – der so genannten *earth based spirituality*.[17]

Den Schamanismus kann man als ritualisierten Weg der Naturerfahrung bezeichnen, der es den Praktizierenden ermöglicht, einer ganzheitlichen Verbindung mit der Natur teilhaftig zu werden. Dies sieht auch Gary Snyder so:

> „the practice of shamanism in itself has at its very center a teaching from the nonhuman, not a teaching from an Indian medicine man, or a Buddhist master. The question of culture does not enter into it. It's a naked experience that some people have out there in the woods."[18]

Mystische Erlebnisse anlässlich von Wildniswanderungen oder ähnlichem erhalten durch die schamanische Reise und andere Rituale eine feste Form, die solche Erlebnisse nicht nur konzeptionalisiert und mit Evidenz ausstattet – man könnte auch von *framing* sprechen –, sondern darüber hinaus kontrollierbar und wiederholbar macht.

---

17 S. hierzu v. Stuckrad: Schamanismus und Esoterik, 174–190, 211–221.
18 Zit. nach Chr. Grewe-Volpp: Das Naturbild im Werk von Gary Snyder, Heidelberg 1983, 141. Ihr Kapitel „Der Dichter als Schamane" (S. 141–143, s. auch 144–155) ist gänzlich der Eliadeschen Interpretation verpflichtet. Man beachte, dass das angeführte Zitat die neoschamanische Ansicht repräsentiert, dass ein kultureller ("indigener") Hintergrund für schamanische Praxis nicht relevant ist.

Jeder schamanische Workshop kann deshalb in den Augen der Praktizierenden als ein *Council of All Beings* betrachtet werden – um den Titel für ein in Umweltschutzbewegungen bekanntes Ritual zu übernehmen –, das heißt, es sind nicht nur die Teilnehmerinnen und Teilnehmer anwesend, sondern auch deren Hilfsgeister, die Wesen des Ortes und Entitäten aus allen Dimensionen des Kosmos. Diese Zusammenhänge sichtbar und erfahrbar zu machen, ist ein wesentliches Anliegen der Seminare. Die Vermittlung eines Wissens um die *allumfassende Verbundenheit* alles Seienden ist dementsprechend Teil des animistischen Grundansatzes. Jonathan Horwitz führt aus, dass

> „[a]n essential aspect of shamanism is that we are all connected. When I say ‚we‘, I am not just including human beings, but human beings being connected to ants, to creatures at the bottom of the sea, to the stars, to dirt – to everything. This is an essential concept in shamanism, as it is in Buddhism."[19]

Aus dieser Perspektive erscheint der Schamanismus als ein Weg zu mystischen Erlebnissen der Verbundenheit, als ein spiritueller Pfad zur *unio mystica*. In seiner modernen westlichen Form schließt er an Traditionen an, die in der nordamerikanischen Literatur mit den Namen Ralph Waldo Emerson, Henry David Thoreau, John Muir, Aldo Leopold und anderen verknüpft sind. Zu Recht nennt Catherine Albanese diese Tradition „Amerikanische Naturreligion".[20]

Mit Blick auf das Thema „Heilung, Energie, Geist" kann man folgende Schlussfolgerung ziehen: Der religiöse Charakter der schamanischen Heilung besteht darin, dass es sich hier um eine Begegnung mit Geistwesen handelt, die nicht allein als Projektionen innerer seelischer Bilder betrachtet werden, sondern als unabhängige Entitäten, denen verantwortlich gegenüber getreten wird. Spirituelle Medizin ist, wenn man so

---

19 S. S. Brown: „We are all connected (Interview with Jonathan Horwitz)" in: Caduceus. Healing into Wholeness 37 (1997), 14–18, 16.
20 C. L. Albanese: Nature Religion in America: From the Algonkan Indians to the New Age, Chicago/London ²1991; vgl. v. Stuckrad: Reenchanting Nature.

will, also nicht ein „Mittel", das einfach eingenommen wird und das dann seine Wirkung entfaltet, sondern durch die Begegnung mit und die Aufnahme von einem Hilfsgeist wird ein Transformationsprozess in Gang gesetzt, der verantwortliches Handeln des Menschen und weitere interessierte Arbeit erforderlich macht. „Heilung durch die Geister" ist deshalb nicht nur ein religiöser Aspekt, sondern bezeichnet einen wesentlichen Unterschied zu anderen Therapiemodellen, auch und gerade im esoterischen Spektrum. Nicht die Selbstheilung durch die Kraft des Höheren Selbst steht im Mittelpunkt, sondern die Auslieferung an die Kräfte des Kosmos. Die eigene Heilung wird durch eine vertrauensvolle Rückbindung an die Kräfte der Natur zum Mittel religiöser Erfahrung.

4. Religionswissenschaftliche Erklärungen

Wenn man sich nun fragt, wie ein solches Interesse an schamanischen Techniken und religiösen Konzepten in der westlichen Kultur zu erklären sein könnte, untersucht man am Besten die Kontexte des schamanischen Spektrums. Ich will dies in zweierlei Hinsicht tun, nämlich einmal in einer Bewusstmachung der gegenwärtigen esoterischen Diskurse, anschließend dann in einer historischen Verortung bestimmter Deutungsmuster, die im Schamanismus zu beobachten sind.

4.1 Esoterische Deutungsmuster im zwanzigsten Jahrhundert

Die Idee, dass eine Heilung nicht allein auf der körperlichen Ebene stattfinden kann, ist selbstverständlich nicht auf den Schamanismus beschränkt, sondern wird von beinah allen Therapiemodellen außerhalb der Schulmedizin vertreten. Besonders populär ist der ganzheitliche Blick auf Krankheit und Gesundheit in den so genannten Alternativen Therapierichtungen, deren Interpretationen weiter reichen, als dass sie einen bloßen psychosomatischen Zusammenhang ins Auge fassen. In den Worten Meredith McGuires:

„illness is not a simple biophysical fact but – through symbolic interpretation – is shaped into a human experience."[21]

An dieser Stelle besteht ein Übergang zur religiösen Bedeutung von Krankheit und Heilung, die in vielen vormodernen Kulturen im Bewusstsein der Menschen präsent war, die aber mit zunehmender Technisierung der Schulmedizin immer mehr in den Hintergrund gedrängt wurde. Dieser Umstand wird von den meisten alternativen bzw. „esoterischen" Therapierichtungen als Defizit empfunden, und Heilungsangebote wie im Schamanismus sind als Gegenmatrix zur hochgradig technisierten Medizin überaus attraktiv.[22]

Einen wichtigen Anteil an der Entwicklung des modernen westlichen Schamanismus hatte die so genannte *transpersonale Psychologie*. Bezeichnete Eliade die Trance bzw. die Ekstase als zentrales Charakteristikum schamanischen Wirkens, so interessiert sich diese psychologische Richtung, die als Weiterentwicklung der Psychoanalyse Carl Gustav Jungs und der Psychosynthese Roberto Assagiolis betrachtet werden kann, für das Phänomen der außergewöhnlichen Bewusstseinszustände.[23] Der schamanische Bewusstseinszustand ist in diesem Erklärungsmodell nichts anderes als eine temporäre Erweiterung des Wahrnehmungshorizontes in Bereiche der Wirklichkeit hinein, die dem Normalbewusstsein verborgen sind. Zum ersten Mal war es möglich, die religiöse Praxis der Schamaninnen und Schamanen psychologisch zu beschreiben, ohne auf pathologische Kategorien – Schizophrenie, Neurose – zurückgreifen zu müssen. Indem die transpersonale Psychologie den Menschen als mehr betrachtet als ein „hautverkapseltes Ich", wie es Allan Watt genannt hat, leistete sie einen nicht unwichtigen Beitrag vor allem zur internen Genese schamanischer Konzepte, was freilich nicht darüber hinweg täuschen kann, dass die transpersonale Psychologie Vorläufer in der akademischen Forschung der Jahrhundertwende hat. Ferner fußt sie auf Seelenkonzeptionen,

---

21 Zitiert nach W. J. Hanegraaff: New Age Religion and Western Culture: Esotericism in the Mirror of Secular Thought, Leiden etc. 1996, 43.
22 Vgl. dazu Hanegraaff: New Age Religion, 42–61.
23 v. Stuckrad: Schamanismus und Esoterik, 241–250.

die in der europäischen Kulturgeschichte eine große Rolle spielten.

4.2 Historische Verortungen

Dieses Stichwort bringt mich zu einem zweiten Erklärungsansatz, nämlich der historischen Verortung schamanischer Deutungsmuster. Was den religiösen und philosophischen Gehalt des modernen Schamanismus anbelangt, so ließe sich zeigen, dass seine Vorläufer in der europäischen Naturphilosophie sowie in pantheistischen Modellen zu suchen sind, die besonders in der Romantik und dem deutschen Idealismus *en vogue* waren.[24] Ich will das hier nur am Rande erwähnen, denn für die Frage der therapeutischen Anwendung schamanischer Semantiken ist ein anderer Bereich von noch größerer Wichtigkeit: die spezifische Seelenkonzeption, die hier anzutreffen ist.

4.3 Zur Genese europäischer Seelenvorstellungen

Die moderne westliche Seelenvorstellung ist das Ergebnis eines langen Prozesses der Konzeptionalisierung und Begriffsbildung, die alles andere als selbstverständlich oder auch kulturübergreifend gültig ist. Die Grundlagen dafür wurden schon in der griechischen Antike geschaffen, als es zu einem gravierenden Paradigmenwechsel im Hinblick auf die Konzeption der menschlichen Seele kam. Der Begriff *psychê*, in Homers Ilias erstmals belegt und von den Vorsokratikern auf eine dem Körper anhaftende oder beigesellte Größe bezogen, wandelte sich bei Platon zur Beschreibung des unabhängig vom Körper existierenden „inneren" und gleichsam „verborgenen" menschlichen „Kerns". Anders als bei den Vorsokratikern, die vom Primat der Symmetrie zwischen „Außen" und „Innen" ausgingen, kam mit Sokrates die Su-

---

24 v. Stuckrad: Reenchanting Nature.

che nach der „inneren Schönheit" der Seele, unabhängig vom äußeren Schein, ins Spiel.[25] Erst jetzt war es möglich, die Vorstellung einer den körperlichen Tod überdauernden Seele bzw. ihrer Befreiung und „Erlösung" aus dem Kerker der Inkarniertheit philosophisch zu entwickeln. Diese nach Burkhard Gladigow „entscheidende psychologische Wende in der europäischen Religionsgeschichte"[26] zeigt sich etwa in den antiken Mysterienkulten oder der christlichen Semantik vor allem gnostischer Provenienz. Neuplatonische Seelenkonzepte belebten sodann die Geschichte der Esoterik, angefangen bei hermetischen Entwürfen der Spätantike über die Renaissance bis hin zu ihrer neuerlichen Adaption im zwanzigsten Jahrhundert.[27]

Für die Formierung schamanischer Diskurse ist diese Entwicklung in zweierlei Hinsicht aufschlussreich: Einmal konzeptionalisiert der Schamanismus die vom Körper abtrennbare Seele, d. h. nicht der „ganze Mensch" ist es, der auf Reisen geht, sondern seine „Freiseele" oder auch nur ein Bewusstseinsfokus. Darüber hinaus lässt sich nun der *Innenraum* der seelischen Welten beschreiben, womit eine gleichsam geografische Erforschung der transzendenten psychischen Bereiche gemeint ist, wie sie zum Kernbestand (neo-) schamanischer Theorie und Praxis zählt.

> „Die Verräumlichung der Seelenvorstellung erschließt eine neue, höchst wirksame Plausibilitätsstruktur. Philosophie, Psychologie und Psychoanalyse haben sich in diesem Raum gemeinsam wiedergefunden – ohne sich allerdings in diesem Artefakt wirklich orientieren zu können."[28]

---

25 S. J. Bremmer: The Early Greek Concept of the Soul, Princeton 1983; ders.: The Rise and Fall of the Afterlife (The 1995 Read-Tuckwell Lectures at the University of Bristol), London/New York 2002.

26 B. Gladigow: „‚Tiefe der Seele' und ‚inner space'. Zur Geschichte eines Topos von Heraklit bis zur Science Fiction" in: J. Assmann/T. Sundermeier (Hg.): Die Erfindung des inneren Menschen. Studien zur religiösen Anthropologie, Gütersloh 1993, 114–132, 122.

27 S. dazu insgesamt K. v. Stuckrad: Was ist Esoterik? Kleine Geschichte des geheimen Wissens, München 2004.

28 Gladigow: Tiefe der Seele, 126, der diesen Wandel auf Heraklit zurückführt.

Burkhard Gladigow bringt hier eine interessante Parallele ins Spiel und verweist auf die Tendenz der Science-Fiction-Literatur, den äußeren physischen (Welt-) Raum als Metapher für den „Weltinnenraum" (ein Wort Rainer Maria Rilkes) oder auch für *inner space* zu instrumentalisieren.[29] Im Menschenbild der transpersonalen Psychologie erhält eine solche Deutung zusätzliche Bestätigung, denn unter den spirituellen Krisen wird neben der schamanischen Krise auch jene aufgeführt, die durch die Begegnung mit Ufos oder die Entführung durch Außerirdische induziert wird.[30]

So betrachtet, kann man die Beschreibung der schamanischen Reise als Erweiterung des seelischen *Raumes* im Kontext europäischer Seelenvorstellungen begreifen. Die „Landschaften der Seele" sind Spiegelbilder der „schamanischen Anderwelt", auch wenn – und das ist wichtig – die Reisenden in der anderen Welt Entitäten begegnen, die nach ihrem Verständnis außerhalb der Seele existieren. Sobald diese Wesenheiten aber *beschrieben* werden, greift man auf Deutungsmuster zurück, die dem eigenen Traditionskreis entnommen sind.

5. Die Frage widerstreitender Ontologien

Zum Abschluss möchte ich eine Frage ansprechen, die einen nicht unwichtigen Streitpunkt zwischen professioneller Ethnologie und den Positionen im neo-schamanischen Spektrum bildet, die Frage nämlich, ob jene Geistwesen wirklich existieren oder nur Projektionen der menschlichen Seele sind.[31] Dabei steht nicht die Frage im Raum, welche der beiden Positionen „richtig" ist oder die Wirklichkeit adäquat

---

29 Gladigow: Tiefe der Seele, 128–130; s. auch v. Stuckrad: Schamanismus und Esoterik, 257–263.

30 Vgl. S. & Chr. Grof: „Spirituelle Krisen und Bewusstseinsentwicklung" in: dies. (Hg.): Spirituelle Krisen: Chancen der Selbstfindung, München 1990, 22–54, hier S. 50–52. In den USA gibt es bereits eine ganze Reihe von Selbsthilfegruppen, die entsprechende Erlebnisse zu verarbeiten suchen.

31 S. K. v. Stuckrad: „Le chamanisme occidental moderne et la dialectique de la science rationnelle" in: R. N. Hamayon (Hg.): Chamanismes (Revue Diogène), Paris 2003, 281–301; K. v. Stuckrad: Constructions.

abzubilden vermag. Wissenschaftlicher Analyse zugänglich ist allein die Plausibilität der jeweiligen Konstruktion für einen konkreten, jeweils bestimmbaren Zusammenhang. Es geht folglich um die Darstellung von Begründungsstrategien, ohne dass man sich die jeweils vertretenen Positionen zueigen macht. Man könnte auch sagen: Religionswissenschaft hat es stets mit *widerstreitenden Ontologien* (Aussagen über das Seiende) zu tun. Es obliegt ihr nicht zu entscheiden, ob ontologisch-religiöse Aussagen – z. B., dass Magie funktioniert, dass es eine Gottheit wirklich gibt oder dass die Ahnen noch immer unter uns leben – zutreffend sind oder nicht. Würde sie solche Sätze bejahen, betriebe sie Theologie, würde sie sie verneinen, betriebe sie negative Theologie bzw. fiele einem Materialismus und Positivismus anheim. Beide Möglichkeiten – die ihrerseits Ontologien voraussetzen! – lassen sich wissenschaftlich nicht belegen oder falsifizieren.

Betrachtet man es von einem wissenschaftlichen Standpunkt aus, so dürfte Michael Harner den universitären Rahmen eindeutig verlassen haben, wenn er behauptet, die Existenz der Geister sei keine Glaubensaussage, sondern eine empirische Tatsache,[32] denn er kann keine Gründe für diese Prämisse angeben, die tatsächlich auf allgemein anerkannter Empirie fußen würde. Ähnliches gilt für Amelie Schenk, nach der die Schamanen „eine einfache Tatsache" bezeugen:

> „Es gibt die geistige Welt. Dies steht im Gegensatz zu uns, die wir so leben, als gäbe es keinen geistigen Untergrund, mehr noch: nicht die Beseeltheit der Natur."[33]

Allerdings kann man dieselbe Kritik erheben, wenn Ethnologinnen wie Roberte N. Hamayon es als Tatsache nehmen,

---

32 S. etwa S. Nicholson (Hg.): Shamanism, Wheaton ⁵1996, 15.

33 A. Schenk: Herr des schwarzen Himmels. Zeren Baawai – Schamane der Mongolei, Bern etc. 2000, 10. Ebenso Horwitz: „The shaman's journey is often seen as a metaphor. This point of view is handy for those with no direct experience of the shamanic journey [...]. The Spirits are not metaphorical of anything" (J. Horwitz: „Shamanic States of Consciousness, or What Am I Doing Here?" in: Spirit Talk 13, 3–9, hier S. 5 [Seitenangabe nach der Internetversion unter www.shamanic-circles.org/spirittalk/Issue12.html]).

„that spirits are an element of a world view, the product of collective imagination".[34] Auch mit ihrer positivistischen Frage, „could relationships with imaginary beings be other than metaphorical?",[35] prägt Hamayon lediglich die andere Seite der Münze fehlender Verifizierbarkeit, indem sie die Prämisse postuliert, die Geister existierten *nicht* und seien bloße Einbildung, zumindest aber soziale Konstruktion.[36] Beide Positionen machen ontologische Aussagen, deren Richtigkeit schwerlich zu erweisen ist, die aber doch erhebliche normative Implikationen mit sich führen.

Vielleicht kommt man einer Einigung näher, wenn man erkennt, dass wir es hier mit zwei gänzlich unterschiedlichen Modellen der Wirklichkeitskonstruktion zu tun haben, einmal nämlich mit der Behauptung, es gebe keine außer uns existierenden immateriellen Entitäten, womit jede Begegnung mit solchen Wesen eine Projektion oder Täuschung sein *muss*, andererseits aber mit der Setzung, die Wirklichkeit sei bevölkert mit einer ganzen Reihe von Wesenheiten, die sich dem Menschen in der „normalen" Welt zu erkennen geben können. Interessant ist nun nicht die Frage, welches Modell das richtige ist oder die „Wahrheit" abbildet, sondern ob die Modelle jeweils *kohärent* und für die Praktizierenden plausibel sind.

Die Aufgabe der Religionswissenschaft besteht deshalb nicht darin, als Richterin über Theologien oder agnostische Positionen aufzutreten oder auch nur eine Vermittlung zwischen beiden zu betreiben. Ihre Aufgabe besteht vielmehr in der historischen, kulturwissenschaftlichen Analyse von vielfältigen ontologischen Optionen, deren plurales Neben- und Miteinander ein wiederkehrendes Motiv innerhalb der Europäischen Religionsgeschichte darstellt.

---

34 Hamayon: Trance, 14.
35 Hamayon: Trance, 12, Anm. 22.
36 „In short", resümiert Hamayon, „relationships with spirits are possible only on the part of specialists recognized as such, within a ritual framework, and under the community's control. This triple constraint allows us to state that the shaman's behavior is to be defined as the acting out of a role culturally defined and socially organized" (Hamayon: Trance, 17).

Magie – Dämonen – göttliche Kräfte

Krankheit und Heilung im Alten Orient und im Alten Testament

ECKART OTTO

Der Mensch des antiken Vorderen Orients kennt sowenig wie der der Hebräischen Bibel den Gedanken des Zufalls. Alles was geschieht, hat eine Ursache, und diese Ursache muss verstehbar sein. Da eine naturwissenschaftliche Ursachenforschung noch nicht entwickelt ist, und die Beobachtung natürlicher Ursachen nur ein begrenztes Spektrum menschlichen Schicksals aufzuhellen vermag, kommt dem meta-empirischen Bereich der Religion in der Antike eine bei weitem größere Bedeutung zu als für den neuzeitlichen Menschen. Der Grundakt aller Religion ist, so zeigt es bereits Max Webers Religionssoziologie, die Rationalisierung von Erfahrungen der Irrationalität, mit anderen Worten, das nicht begreiflich erscheinende Leid im Leben erklärlich werden zu lassen und damit die den Menschen durch die Unerklärlichkeit niederdrückende Macht des Leides zu reduzieren. Das unerklärlich Bleibende bleibt auch das Unbeherrschbare und dadurch Gefährliche. Religion ist in dieser Funktion Teil der Kulturleistung des Menschen wie Philosophie und Dichtung, der Kulturleistung, die im Bilde gesprochen Schwimmbewegung des Menschen als eines Ertrinkenden ist. Der sterbliche Mensch ist wie einer, über dem die Wellen zusammenschlagen und der rudert, um nicht unterzugehen. Die Religion ist seine stärkste Schwimmbewegung. Dieses Bild bringt wohl am deutlichsten zum Ausdruck, was mit der Funktion der Religion als Rationalisierung der Erfahrung des irrationalen Leidens (und alles Leid ist per se irrational) gemeint ist. Darin unterscheidet sich der antike Mensch nicht vom neuzeitlichen, antike Religion nicht von der unserer Zeit, wo immer Menschen auf dieser Welt leben und welcher Religionsgestalt sie im einzelnen folgen.

Krankheit, die den Menschen befällt, ist Erfahrung von Lebensminderung und Leid. Die Frage stellt sich der antike Mensch wie der neuzeitliche: Warum trifft diese Krankheit gerade mich? Und der Mensch fragt so gleichermaßen nach dem „Warum", wenn Krankheit wie alles andere Unglück die Menschen trifft, die um ihn herum sind, und mit denen er zusammenlebt. Wir beobachten an uns selbst, wie wir nach Gründen suchen und damit dem Zufall als dem Unerklärlichen den Raum beschneiden, dem Leid durch Verstehen die Macht nehmen wollen, dass wir sehr direkt, oft zuerst – wie durch eine innere Macht gedrängt – nach der Verursachung der Krankheit durch den Kranken und seiner Verantwortung für die Krankheit fragen. Ich erinnere mich noch gut der Reaktion eines Kollegen an einer Theologischen Fakultät, der spontan auf die überraschende Nachricht einer schweren Erkrankung eines von uns allen geschätzten Menschen seiner Bestürzung mit den Worten Ausdruck verlieh: Er hätte häufiger das Abendmahl nehmen sollen. Und wir alle kennen nur zu gut die Frage, die wir uns selbst angesichts einer derartigen Nachricht stellen, ob der Erkrankte vielleicht ungesund gelebt, Raubbau mit seinem Körper getrieben habe, gar geraucht habe etc. Und wir wissen auch, dass mit dem selben Atemzug wir die Frage nach der Schuld des Kranken an seiner Krankheit zurückdrängen, weil wir wissen, dass auch in dieser Beziehung der Mensch nicht der Schmied seines Unglücks ist. Was aber ist die Ursache? Es bedarf einer Erklärung, weil auch unser Schicksal betroffen ist. Reden wir von Zufall, und dazu gehört auch der Zufall der genetischen Konstitution, als Ursache einer Krankheit, so kann es auch uns treffen, ohne dass wir dem etwas entgegenzusetzen hätten.

1. Alter Orient

Vor eben diesem Problem standen auch die Menschen der vorderorientalischen Antike in Ägypten, Mesopotamien und Kleinasien. Sie suchten nach Wegen, die Verantwor-

tung des Menschen für sein eigenes Schicksal, aus der er um
der ethischen Konsistenz seiner Lebensführung willen nicht
entlassen werden durfte, zu vermitteln mit der Erfahrung,
dass es Krankheiten gibt, deren Ausbruch zu verhindern
nicht in der Macht des Kranken steht, ohne aber dem Gedanken des Zufalls Raum zu geben, da er zwar ethisch entlastet, indem er von Verantwortung befreit, dennoch aber
aufgrund der nicht bearbeiteten Irrationalität Angst hervorruft. Wie der moderne Mensch sistiert auch der antike
Mensch diese schwierige Vermittlung zwischen Eigenverantwortung und unverantwortetem Schicksal und die damit ungelösten Erklärungsprobleme zunächst dadurch,
dass er sich diagnostisch auf unmittelbar einsichtige Krank-
heitsmerkmale konzentriert und darauf aufbauende Therapien entwickelt. So weiß man bereits im antiken Ägypten
und Mesopotamien, dass Störungen des natürlichen Zyklus
der Nahrungsaufnahme sowie der Verdauung für zahlreiche Krankheiten verantwortlich sind und diese beeinflussen. Auch psychosomatische Zusammenhänge waren
durchaus bekannt. Ärger und Zorn können zu Herzkrank-
heiten führen, wie umgekehrt Verstopfung Angstzustände
befördern könne. Kurzgefasste ägyptische Rezepte medizinischer Texte benennen die Krankheit, z. B. „ein Mann mit
einer Verstopfung seines Magens", oder „eine Frau, deren
Dammgegend geschwollen ist" und fügen die anzuwenden-
de Therapie hinzu, doch sind auch ausführliche Diagnosen
in Lehrtexten in Gestalt ausführlicher Beschreibungen der
zu diagnostizierenden Krankheit mit detaillierten Therapievorschlägen bekannt.[1]

---

1 S. dazu W. Westendorf: „Heilkunde und Heilmethoden. Heilmittel" in:
   ders.: Lexikon der Ägyptologie, Bd. 2, Wiesbaden 1977, 1097–1101;
   ders.: „Krankheit. Krankheitsbeschreibung und -darstellung" in: ders.:
   Lexikon der Ägyptologie, Bd. 3, Wiesbaden 1980, 757–759, 763–764;
   I. E. S. Edwards: „Krankheitsabwehr" in: Westendorf: Lexikon der
   Ägyptologie, Bd. 3, 759–762; R. D. Biggs: „Medizin A. In Mesopotamien" in: E. Ebeling: Reallexikon der Assyriologie, Bd. 7, Berlin 1990,
   623–629; G. Beckman: „Medizin B. Bei den Hethitern" in: E. Ebeling:
   Reallexikon der Assyriologie, Bd. 7, Berlin 1990, 629–631; jeweils mit
   weiterer Literatur.

Doch der antike Mensch wusste – und diese Einsicht lag ihm näher als dem neuzeitlichen Menschen, der sich durch eine komplexe Medizin geschützt wähnt –, dass mit der Diagnostik und Therapie der physiologischen Merkmale von Krankheit das Problem von Verantwortung und Schicksal nicht gelöst ist. Es gebe eine vom Menschen nicht zu verantwortende Verursachung von Krankheiten, die dennoch nicht als Zufall deklariert werden soll. Der Gedanke des Zufalls ist prinzipiell und so auch hier insbesondere nicht zugelassen, da er angesichts ungeklärter Ursache der Krankheit keine Therapie ermöglicht, wenn die Schulmedizin an ihre in der Antike engen Grenzen gekommen ist. Statt dessen wird das weite Feld der Verursachung von Krankheiten durch Dämonen und Mächte aufgerufen, gegen die es magische Mittel der Abwehr und also der Rettung des Kranken geben soll. Durch den Hauch eines Dämons oder Zauberers soll die Krankheit in den Körper eines Menschen eindringen können. Beschwerden des Bauches und Herzens sollen durch einen Nachdämon (Inkubus) verursacht sein können, der des Nachts seine Opfer mit dem Krankheitssamen geschwängert habe. Und Menschen könnten Menschen durch bösen Zauber Krankheiten wie anderes Unglück anzaubern, wogegen nur die Magie des Gegenzaubers helfen könne. Die assyrische Beschwörungsserie *maqlû* enthält die Beschwörungsformeln, die bei nächtlichem Ritual des Gegenzaubers zur magischen Vernichtung des das Unglück verursachenden Hexers oder der Hexerin vorgetragen wurden. Für den bösen Zauber soll der Täter oder die Täterin den zu Behexenden als Figur nachgebildet und durch Analogiezauber die Krankheit beigebracht haben. Deshalb sollen sie nun ihrerseits vernichtet werden dadurch, dass eine Figur vom Täter bzw. der Täterin zusammen mit Gegenständen, die mit ihnen in Zusammenhang stehen, verbrannt werden:[2]

---

2 S. dazu T. Abush: Mesopotamian Witchcraft. Toward a History and Understanding of Babylonian Witchcraft Beliefs and Literature, Atlanta 2002. Zum Text der Serie maqlû s. als noch immer einschlägig G. Meier: Die assyrische Beschwörungssammlung Maqlû, Berlin 1967.

„Beschwörung. Nusku[3], diese Figuren meines Hexers,
diese Figuren meiner Hexerin,
diese Figuren meines Zauberers und meiner Zauberin,
die Figuren meines Behexers und meiner Behexerin,
die Figuren meines Betörers und meiner Betörerin,
die Figuren meines Spukmachers und meiner Spukmacherin,
die Figuren meines Widersachers und meiner Widersacherin,
die Figuren meines Feindes und meiner Feindin,
die Figuren meines Verfolgers und meiner Verfolgerin,
die Figuren meines Klägers und meiner Klägerin,
die Figuren meines Verleumders und meiner Verleumderin,
die Figuren meines Ränkeschmiedes und meiner
    Ränkeschmiedin,
die Figuren meines Plänemachers und meiner Plänemacherin,
die Figuren meines Bösen und meiner Bösen –
Richter Nusku, du kennst sie, ich kenne sie nicht –
die Zauberei, Hexerei, Spuk, böse Machenschaften,
Behexung, Auflehnung, böses Wort, Liebe, Hass,
Rechtsverdrehung, Mord, Lähmung des Mundes, [...]
Herzveränderung, Glühen des Gesichts, Wahnsinn,
alles (?) was existiert, was sie zugewandt haben, sich
    zuwenden ließen,
dieses sind sie, dieses sind ihre Figuren:
da sie nicht selbst dastehen, hebe ich ihre Figuren empor.
Du, Nusku, Richter, der da fängt Böse und Feinde, fange sie,
während ich nicht zugrunde gehe!
Die meine Figuren gefertigt, meine Gestalt nachgebildet haben;
die mein Antlitz ergriffen, meinen Hals zuschnürten,
meine Brust stießen, meinen Rücken krümmten,
meine Arme schwächten, meine Manneskraft wegnahmen,
das Herz der Götter mit mir erzürnten, meine Kraft schwächten,
die Kraft meiner Arme ausschütteten, meine Kniee banden,
mit Lähmung und Schwäche mich anfüllten,
bezauberte Speisen mich essen ließen,
bezaubertes Wasser mich trinken ließen,
mit schmutzigem Waschwasser mich wuschen,

---

3 Der Gott Nusku nimmt Richterfunktion wahr und gilt auch als Feuergott und Lichtgott, der den Menschen vor nächtlich agierenden Dämonen beschützt. Nusku wird als brennendes Feuer auch vom assyrischen
König gegen die Widersacher angerufen. Alles das macht den Gott
Nusku zu dem idealen Adressaten der Beschwörung.

mit Salbe böser Kräuter mich salbten,
für einen Toten mich erwählten,
mein Lebenswasser ins Grab legten,
Gott, König, Herrn und Fürsten mit mir erzürnten.
Du, o Feuergott: der den Zauberer und die Zauberin verbrennt,
der vernichtet den bösen Spross des Zauberers und der Zauberin,
der da zugrunde richtet die Bösen, bist du.
Ich habe dich angerufen: wie Šamaš, der Richter,
schaffe mir Recht, triff meine Entscheidung!
Verbrenne Zauberer und Zauberin!
Friss meine Feinde, verzehre die mir böse Gesinnten!
Dein wütendes Wetter möge sie fassen!
Wie Wasser eines Schlauches durch einen Guss mögen sie
    ein Ende nehmen!
Wie bei der Steinbearbeitung seien sie an ihren Fingern
    abgeschnitten!
Auf deinen erhabenen Befehl, der sich nicht ändert,
und deine treue Zusage, die sich nicht wandelt."

(*maqlû*, Tafel I, Z. 73–121)

In ekstatischer Trance weiß sich der Zelebrant in die Himmel aufsteigen[4], die Identität eines Sternes annehmen und in die Unterwelt hinabsteigen. Wenn die Sonne aufgeht, sind alle Träume und Albträume beseitigt, der Beter gereinigt und Dämon wie Zauberer vernichtet: Die Heilung kann einsetzen.

Was aber, so fragt sich der neuzeitliche Mensch, hat sich an der Lage des in Not Geratenen nun durch den magischen Analogiezauber des Rituals und die Beschwörungen geändert? Handelt es sich nicht vielmehr um eine zeremonielle Scheinstabilisierung der Lebenssituation des Kranken? Man wird mit Fug und Recht aber sagen müssen, dass sich ein derartiges Ritual der Notwende nicht etablieren und in der einen oder anderen Form über Jahrhunderte hätte halten können, wenn nicht auch erkennbare Erfolge der Notwende im Falle der Krankheit, also der Heilung, mit dem magischen Ritual verbunden gewesen wären. Dafür gibt es eine Erklärung: die psychische Konstitution des Kranken muss durch das mehrere Nächte dauernde Ritual so positiv beeinflusst

---

4 Vgl. zu dieser Thematik auch Numeri (4. Mose 24,15–16).

worden sein, dass dadurch Heilungskräfte wirksam mobilisiert wurden. Die nicht nur zugesagte, sondern durch das Ritual durchlebte Befreiung von den negativen Mächten, die für die Verursachung der Krankheit verantwortlich gemacht werden, befreit von Angst und mobilisiert den Lebenswillen der Psyche, indem ihr Hoffnung gegeben wird. In dem Sinne wirkt das Ritual als Prophetie, die sich allein dadurch, dass sie ergangen ist, realisiert. Bleibt noch zu fragen, ob es denkbar ist, dass der Psyche eine derartige Macht über die physische Konstitution des Körpers zugesprochen werden kann, dass allein aufgrund eines derartigen Wandels der psychischen Konstitution, die von Ängsten befreit worden ist, Heilung eintreten kann. Der umgekehrte Fall der Auswirkung von Angst auf den Körper steht außer Zweifel. Vor einigen Jahren wurde von folgendem Fall berichtet:

> Ein Fahrer eines Tiefkühllastwagens kam zu Beginn des Wochenendes verspätet von seiner Tour auf den Hof seiner Firma zurück, als bereits die Belegschaft ins Wochenende gegangen war. Ehe der Fahrer ebenfalls gehen konnte, musste er noch den Wagen von innen reinigen. Gerade als er damit fertig war und den LKW verlassen wollte, fiel die Tür zu, die er von innen nicht öffnen konnte. Am folgenden Montag fand man den Fahrer tot im Kühlraum seines Wagens. Die Obduktion der Leiche ergab, dass er erfroren war. Laut Polizeiprotokoll war aber die Kühlanlage gar nicht eingeschaltet. Der Tote wies gleichwohl alle Merkmale eines Erfrierungstodes auf. Für diesen erstaunlichen Befund konnte es nur eine Erklärung geben: der Fahrer war der Meinung, dass die Kühlanlage noch eingeschaltet war, und er erfrieren müsste. Die Tage und Nächte allein in dem LkW ließen ihn einen Tod sterben, von dem er fest überzeugt war, dass er ihn sterben müsste.

Ein weiteres Beispiel weist in die gleiche Richtung:

> Vor Jahren habe ich als junger Professor an der Universität Hamburg während eines Freisemesters einige Monate am Martin-Luther-Seminary in Lae in Papua-Neuguinea unterrichtet, um eine bessere Kenntnis vom Funktionieren von Stammesgesellschaften aus eigener Anschauung zu bekommen.[5] Ich ging also, wann im-

---

5 S. dazu E. Otto: „Wir wollen den Wald und fürchten dennoch seine Geister'. Beobachtungen zur Rezeption des Alten Testaments in Papua-

mer es möglich war, mit Ärzten und Missionaren durch den Busch in die Dörfer und erlebte im Hochland von Papua-Neuguinea den Fall, dass ein Mann gerade von einer Schlange gebissen worden war. Der Arzt, den ich begleitete, diagnostizierte, dass es eine nicht giftige Schlange war, die für den Biss verantwortlich war. Dennoch bestand Lebensgefahr. Da den Bewohnern des Dorfes die Kriterien zu Unterscheidung von Bissen giftiger und nicht giftiger Schlangen unbekannt waren, gingen sie auch bei Bissen nicht giftiger Schlangen davon aus, dass sie sterben müssten, was häufig tatsächlich zu Herzversagen führte. Die Aufgabe des Arztes war es in diesem Falle, durch intensives Gespräch den Patienten von dem Schlangenbiss und damit der Todesangst abzulenken.

Auch in diesem Falle führt allein die Hoffnungslosigkeit des Bewusstseins, keine Lebenschance und Zukunft mehr zu haben, zum Tode. Was die Menschen in Papua Neuguinea mit denen der Antike verbindet, ist eine noch nicht durch naturwissenschaftliche Verobjektivierung der äußeren Natur und auch unseres Körpers verstellte direkte Kommunikation zwischen innerer und äußerer Natur des Menschen, zwischen Psyche und Körper. Wie aber in den genannten Beispielen die Psyche negativ auf die Konstitution des Körpers bis zum physischen Tod wirkt, so kann sie es auch zum Guten und Prozesse der Heilung in Gang setzen.

Für die Medizin im antiken Vorderen Orient waren medizinische Therapie und magisches Ritual, das auf die Psyche wirkt, keineswegs Gegensätze, sondern Beschwörungen begleiteten und unterstützten die Therapie noch bei der Zahnbehandlung.[6] In diesem Sinne kann man sagen, dass eine therapeutische Medizin Hand in Hand mit einer magischen ar-

Neuguinea" in: Zeitschrift für Mission 14 (1988), 70–82 (= ders.: Kontinuum und Proprium. Studien zur Sozial- und Rechtsgeschichte des Alten Orients und des Alten Testaments, Wiesbaden 1996, 59–71); ders./G. Trompf/J. Gough: „Western Folk-Tales in Changing Melanesia" in: Folklore 99 (1988), 204–220.

6 Auch ein Teil der verabreichten Medikamente, die aus Kräutern hergestellt wurden, hat nach heutiger Erkenntnis im Wesentlichen nur einen Placeboeffekt gehabt. Es konnte auch kaum anders sein, da die tatsächlichen Ursachen zahlreicher Krankheiten noch unbekannt waren. S. dazu G. Majno: The Healing Hand. Cambridge/Mass. 1975, 115–118, 186–188.

beitete.[7] Ein ägyptischer Papyrus bringt den Zusammenhang so zum Ausdruck: „Wirksam ist das Heilmittel zusammen mit dem Zauber; wirksam ist der Zauber zusammen mit dem Heilmittel".[8] Wir werden sehen, dass die Hebräische Bibel recht ähnlich die Macht der Psyche für die Heilung erkannt hat, im Gegensatz aber zu den bislang behandelten Formen magischer Begleitung der Therapie auf einen ethischen Zugang abhebt. Die Überwindung rein magischer Ethik in der Hebräischen Bibel hat aber schon vorbiblisch im Vorderen Orient Anknüpfungspunkte. Krankheiten können mesopotamisch nicht nur auf Dämonen und Zauberei im Sinne schwarzer Magie zurückgeführt werden, sondern auch Ausdruck eines von einer Gottheit des Pantheon über den Menschen verhängten Schicksals sein.[9] Das Schicksal aber ist nicht unausweichlich, sondern die Gottheiten haben dem Menschen gleichzeitig auch verschiedene Formen der Divination wie Leberschau und Vogelflugschau als Möglichkeiten gegeben, sein Schicksal zu erkennen und durch einschlägige magische Mittel sich nicht zuletzt unter Aufbietung des persönlichen Schutzgottes, dessen Funktion der der christlichen Heiligen nicht unähnlich ist, gegen das Eintreffen eines verhängten Unglücks zu schützen. Insofern hat der der Divination kundige Wahrsager auch Anteil an der Diagnose von Krankheiten. Auf diese Weise, dass nach Ursachen von Krankheiten außerhalb des Verantwortungsbereichs des Kranken gesucht wurde, konnte er von der Eigenverantwortung für die Krankheit entlastet werden, ohne dass mit dem Argument des Zufalls operiert wurde. Die Einbeziehung magischer Heilmethoden ermöglichte die Bearbeitung der außerhalb des Kranken gesuchten Ursachen der Krankheit als eine wichtige Voraussetzung des Heilserfolges therapeutischer Medizin.

---

7 In diesem Sinne arbeiteten in Mari der Arzt (ašum) und der Exorzist (mašmašum oder wašipum) Hand in Hand bei der Therapie, während der „Wahrsager" (bārûm) eine wichtige Rolle bei der Diagnose gespielt hat.

8 Payprus Ebers 2, 2; s. W. Westendorf: Heilkunde, 1098.

9 S. dazu J. N. Lawson: The Concept of Fate in Ancient Mesopotamia of the First Millenium. Toward an Understanding of šimtu, Wiesbaden 1994.

Werden die Krankheiten aber nicht nur auf Dämonen, Totengeister und Hexer zurückgeführt, sondern auf Gottheiten des Pantheons, so stellt sich nun aber doch die Frage, inwieweit eine Krankheit ihre Ursache im Verhalten des Kranken hat, was sich nicht auf ein Mehr oder Weniger an gesundheitsbewusstem Verhalten bezieht, sondern auf sein ethisches Handeln, wenn die Krankheit als Folge von unethischem Verhalten anderen Menschen gegenüber begriffen wird. Der gesamte antike Vordere Orient wie die Hebräische Bibel wissen um einen unmittelbaren Zusammenhang von Tat und Ergehen. Den Taten der Menschen wohne eine moralische Qualität inne, die sich unmittelbar auf das Ergehen des Täters auswirke. Im sozialen Verhalten ist dies durchaus einsichtig und wird noch in unserem Sprichwortgut so zum Ausdruck gebracht, dass, wie man in den Wald hereinrufe, es herausschalle; d. h., wer anderen Menschen gegenüber sich zugewandt verhält, wenn Hilfe gebraucht wird, dem werde auch Hilfe zuteil, wenn er sie von anderen Menschen braucht. Maßstab der moralischen Qualifizierung ist die Gemeinschaftsgemäßheit und -förderlichkeit des Handelns.[10] Der Gedanke des Zusammenhangs von Tat und Ergehen geht aber nicht in der Reaktion von Mitmenschen auf den Täter auf, sondern es wird eine magische Kraft, die der Tat selbst inne wohnt, angenommen, die unmittelbar auf den Täter lebensfördernd oder -mindernd zurückwirkt. Wer also gemeinschaftsfördernd handelt, so die inhärente Intention dieser Anschauung der unmittelbaren Korrelierung von – in der Diktion Immanuel Kants gesprochen – Ethos und Glückseligkeit, befördere auch den Erfolg seines eigenen Lebens, so dass der antike kategorische Imperativ lautet: Handle jederzeit so, dass du nicht deinen eigenen Vorteil zu verwirklichen suchst, sondern den der anderen Menschen und damit der Gemeinschaft, da du auf diese Weise nur das Glück deines Lebens befördern kannst. Die Durchschlagskraft dieser ethischen Konzeption wird dadurch verstärkt, dass der Mensch nicht weiß, wann, wo und auf welche Weise die

---

10 S. dazu sowie zum folgenden E. Otto, Theologische Ethik des Alten Testaments, 1994.

seinen Taten innewohnende Macht auf sein Leben Einfluss nimmt, sei es in Form von Krankheit und frühem Tod, oder Verarmung und Vereinsamung, Kinderlosigkeit oder Erleiden physischer Gewalt. Dieser Zusammenhang von Tat und Ergehen war auf das engste mit der meta-empirischen Welt göttlicher Mächte verbunden, die den Zusammenhang von Tat und Ergehen stabilisieren und als Teil verlässlicher Weltordnung garantieren sollten. In Ägypten war der Tat-Ergehens-Zusammenhang Aspekt der durch die Göttin *Ma'at*, der Tochter des Sonnen- und Weltschöpfergottes, garantierten Ordnung.[11] In Mesopotamien war die Korrelierung von Ethos und göttlichem Pantheon komplexer, aber auch hier standen die Götter des Pantheons[12], vornehmlich der jeweilige Reichs- und Schöpfergott wie *Marduk* in Babylonien und *Aschur* in Assyrien, als Königsgötter im Pantheon sowie der Sonnengott *Schamas* für die Durchsetzung von Recht und Ethos ein. Ein die Regeln der Ethik verletzendes Tun verunreinige den Täter und bedürfe der kultischen Reinigungs- und Bußriten. Der in Not geratene Mensch suchte Aufklärung über die Ursachen seiner Not, insbesondere über die Ursachen von Krankheiten, die auch als Folge der Verletzung des Willens der Götter interpretiert werden konnten, um mit Hilfe eines Priesters die Not wenden zu können. Insbesondere in den Fällen, in denen sich der Kranke keines Vergehens bewusst war, bedurfte es zur Aufklärung der Ursachen priesterlichen Beistandes. Die Tafel II der babylonischen Beschwörungsserie *šurpu* enthält einen Beichtspiegel, den der Priester vor dem Hilfesuchenden rezitiert.[13] Die große Zahl der aufgelisteten Vergehen sollte bewirken, dass eine vom Kranken unbewusst begangene Tat dennoch vor der Gottheit bekannt und damit die Not gewendet werde:

---

11 S. dazu Otto: Theologische Ethik des Alten Testaments, 118–142.
12 S. dazu Otto, Theologische Ethik des Alten Testaments, 142–160, 220–222.
13 S. dazu Otto, Theologische Ethik des Alten Testaments, 221f mit der Übersetzung von šurpu II: Zeile 1–70; vgl. auch E. Reiner: Šurpu. A Collection of Sumerian and Accadian Incantations, Graz 1958, 13–18.

„Beschwörung. Ich rufe euch an, große Götter.
Gott und Götter, Herrn der Erlösung,
NN, Sohn des NN, dessen Gott NN (E. O.: = persönlicher Gott)
  ist,
dessen Göttin NN (E. O.: = persönliche Göttin) ist,
der krank ist, in Todesgefahr, elend, betrübt,
der nein anstelle von ja sagte, der ja sagte anstelle von nein,
der mit dem Finger (anklagend) hinter dem Rücken seines
  Nächsten deutete [. . .]
der eine schwache Frau bedrückte . . .
der den Sohn dem Vater entfremdete,
der den Vater dem Sohn entfremdete,
der die Tochter der Mutter entfremdete,
der die Mutter der Tochter entfremdete,
der die Schwiegertochter der Schwiegermutter entfremdete,
der die Schwiegermutter der Schwiegertochter entfremdete,
der den Bruder dem Bruder entfremdete,
der den Freund dem Freund entfremdete,
der den Genossen dem Genossen entfremdete,
der den Gefangenen nicht befreite, der den Menschen in Fesseln
  nicht frei ließ,
der den Gefangenen nicht das (Tages-)Licht sehen ließ,
der über den Gefangenen sagte: behalte ihn gefangen! und über
  den Mann in Fesseln:
binde ihn fester!
der nicht weiß, was eine Sünde gegen den Gott ist, der nicht weiß,
  was ein Sünde
gegen die Göttin ist,
der seinen Vater verachtete, voll des Hasses gegen den älteren
  Bruder ist,
der seine Eltern verachtete, die ältere Schwester beleidigte,
und kleines (Maß) gab und mit großem (Maß) empfing,
der sagte: es gibt nicht, wo es gab,
der sagte: es gibt, wo es nicht gab [. . .],
der Geld nahm, das ihm nicht zustand,
der Geld verweigerte, das ihm zustand,
der den erbberechtigten Sohn nicht in seine Rechte einsetzte,
der falsche Grenzen zog, der gerechte Grenzen nicht zog,
der Grenze, Gemarkung und Gebiet verrückte,
der seines Nachbarn Haus betrat,
der Verkehr mit der Frau seines Nachbarn hatte,
der Blut seines Nachbarn vergoss,
der die Kleidung seines Nachbarn raubte,

einen jungen Mann nicht bekleidete, als er nackt war,
der einen braven jungen Mann aus seiner Familie vertrieb,
der eine wohl vereinte Großfamilie zersprengte [...],
dessen Mund aufrichtig,
dessen Herz falsch ist,
wenn sein Mund ja sagt, sein Herz aber nein [...],
der zerstörte, verstieß, vertrieb,
anklagte und verurteilte, Gerüchte streute,
frevelte, raubte, zum Raub aufstachelte,
sich mit Üblem befasste,
dessen Mund log, die Lippen falsch und gewalttätig,
der unflätige Dinge kennt,
Unziemliches gelernt hat,
der seine Position mit Niedertracht erreichte,
der Grenzen des Rechts verletzte,
unerlaubte Dinge tat ..."

(*šurpu*, Tafel II, Z. 1–67)

Neben den rechtlichen und ethischen Verstößen stehen solche der kultischen „Etikette" im Umgang mit den Göttern, deren Verletzung göttlichen Zorn und damit Lebensminderung wie Krankheit hervorruft:

„Der gegessen hat, was verboten ist bei seinem Gott, der gegessen hat, was verboten ist bei seiner Göttin.
Er weiß nicht, was eine Sünde gegen den Gott ist, er weiß nicht, was ein Sünde gegen die Göttin ist.
Er verachtet den Gott, er verachtet die Göttin, gegen seinen Gott geht seine Sünde,
seine Verbrechen gegen die Göttin [...]
Wegen des Verbotenen, das er gegessen hat, wegen der vielen Sünden, die er begangen hat"

(*šurpu*, Tafel II, Z. 5.32–34, 69f)

Es dürfte eine sehr tiefe Wahrheit darin enthalten sein, dass der Mensch in seinem Tun weit über die unmittelbare Gesundheitsvorsorge hinaus auch Verantwortung für sein Ergehen einschließlich der Konstitution der Physis seines Körpers hat. In diesem Sinne kann ein Dasein für andere Menschen eine gute Gesundheitsvorsorge sein. Wir teilen mit dem antiken Menschen die Schwierigkeit, angeben zu können, wie es zu einem derartigen Zusammenhang von Tat und Ergehen kommt, denn auch dem antiken Menschen war sehr wohl bewusst, dass primär den Taten selbst die Kraft innewohnt, die auf den Täter zurückwirkt,[14] die Götter also nur eine sekundäre Funktion in der Garantie und Durchsetzung des Zusammenhangs von Tat und Ergehen haben. Verantwortung des Handelnden für sein Ergehen und Suche von Ursachen außerhalb seines Verantwortungsbereiches in Gestalt von Dämonen etc. sind in der Antike nie schlüssig voneinander abgegrenzt und können es auch nicht werden.[15] Zwar ist der Gedanke, dass wir Menschen in einer nicht restlos durchsichtigen Weise in unserem Tun unser Ergehen einschließlich unserer Gesundheit beeinflussen, geläufig, doch ist der Umkehrschluss, dass jeder Mensch Schmied auch seines Unglücks sei, an seiner Krankheit also selbst Schuld trage, nicht überzeugend. Mit dem Wissen um eine Mehrzahl an möglichen Ursachen ethischer und nicht-ethischer Art bewahrt sich der antike Mensch des Vorderen Orients vor einem automatischen Rückschluss vom Leiden der Krankheit auf eine Schuld des Kranken. Dass aber die Ursache von Krankheit nicht leichtfertig im meta-ethischen Bereich gesucht wurde, zeigt die Beschwörungsserie *šurpu* mit der Suche noch nach unwissentlich begangenen Vergehen zur Genüge. Wie tief der Gedanke der unmittelbaren Rückwirkung der Tat auf das Ergehen

---

14 Wir werden diesen Zusammenhang heute primär psychisch zu begreifen suchen. So ist es auch ratsam auf die in unseren Sprichworten angehobene Volksweisheit zu hören, die davon spricht, dass ein gutes Gewissen ein gutes Ruhekissen sei.

15 Dass das heute nicht sehr viel anders ist, zeigt folgendes Zitat: „Im Kranksein hat der Mensch aber die Schuld auf sich zu nehmen, und der Arzt hat ihm diesen Weg zu weisen. Und zwar nicht nur deshalb, weil er alles, was in sein Dasein tritt, auf sich zu nehmen hat, und alles, was er auf sich nimmt, Schuld ist, sondern weil er tatsächlich in allem Kranksein mitschuldig ist, denn nie ist Kranksein dem Menschen nur von außen, wie von einer fremden Gewalt, also von der Natur ‚aufgezwungen'". So E. Blum: Grundsätzliches zur psychotherapeutischen Situation, in: A. Sborowitz (Hg.): Der leidende Mensch. Personale Psychotherapie in anthropologischer Sicht, Wege der Forschung 10, Darmstadt 1979, 140 (mit Hinweis auf O. Schwarz: Medizinische Anthropologie, Leipzig 1929, 328).

noch Teil unserer eigenen ethischen Sozialisation in der Kindheit ist, haben die entwicklungspsychologischen Studien von Jean Piaget gezeigt.[16] Der noch den erwachsenen Menschen gelegentlich plagende Drang, unwillkürlich, ehe die Ratio sich einschaltet, die Ursache einer Erkrankung beim Kranken zu suchen, gibt Zeugnis davon, dass die kulturhistorischen wie die entwicklungspsychologischen Stadien des Menschen stets virulent bleiben.

2. Altes Testament

Die Hebräische Bibel tut sich noch schwerer mit der Idee des Zusammenhangs von Tat und Ergehen als der übrige antike Vordere Orient, da mit dem Monotheismus und der damit verbundenen Überwindung magischer Ethik[17] auch alle Lösungen, magische, und das heißt meta-ethische Ursachen der Krankheit zu suchen ebenso abgetan waren, wie das magische Reagieren auf diese Ursachen[18]. Krankheit muss nun noch konsequenter als Folge von Vergehen nach dem Tat-Ergehens-Zusammenhang verstanden werden. Die Konsequenz war, da der Kranke schuldig sein musste, soziale Isolierung und feindliche Reaktion der Umwelt. Da Dämonen wie Hexerei angesichts des Monotheismus nicht mehr als Krankheitsursachen denkbar waren, gab es nur die Alternative, nach dem Zusammenhang von Tat und Ergehen den Kranken selbst verantwortlich zu machen oder Gott als den Alleinverursacher von Krankheit, damit aber auch von Heilung zu sehen (so in 5. Mose 32,29). Eine Vermittlung der beiden Antipoden, und das wurde der Lösungsweg, sah in Gott die Macht, die die Konsequenzen des Tuns auf das Haupt des Täters zurück-

---

16 S. dazu J. Piaget: Das moralische Urteil beim Kinde, München 1986.

17 Diesen Zusammenhang hat bereits Max Weber bleibend aufgezeigt; s. E. Otto: „Einleitung" in: M. Weber: Wirtschaftsethik der Weltreligionen. Das antike Judentum, Wiesbaden 2005, 1–144; ders.: Max Webers Studien des Antiken Judentums. Historische Grundlegung einer Theorie der Moderne, Wiesbaden 2002.

18 Zum Zusammenhang s. auch K. Seybold/U. Müller: Krankheit und Heilung. Biblische Konfrontationen, Stuttgart 1978.

lenkt, so dass nun die Krankheit nicht nur eine Folge von ethischem und rechtlichen Vergehen, sondern religiöser Schuld wurde. Die Krankheit wurde dadurch für den Kranken noch doppelt belastend, da zu der Krankheit und der sozialen Isolierung aufgrund der Annahme eines Zusammenhangs von Tat und Ergehen noch die religiöse Schuld hinzutrat. Wenn schließlich deshalb nur noch die engsten Verwandten zum Kranken hielten, so vollzogen sie die Trauer- und Bußriten (Ps 35,13–14) und beteten mit ihm:

„Gott, strafe mich nicht in deinem Zorn,
und züchtige mich nicht in deinem Grimm.
Deine Pfeile haben mich getroffen,
und deine Hand hat sich auf mich gelegt.
Nichts Gesundes ist an meinem Fleisch, wegen deines Zornes,
nichts Heiles ist an meinem Körper, wegen meiner Sünde.
Denn meine Schuld hat mein Haupt überstiegen,
wie eine schwere Last ist sie zu schwer für mich!
Es stinken und eitern meine Wunden, wegen meiner Torheit.
Ich bin gekrümmt und tief gebeugt,
den ganzen Tag lebe ich in Trauer."

(Psalm 38)

Das Bekenntnis der Sünde sollte den Weg frei machen für die Heilung. In zahlreichen Klageliedern des Psalters folgt auf die Klage, in der sich der Beter bereits im Bereich des Todes wähnt, ein befreiendes Danklied. So geschieht es auch in dem Psalm 22, der in die Passionsgeschichte der Evangelien Eingang gefunden hat und mit den Worten anhebt: „Mein, Gott, mein Gott, warum hast du mich verlassen?". Die Not des Beters besteht wie im Buch Hiob darin, dass er sich unschuldig der Krankheit und Verfolgung ausgeliefert sieht:

„Ich bin hingeschüttet wie Wasser,
gelöst haben sich alle meine Glieder.
Mein Herz ist in meinem Leib wie Wachs zerflossen.
Meine Kehle ist trocken wie ein Scherbe,
die Zunge klebt mir am Gaumen,
du legst mich in den Staub des Todes. [...]
Deine Treue preise ich vor der großen Gemeinde."

(Psalm 22,15–16.26)

Nur wenige Zeilen später preist der Beter in diesem Zitat den Namen Gottes. Was erklärt diesen Umschwung in der „Stimmung" des Psalms von einem Klage- zu einem Danklied? Die wohl beste Erklärung geht davon aus, dass dem Klagenden ein Priester geantwortet hat, wobei es nicht von Bedeutung ist, ob sich diese Szene am Bett des Kranken abspielte oder ein Verwandter für ihn zum Tempel gezogen ist und stellvertretend in das am Tempel gesungene Klagelied, das ein Formulargebet für viele Notsituationen ist, eingestimmt hat. Entscheidend ist, dass Gott im Munde des Priesters antwortet gleichermaßen dem, der seine Sünde bekennt, wie dem, der sich zu Unrecht von Gott verlassen weiß. Das Orakel, das der Priester dem Betenden als Antwort Gottes auf die Klage zuspricht, beginnt mit den Worten: „Fürchte dich nicht!", und es folgt die Beistandszusage: „Ich bin bei dir". Der Beter weiß sich von diesem Moment an in seiner Not von Gott gnädig angenommen und damit seine Not gewendet.[19] Die soziale Isolierung ist damit aufgehoben, denn wer könnte einen Menschen, den Gott angenommen hat, ablehnen. Vor allem aber ist die psychische Disposition des Kranken mit einem Schlag verändert. Was in den mesopotamischen Beschwörungen wie *maqlû* das magische Ritual und Wort bewirkt, wird in den Klageliedern des Psalters durch das vom Priester dem Leidenden zugesprochene Wort der Annahme durch Gott ausgelöst. Unter den Klageliedern des Psalters finden sich solche, in denen der Beter sich schuldig weiß und um Vergebung seiner Schuld bittet, neben solchen, in denen der Leidende keine Schuld an sich entdecken kann, die ihm sein Schicksal eingebracht haben könnte, so dass er, wie im Psalm 22 und ähnlich Hiob, Gott anklagt, und, da nur er helfen könne in der Gottferne, Gott gegen Gott aufruft. Sie alle werden gleichermaßen unter das „Fürchte dich nicht, ich bin bei dir" gestellt. Die Frage, ob die Krankheit

---

19 Es ist an dieser Stelle von geringerer Bedeutung, ob die Klagelieder im Stimmungsumschwung direkt das Heilsorakel als Teil der Gebetszeremonie einbeziehen oder in ihrer theologischen Argumentationsstruktur post festum darauf reflektieren. Zur Diskussion s. D. Dhanaraj, The Theological Significance of the Motif of Enemies in Selected Psalms of Individual Lament, Glückstadt/Wiesbaden, 1992.

nach dem Zusammenhang von Tat und Ergehen auf das Tun des Kranken zurückzuführen ist, oder ob gerade für den Kranken der Zusammenhang von Tat und Ergehen außer Kraft gesetzt zu sein scheint und ein böses Schicksal ihn getroffen hat, das er nicht verantworten will, ist am Ende aufgehoben durch das allen gleichermaßen zugesprochene Wort der göttlichen Annahme. Letztursache aller Krankheit und aller Heilung sei Gott, so dass wir in der Krankheit nicht tiefer fallen können als in die Arme Gottes.

Die im antiken Vorderen Orient nicht restlos vermittelte Divergenz zwischen ethischer Eigenverantwortung und dämonischer oder göttlicher Verursachung von Krankheit findet so in der Hebräischen Bibel eine weiterführende Lösung, die eine letzte Antwort auf die Frage nach der Verursachung von Krankheit dem Geheimnis Gottes überlässt. Mit dem antiken Vorderen Orient aber teilt die Hebräische Bibel das Wissen um die Heilungskraft einer zur Hoffnung von der Angst befreiten Psyche. So kann der aus der Not Gerettete jubeln:

„Grüße meine Seele, Gott
und alles in mir, seinen heiligen Namen!
Grüße meine Seele, Gott
und vergiss keine seiner Wohltaten.
Der dir alle Schuld vergibt,
der alle deine Krankheiten heilt;
der dein Leben von dem Tod erlöst,
der dich krönt mit Gnade und Barmherzigkeit;
der dich hinfort mit Gutem sättigt,
deine Jugend soll sich erneuern wie beim Adler."

(Psalm 103,2–5)

Nun, und erst jetzt, kann das Werk des Arztes beginnen. Religion ist, wie alle Kulturleistung des Menschen, die Schwimmbewegung eines Ertrinkenden, oder, mit Max Weber gesprochen, Rationalisierung der Erfahrung von Leid als des Irrationalen. Ein Verlust der durch Tradition gewachsenen Religion der Kulturkreise würde den Menschen nicht kompetenter zur Lebensführung machen, sondern ihn seiner stärksten Kraft berauben: der Erfahrung von Irrationalität im Leben die Stirn zu bieten.

Biblisches Christentum als Heilungsreligion

Klaus Berger

1. Jesus der Arzt

Jesus spricht über seinen Beruf im Bild des Arztes (Mt 9,12). Damit greift er auf die reiche biblische Tradition von „Gott als Arzt" zurück. Im Mittelalter nennt man Gott den „Arzt der Verletzten". Im Unterschied zu unserer Gesellschaft sieht die Bibel im Arzt gerade nicht den Halbgott, in der Klinik nicht die Kathedrale und in der Gesundheit nicht das höchste Gut. In biblischer Perspektive betrifft Gottes ärztliches Wirken vielmehr den Bereich der eigentlichen Krankheiten und Leiden, die tödlich sind. Auf seinem eigenen Feld, das nicht das des Arztes für biologische Gesundheit ist, wirkt Gott die Basis für umfassende Gesundheit. Am Schluss jedoch treffen sich gleichwohl beide Linien, denn das Kräutlein gegen den Tod, das die Medizin noch immer nicht gefunden hat, das hat allein der göttliche Arzt parat, denn sein Wirken überwindet mit der Auferstehung auch den leiblichen Tod. So wird in der biblischen Betrachtung der medizinische Arzt auf einen kleinen Bereich eingegrenzt, der „von vorne" und „von hinten" vom Wirken des göttlichen Arztes umgeben ist. Dabei betrifft das Wirken des göttlichen Arztes keineswegs nur das Jenseits oder das Leben nach dem Tod. Längst wissen wir, dass im Bereich der Seele und der Seelsorge oft die Grundlagen oder eben auch die Fehlerquellen für eine umfassende Gesundheit des Menschen liegen.

Dass auf diesem Feld im Augenblick freilich die Esoterik und mancherlei Art von asiatischer Ganzheitsmystik dem Christentum anscheinend den Rang abgelaufen haben, wundert den nicht, der weiß, dass auch die biologische Medizin gegen eine Flut von Quacksalbern ankämpft. Dieses Phänomen ist so alt wie die Medizin, und die Pseudo-Religion ist so alt wie die Religion. Esoterik wird immer dann frech und munter, wenn im Kernbereich der Religion Gott nur noch für das Jenseits infrage kommt. Als man noch etwas von Wallfahrten und dem Segen über Menschen, Vieh und Felder hielt, waren Ärzte nicht überflüssig, aber es gab einen humanen göttlichen Rahmen für ihr Tun und dessen unübersehbare Grenzen. Man sollte auch nicht vergessen, wie weit die Krankenpflege des Antoniter-Ordens schon einmal gelangt war: Die tägliche Betrachtung des Gekreuzigten – zum Beispiel des Isenheimer Altars – war ein Teil ihrer Therapie.

2. Christentum als Heilungsreligion

Die Forschung hat die Berichte über Heilungen oft schlecht behandelt und vor allem theologisch abgewertet, ganz so, als ob für Jesus und die Evangelisten eigentlich nur das Seelenheil und die Rechtfertigung des Sünders interessant wären. Dabei übersah man jedoch, dass durch die große Anzahl von bezeugten Wunderberichten das Judentum hier zu einer qualifizierten Heilungsreligion wird. Das gilt für alle Evangelien, die über die vorösterliche Wirksamkeit Jesu und nicht nur über seine Worte berichten, wie das Thomas-Evangelium. Durch seine Heilungswunder stellt sich Jesus zunächst in direkte Konkurrenz zu zeitgenössischen Heilgöttern wie Serapis oder Asklepius (Äskulap). Doch er will mehr als nur eine Summe von Wundern zu wirken. Er sagt vielmehr, dass er so den Propheten Jesaja erfüllt (Jes 29,18f; 35,5f), der in dieser Weise von Gottes Taten in der Endzeit spricht. Jesus wirkt Gottes eigenste Taten, und eben auch deshalb ist, so der Glaube der frühen Christen, Gott in ihm real präsent. Diese Taten werden auf drei Ebenen vollzogen, als Heilungswunder, als Exorzismen und in Kombination mit Sündenvergebung (vgl. Mk 2,1–12; Lk 7,48–50 und das Wort vom Nicht-mehr-Sündigen in Joh 5,14).

Als Heilungsreligion bietet das Christentum in der damaligen Welt eine Alternative zu den großen Sanatorien des Äskulap-Kultes, etwa in Epidaurus. Man bedenke die Veränderung gegenüber dem Judentum, wie sie sich auch in den Texten von Qumran zeigt: Bei Jesus konzentriert sich die jüdische Religion auf den einen sichtbaren menschlichen Heiler, der das Volk auf das Kommen Gottes vorbereitet, indem er es (zumindest ansatzweise) gesund macht. So ist er Messias. Auch nach der hebräischen Bibel ist Gott der Arzt, aber nie zuvor ist das Heilen Gottes so hervorgetreten wie bei Jesus.

Hat das Christentum diesen Charakter als Heilungsreligion nicht weitgehend verloren? Dagegen sprechen die zahlreichen Segnungen, Exorzismen, Prozessionen und Wallfahrten zu wundertätigen Orten und die Anrufung von Heiligen, durch die in der traditionellen katholischen Volksfrömmigkeit dieser Charakter des Urchristentums fortgeschrieben wird, auch wenn es sich oft nicht um Spektakuläres handelt. Auch die Votivbilder und -gaben an den Wallfahrtsorten sprechen ihre eigene Sprache. Sie erzählen von äußerster Not und großem Glauben. Nur der kann diese Zeugnisse belächeln, der nicht weiß, was Not oder was Glauben ist. Das Christentum hat von den Evangelien diese leibhaftige, gesundheitliche Seite übernommen.

Dass man heute Gesundheit zur neuen Religion ohne Gott, Gnade und Heilige macht, bedeutet demgegenüber etwas Neues und ist nicht Erbe des Christentums, sondern etwas ganz anderes, das es in der Menschheitsgeschichte vorher so nicht gab. Auch in der „heidnischen" Antike hat man immer gewusst, dass Gesundheit letztlich Gnade und Geschenk ist. Die Hoffnung auf Gesundheit machte einen wesentlichen Teil der Religion aus, hat aber niemals den Blick auf die göttlichen Helfer verdrängt. Der Glaube an Gesundheitsgötter war human im Vergleich zu den Erwartungen, die man heute an das Funktionieren von Arzt und Patient stellt. Der sakrale Ernst der Fitnessstudios und der Kult der Halbgötter in Weiß sind in Wahrheit unmenschlich.

Volksfrömmigkeit bewältigt den Alltag religiös, kennt keine Trennung von Religion und Alltagsleben, ist Öffnung zur konkreten Welt hin. Alles andere ist Verkopfung, Isolierung des Kranken, Verabsolutierung der Medizin und Herauslösung der Gesundheit aus dem wichtigsten Umfeld, das es für sie geben kann, aus einem lebendigen Glauben.

Weil das Christentum für seine Anhänger auch Hoffnung auf Segnung und Heilung, zumindest Linderung bedeutete, konnte man die vier Evangelien als Markenzeichen an den Anfang des Neuen Testaments stellen. Und dass Jesus „Christus" der „Gesalbte" heißt, das wurde zunächst und zuerst in der Salbung von Kranken weitergegeben und angewendet (Mk 6,13; Jak 5,14f).

Dabei war es gerade dem Christentum als Heilungsreligion immer klar, dass die leibliche Gesundheit nicht das höchste Gut ist. Gerade die Totenerweckungen ließen als Grenzfälle immer die Hoffnung auf Auferstehung sichtbar und ahnbar werden. Die mittelalterliche Auslegung von Mk 5 zeigt das:

> „Herr, der du gekommen bist, auf das Bitten des Synagogenleiters hin dessen einzige Tochter von den Toten aufzuerwecken und die Frau von ihrer schmerzvollen Blutung allein durch die Berührung mit dem Gewand mit deiner göttlichen Kraft geheilt hast, schenke auch diesem Kranken mit himmlischer Segnung nicht nur den Schutz des Leibes, sondern auch den der Seele."[1]

Eine alte Präfation identifiziert diese Frau mit der Sünderin:

> „Als Mensch zeigte sich Jesus, als die sündige Frau seine Füße mit Tränen wusch, als Gott aber wurde er offenbar, da er sie vom Blutfluss heilte."

Wie sinnreich, diese beiden Flüssigkeiten in typologische Entsprechung zu setzen: Die Tränen hat der Heiland hervorbrechen lassen, das Blut hat er aufhören lassen. Blut steht für Quelle der Sünde, Tränen für Umkehr.

Paschasius Radbertus (*856) stellt in seinem Markus-Kommentar zu Mk 5 die beiden Frauen gegenüber: Die eine ist zwölf Jahre in den Tod hin „ausgeflossen", die andere zum Leben hin auferstanden. Die eine bildet die Kirche aus Heiden ab, die andere die Synagoge. Beide brauchten Hilfe vom Erlöser. Die eine wird durch Glauben und Berührung geheilt, die andere durch die Hand des Erlösers zum Leben

---

1 Bischöfliche Segensgebete 1139, Ende des 10. Jahrhunderts.

erweckt. Damit folgt die Auslegung hier dem bekannten Schema der „zwei unterschiedlichen Frauengestalten".

Alle Totenerweckungen der Evangelien geschehen an Frauen oder in die Hände und Arme von Frauen hinein. Denn das kreatürliche, auf Erden geschenkte Leben kommt von den Frauen und ist immer zuerst an sie „adressiert". Aus diesem Grunde fühlen sich auch Frauen im kirchlichen Christentum besonders dann missachtet, wenn es verkopft und den Bezug zum gesegneten leiblichen Leben verliert. In einer rundum heilen Frömmigkeit könnte das nicht passieren.

3. Dein Glaube hat dir geholfen

Jesus heilt nach Mk 10,52 den künftigen Jünger mit dem Satz: „Zieh hin, dein Glaube hat dir geholfen." Dieser Satz, der häufiger in Wundergeschichten vorkommt, lohnt ein Nachdenken. Denn den Blinden hat nicht Jesus direkt von außen her – etwa durch Berührung – geheilt, sondern dessen eigener Glaube. Dem entspricht, dass gerade in diesem Bericht auch sonst die Aktivität des Blinden betont wird. Der Satz „Dein Glaube hat dir geholfen" ist aber andererseits so etwas wie ein konstatierendes Machtwort, das Jesus ausspricht, weil er sich erbarmt (Mk 10,48a.49a). Erst die Feststellung setzt das Wunder frei, lässt es Realität werden. Der Blinde glaubt an Gott, der ihm in Jesus nahe kommt. Jesus ist der Anlass für diesen Glauben, weckt ihn. Es ist nicht der Glaube an einen Menschen, sondern in diesem Menschen Jesus ist der gegenwärtig, der ihn gesandt hat. In dem Blinden wird durch Jesus, durch den Glauben an Gott in der Person Jesu, eine Kraft geweckt, die ihn wieder ganz macht. So findet der Blinde durch Jesus indirekt sich selbst. Jesus nimmt die Blockade weg, die Blindheit bedeutete. Er setzt, so könnte man mit gebotener Vorsicht sagen, in dem Blinden die Kräfte zur Selbstheilung frei. Denn offenbar bedeutet die Begegnung mit Gott, dass der Blinde seine körperliche Ordnung wieder findet. Nach biblischer Anschauung bestehen alle Krankheiten darin, dass der Mensch für eine Zeit (und im Tod endgültig) die Kontrolle über sich

230

selbst, die Selbstbestimmung verliert, dass er kein eigenes intaktes Kommandozentrum mehr besitzt, sondern wie herrenlos Beute schädlicher Krankheiten und Dämonen wird. So löst sich seine innere Ordnung, seine Gesundheit auf; er wird führerlos. Wenn er aber Jesus (und in ihm Gott) begegnet, dann findet er sein Führungszentrum wieder. Dieses steht ihm hilfreich gegenüber und lässt ihn im Glauben Anteil an seiner stabilisierenden, festigenden Autorität nehmen. So löst sich der innere Krampf des Menschen – oder anders gesagt: Von außen her dringt eine positive Führungskraft auf ihn ein. Glaube ist in der Tat, biblisch gesprochen, immer Anteilhabe an der Stabilität Gottes. Im Falle von Krankheit und Gesundung ist dies eine ordnende Stabilität, auf Grund derer der Mensch „sich wieder einrenkt" in seine innerliche Ordnung, eben weil er nicht nur auf sich fixiert ist, sondern wahrhaft gelassen wird. So gilt erstens, dass Krankheit Unordnung und taumelnde Führungslosigkeit ist. Zweitens ist festzuhalten, dass Glaube in jedem Falle heilend wirkt, weil er kein nur subjektives Vertrauen ist, sondern objektive Teilhabe an der lebendig ordnenden Festigkeit Gottes.

So stellt der Glaube in der Tat den Menschen wieder her, da er jetzt dank Gottes Nähe ein geheiltes Kontrollzentrum besitzt. Man kann auch sagen: Indem Jesus als der Herr die natürliche Ordnung wiederherstellt (und eben nicht zerstört), gibt er den Menschen erst Freiheit und Selbstbestimmung. – Auch in der Aussage über die heilende Kraft des Glaubens liegt daher ein Stück der christlichen Grundaussage, dass nur der Blick von sich selbst weg den Christen erlöst. Das gilt für das Schenken (statt Raffen) wie für das Bauen auf Gott, das stabile Gegenüber.

So gilt: Der Glaube heilt, weil im Blick auf Gott – und nur so – der Mensch seine Ordnung wieder findet. Weil der Glaube durch Jesus hindurch auf Gott gerichtet ist, ist er in jedem Fall in dem hier beschriebenen Sinn rettend. Denn auch Sünde ist ja ganz ähnlich wie Krankheit Verlust der Selbstbestimmung und -kontrolle, weil der Mensch unter eine fremde Macht gerät.

4. Exorzismen als Heilungen

Dass Jesus mit unreinen Geistern spricht und sie austreiben kann, erscheint vielen so genannten „progressiven" Christen nur noch als peinlich. So versucht man, die Texte hin- und herzudrehen, um schließlich erklären zu können, Jesus habe lediglich vom Glauben an die Dämonen befreien wollen, keineswegs aber von diesen selbst. Denn wie sollte man Jesus etwas so Unmodernes wie Dämonenglauben zumuten, wo man doch ganz sicher ist, dass es Dämonen wie auch Engel nicht gibt? Wie leicht kann man der Kirche vorwerfen, der Teufels- und Dämonenglaube habe zur größten gemeinsamen ökumenischen Aktion des 17. Jahrhunderts geführt, zur Hexenverfolgung, der noch um 1650 in Magdeburg tausende Frauen zum Opfer fielen. Und ist nicht überdies der Hinweis auf Dämonisches ein Mittel, sich selbst jeweils aus der Verantwortung zu stehlen und äußere Mächte zu beschuldigen? Ist nicht durch die Psychologie jede Art Geisterkunde überholt?

Die Botschaft dieser Texte (wie z. B. Mk 1,21–28) macht nur dann Sinn, wenn wir nicht nur mühsam lediglich Vergangenes rekonstruieren. Das wäre dann zwar wahr, aber hätte seine Zukunft schon gehabt. Vielmehr geht es mir darum, dass die Botschaft Jesu gerade in diesem Punkt weiterführt und neue Horizonte eröffnet. Das betrifft bereits die Grundsätze, woran erkennbar wird, dass die Welt der Exorzismen eine ganz notwendige Bereicherung ist, auf die man nicht ungestraft verzichtet. So ist mit Exorzismen untrennbar eine Auffassung von Wirklichkeit verknüpft, wonach eben nicht der Mensch mit seiner Psyche der Mittelpunkt aller Dinge ist (ein moderner Mythos), sondern er eingebettet in Beziehungen zu Personen und Mächten außerhalb seiner selbst lebt. Der Mensch ist daher im Krankheitsfall nicht nur mit sich selbst zu versöhnen und in sich selbst zu integrieren. Vielmehr gibt es unsichtbare Wirkfaktoren innerhalb wie außerhalb seiner selbst. Unter diesen Bedingungen kann er, wenn es um ihm feindliche Mächte geht, von diesen befreit werden oder Nein zu ihnen sagen. Eben darin, dass man von diesen Mächten getrennt werden kann, besteht der Vorteil dieser Betrachtungsweise: Das Fremde „sitzt" in mir, aber kann, weil es das Fremde ist, endgültig hinausgeworfen werden – vergleichbar dem Krebs, der in mir und von mir lebt, aber doch da nicht hingehört und beseitigt werden kann.

Damit hängt ein zweiter Aspekt zusammen: Beim Dämonismus liegt eine Art Dualismus (Zweigeteiltheit der Wirklichkeit) vor; es geht um einen Kampf, um Ja oder Nein, um einen Herrschaftsbereich Gottes einerseits und den des Teufels andererseits. Es ist nicht so, dass nicht von vornherein klar wäre, wer der Herr, Schöpfer und schließliche Sieger sein wird – dennoch aber wird ein Kampf um den Menschen zwischen ihm günstigen und gegnerischen Mächten geführt. Dabei paktiert der Mensch häufig mit den ihm feindlichen Mächten, die ihn dann wie Sucht und Verblendung an einem weiteren positiven Weg und Werden hindern. Als dämonisch wird daher stets der trügerische Schein angesehen.

Auch die Vorstellung von einem Kampf hat entscheidende Vorteile. Zum einen bewahrt sie vor der Illusion, es käme in einer relativ gutwilligen Welt am Ende darauf an, ein netter, unauffälliger Mensch zu werden. In dieser Welt aber geht es nicht um mehr oder weniger große Nettigkeit, sondern es spielt sich, unter Schein und Grauschleier verborgen, ein dramatisches kämpferisches Geschehen für oder gegen Gott und den Menschen ab. Jeder, der öffentlich für Christus und Kirche kämpft, wird von solchen elementaren Erfahrungen der Feindschaft gegen Gott berichten können. Das ist alles andere als harmlos. Dafür gibt es auch in unserer Gesellschaft zu viele, die das Christentum nicht wollen und es bekämpfen. Zum anderen ist von Dämonen überhaupt nur deshalb die Rede, weil sie in einem Drama vorkommen, an dessen Ende ihr Besiegtwerden steht. Mit ihrer Existenz zu rechnen, dient daher nicht dem Angstmachen, sondern bedeutet Ausblick auf den Sieg über alles, was uns bedroht und einschüchtert. Dieser „Dualismus" macht daher nicht traurig und lässt ebenso wenig die Welt im Düstern. Daher strahlen die exorzistischen Texte des Neuen Testaments einen starken Optimismus aus. Das gilt auch deshalb, weil hier gerade der Einzelne mit seinen Krankheiten direkt Jesus begegnet, was zeigt, dass das Christentum nicht nur in der Welt der großen Köpfe und großen Heiligen spielt, sondern jeden Einzelnen erreicht. Mit klaren Mitteln und Machtverhältnissen kommt daher Licht in das Leben des einzelnen Menschen, mitten in seinem Alltag, der sonst fernab von der großen Heilsgeschichte zu stehen scheint. Denn Exorzismen gibt es nur „Mensch für Mensch", nicht kollektiv. Hierin liegt auch der Grund für die große innere Nähe zwischen Exorzismus und Taufe, die sich in der Liturgiegeschichte der Ost- und Westkirche bis heute im „Widersagst du dem Satan ...?" äußert, auf das man nicht verzichten sollte.

Im Aufbau des Evangeliums nach Markus ist unser Text ein eindrückliches Zeugnis für die Vollmacht, die Jesus als Gottes Sohn zukommt. Laut Mk 1,11 hatte ihn der Vater durch eine „Himmelsstimme" ganz persönlich als geliebtes Kind angesprochen. Dieses worthafte Element der Proklamation kommentiert das visionäre Element, das zuvor berichtet worden war, die Herabkunft des Heiligen Geistes auf Jesus. Dem heiligen Geist Gottes ist nun der unreine Geist entgegengesetzt, dem Jesus nach Mk 1,25 befiehlt, den Kranken zu verlassen. „Unrein" heißt dieser Geist deshalb, weil er eigentlich ein Totengeist ist, und alles Tote unrein ist. Dämonen sind eine besondere Sorte von Totengeistern, nämlich die Geister jener Riesenkinder, die aus der Verbindung von Menschentöchtern und Engeln nach Gen 6 hervorgingen. – Der Gegensatz von Heiligem und unreinem Geist ist ganz klar „dualistisch" zu nennen.

Auffällig ist nun, dass an der Befehlsgewalt Jesu nicht der geringste Zweifel besteht. Als Träger des Heiligen Geistes ist er mühelos den anderen Geistern gewachsen. Das zwischen unreinem und heiligem Geist „strittige" Territorium nun ist der einzelne Mensch.

Betrachtet man schließlich den exorzistischen Dialog, so wird ersichtlich, dass die Frage des Dämons im Sinne der Abwehr zu übersetzen ist „Was führst du im Schilde gegen mich?" Dass der Dämon offenbart, wer Jesus ist (ähnlich auch Mk 3,11: „der Sohn Gottes") und so zum Zeugen für Jesus wird, ist darin begründet, dass Heiliger Geist und unreine Geister innerhalb derselben Wirklichkeit existieren.

Geist wird nur durch Geist erkannt (1. Kor 2,11–15), auch wenn es sich um konträre Geister handelt. Exorzistische Dialoge sind in der Umwelt sehr selten und daher ein besonderes Merkmal des Auftretens Jesu und seiner unbedingten Vollmacht.

5. Offensive Reinheit und Gesundheit

Zu Mk 1,40–45 ist folgendes mittelalterliche Gebet zu zitieren:

„Wenn du willst, Herr, kannst du uns rein machen und uns vergeben. Unser Gebet kann wegen unserer Ungerechtheit Vergebung nicht erwirken, doch durch die Fürsprache deiner Heiligen kannst du sie uns schenken."

Dieses Gebet (Corpus Nr. 5477) nimmt den entscheidenden Satz unseres Textes auf („Ich will, sei rein!") und deutet ihn im Sinne der Vergebung der Sünden. Dazu möge Gott durch die Fürsprache der Heiligen bewegt werden – menschliches Gebet hilft nichts, denn wir Menschen sind Sünder.

Hier ist zu fragen: Wie ist – biblisch gesehen – das Verhältnis von Unreinheit, Krankheit und Sünde? Grob gesprochen kann als Antwort gegeben werden, dass Unreinheit eine kultische, rituelle Kategorie ist. Unrein ist alles, was vom heiligen Bezirk fernzuhalten ist. Unreinheit ist durch Berührung ansteckend. „Sünde" ist dagegen eher das moralische Vergehen, wegen dem das Gewissen anklagt, oftmals ein Vergehen gegen Gerechtigkeit oder Liebe im weitesten Sinne. So betrachtet, ist jeder an jedem Ort verantwortlich. – Etwa seit dem zweiten Jahrhundert v. Chr. neigt man dazu, Unreinheit zur umfassenden Bezeichnung alles dessen zu machen, was Gott nicht will, auch für Krankheit. Dafür spricht auch die räumliche Anschaulichkeit. Die gesamte Moral des Judentums wird priesterlich „unterwandert". So werden auch Lüge und fehlende Solidarität im Volk ein Vergehen der Unreinheit. Auch die Pharisäer, denen Jesus nahe steht, halten den Unterschied rein/unrein für überaus wichtig.

Jesus unterscheidet sich in diesem Punkt nicht von den Pharisäern. Rein und unrein ist auch für ihn wie heilig und unheilig. Für Jesus liegt alles daran, sich an den Heiligen Geist zu halten und unreine Geister zu überwinden. Es ist wichtig, dass ein Mensch sich nicht durch das unrein macht, was aus seinem Inneren hervorkommt, nämlich böse Worte und Taten, die ihn wirklich verunreinigen können. Wohl deshalb weitet Jesus in der Bergpredigt die Verbote des Mordens und Ehebrechens aus und verbietet das Schwören ganz, weil der Mensch jeder Gefahr der Unreinheit aus dem Weg gehen muss. Zum Beispiel könnte durch das Schwören bei Gott dessen Heiligkeit in unsaubere Geschichten verstrickt werden; die Folgen müsste der Mensch tragen, denn Verunreinigung von Heiligem rächt sich direkt, schlägt auf den Verunreiniger massiv zurück. – In einem wesentlichen Punkt unterscheidet sich Jesus freilich von den Pharisäern, nämlich in der Frage, wie Unreinheit ursächlich zustande kommt. Nur in dieser Frage stellt Jesus das pharisäische Denken auf den Kopf, während die grundlegende Bedeutung von rein und unrein hingegen streng gewahrt bleibt. Für Jesus aber ist Reinheit nicht defensiv, sondern offensiv. Die Unreinheit kommt nicht von außen her in den Menschen hinein, sondern sie kommt aus seinem Inneren hervor. Eine nur defensive Reinheit muss stets flüchten vor dem Kontakt mit Unreinem, der anstecken könnte. Sie ist nur durch Ab- und Ausgrenzung zu retten, weshalb auch das Wort „Pharisäer" von *farasch* „abgrenzen" gedeutet wird. Man muss sehen, dass man sich z. B. nicht an Totem verunreinigt, so dass man vor Leichen fliehen sollte, ebenso wie vor Aussätzigen und Blutflüssigen. „Meiden" und „Distanz halten" sind daher die wichtigsten praktischen Regeln für Pharisäer. – Wer dagegen eine offensive Reinheit besitzt, muss nicht fürchten, durch Kontakt unrein zu werden, sondern er selbst macht durch seine Reinheit vorher Unreines nun rein. Diese Reinheit ist offensiv, sieghaft, sie setzt sich gegen Unreines durch. Deshalb kann Jesus Aussätzige rein machen, deshalb kann er den Blutfluss der kranken Frau zum Versiegen bringen (durch Berührung), kann Tote bei der Hand nehmen und auferwecken, statt vor ihnen zu flüchten. Daher kann er mit dem Heiligen Geist, den er in der Taufe auch sichtbar empfing, die unreinen Geister (Dämonen) siegreich vertreiben. Und da viele Krankheiten nach dem Glauben seiner Zeit auf dämonisches Wirken zurückgehen, kann er sie heilen. Auch die Entscheidung gegen das Händewaschen, von der Mk 7 berichtet, haben seine Jünger auf dieser Grundlage gefällt. Denn vor keiner äußerlich begründeten Unreinheit müssen sie Angst haben – nur ganz allein vor der, die darin besteht, dass das Herz böse ist.

Doch indem Jesus die Frage nach der Quelle der Reinheit ins Innere, ins Herz, verlagert, hat er sie dennoch nicht einfach moralisiert. Jesus ist kein Aufklärer, der die Angst vor magischen Wirkungen durch den Appell ersetzt, einfach anständig zu sein. Denn der Umkehrschluss stimmt nicht: Ein gutes Herz kann noch nicht exorzistisch wirken, Aussatz oder Blutfluss beenden. Vielmehr gibt es das Gute nach den Evangelien nicht als Moral, sondern nur als Gabe des Heiligen Geistes. Entsprechend ist auch das Böse nicht einfach Unmoral, sondern ein böses Herz ist besetzt von der teuflischen Gegenmacht.

Es ist seit der Aufklärung und entsprechend in neu-aufklärerischen Druckerzeugnissen üblich, Jesus als guten Menschen, als Vorkämpfer der Humanität (und als nichts weiter) und der toleranten Menschenliebe darzustellen. Das alles aber könnte er auch ohne Gott sein; man macht hier die Rechnung stets ohne den Heiligen Geist. Damit versperrt man sich von vornherein den Zugang zur Dreifaltigkeit. Jesu Auffassung und Praxis von Reinheit ist aber vielmehr eben darin begründet, dass in ihm und durch ihn der Heilige Geist wirkt. Dieses Wirken ist nicht tolerante Humanität, sondern kämpferisches Verbreiten des Herrschaftsgebietes Gottes gegen die Machtsphäre des Satans. Gewiss hat der Heilige Geist, wo er Einzug gehalten hat, positive ethische Auswirkungen. Aber das ist eben nicht alles. Es kommt darauf an, dass die Substanz eine andere geworden ist: Wer ein gutes Herz hat, ist von der Seite Satans auf die Seite Gottes gewechselt.

Ich möchte damit warnen vor einem moralistisch verkürzten Jesusbild, bei dem dann folgerichtig für Jesu Macht- und

Wundertaten kein Platz mehr ist. Nach unserem Ansatz ergeben sich diese konsequent daraus, dass die offensive Reinheit Jesu eben keine „moralische Leistung" ist, sondern Folge der Anwesenheit des dreifaltigen Gottes in Jesus Christus. – Ganz ähnlich wird übrigens bei Paulus der traditionelle Konflikt im Menschen zwischen Leib und Geist grundsätzlich ersetzt durch den Konflikt zwischen dem alten und dem neuen, durch den Heiligen Geist gestifteten Menschen. Auch Paulus wirbt nicht um „das Gute im Menschen", sondern um das Wirken des Heiligen Geistes Gottes in ihm.

Warum befiehlt Jesus dem Geheilten Schweigen und statt öffentlichen Verbreitens des Wunders den Gang zu den Priestern? Die Priester sind nach Lev 13,49; 14,2f die zuständige Instanz zur Beurteilung von Aussatz. Jesus will das offizielle Zeugnis der Fachleute, um jedenfalls für jüdische Leser jeden Zweifel auszuschließen. Mk 3,20ff wird zeigen, wie nahe bei der Frage von rein und unrein ein grundsätzlicher Zweifel an der Legitimität Jesu liegen kann. – Zum anderen ist ihr Urteil auch wichtig, um die sozialen Folgen des Aussatzes, nämlich dauerhafte soziale Diskriminierung, wirksam zu beseitigen.

Steht das Verbot von Mk 1,44 in Zusammenhang mit dem Wundergeheimnis? Mit den übrigen Belegen ist es durch die Grundeinstellung Jesu verbunden: Am leichten, oberflächlichen, schnellen Ruhm liegt Jesus nichts. Bei der Frage des Titels Jesu liegt das Leiden Jesu und der Jünger zwischen Tat und Ruhm. Bei der charismatischen Legitimität Jesu liegt die Bestätigung durch Fachleute dazwischen. Zugespitzt formuliert: In beiden Fällen ist Jesus alles daran gelegen, dass das Zeugnis auf seine Glaubwürdigkeit hin geprüft wird. Diese Glaubwürdigkeit wird weder durch diffizile Argumentationen noch „im dritten Himmel" erlangt, sondern durch ganz handfestes Zeugnis von Menschen: durch Leiden oder Sachkunde.

Was die offensive Reinheit für Krankenheilungen austrägt, wird nicht zuletzt an Lk 10,8bf erkennbar. In der Aussendungsrede sagt Jesus zu den Jüngern: „Esst, was sie euch vorsetzen, heilt die Kranken dort ...". Beides ist Folge der offensiven Reinheit.

238

Für Mt 15,21–28 gilt: Die heidnische Frau, die sich an Jesus herandrängt, hat ein Kind, das nicht nur gleichfalls heidnisch unrein ist, sondern zusätzlich von einem unreinen Totengeist, einem Dämon, besessen ist. So häufig und so zentral berichten die Evangelien von Exorzismen Jesu, dass man sie als eine Art Grundsakrament seines irdischen Wirkens bezeichnen kann. Es wird auch einer vorgeblich „modernen" Exegese nicht gelingen, diese wichtigen Züge dauerhaft aus dem Jesusbild zu entfernen. Freilich ist da zunächst die Frage der Personalität von Teufel und Dämonen. Zur Zeit Jesu haben die Menschen einen weiteren Personbegriff als wir: Alles, was Lärm macht und schreit, was eigenwillig und widerspenstig ist, gilt schon als Person. (Daher hat man auch Glocken als Personen angesehen und getauft.) Hier von personhaften Mächten zu reden, hat den Vorteil, dass man von diesen Mächten befreit werden kann, und zwar auf sprachlichem Weg. Freilich ist das Personsein von Teufel und Dämonen auch schon im Neuen Testament ungefestigter als die Annahme von Gottes Personalität, weshalb man Teufel und Dämonen auch wahlweise „Mächte und Gewalten" nennt. Paulus spricht genauso von der Versklavung unter die Sünde (Röm 7), wie die Evangelien von der Besessenheit reden. Jesus will diese Mächte bekämpfen und ihre Herrschaft brechen – zugunsten der Herrschaft Gottes. Es ist ein Kampf um jeden Einzelnen, jeder Einzelne muss befreit werden, damit Gottes Herrschaft an die Stelle der Besessenheit tritt. So haben wir in unserem Text beides: den Kampf der Frau und den Kampf Gottes gegen die Mächte durch Jesus.

Der alte Exorzismus ist heute zumeist durch gemeinsames Gebet von Geistlichem und Krankem ersetzt. Für dieses Beten sollten ganz klare Grundsätze gelten. Erstens darf keine Rede vom Teufel je die Funktion haben, Menschen zu belasten oder zu verteufeln. Zweitens: Wer heilt, hat Recht. Wenn Worte helfen und heilen, haben sie ihren Dienst im Sinne des Evangeliums erfüllt. So muss man das Böse nicht in die Seele integrieren, sondern es gibt Lösung, Befreiung und Sieg. Dabei hat weder die Bibel noch je ein Theologe versucht, Menschen durch die Behauptung. sie seien eben „besessen", zu entschuldigen. Immer wieder ist es der Mensch, der mit dem Bösen kooperiert.

Sicherlich darf man Menschen nicht mit der Aussage belasten, sie seien besessen. Der Sinn der Rede von Dämonen im Neuen Testament besteht nicht darin, Angst zu machen, Menschen zu erniedrigen oder zusätzlich zu quälen. Das Neue Testament redet ausschließlich deshalb von Dämonen, weil sie besiegt werden können. Hier sind sie eingebunden in ein Drama, in dem sie sich nicht verselbstständigen dürfen. „Jesus ist Sieger", das gilt hier. – In einem neuen evangelischen Taufritual heißt es daher nun auch plötzlich wieder:

> „N. N., an dir soll der Dämon der Macht kein Recht haben, dich zu verführen zur Lieblosigkeit, dich wegzulocken von der Wahrhaftigkeit, dich einzuspannen für die Propaganda der Lüge . . ."

Die Sprache ist genau die der alten Exorzismen. Man kehrt zurück zur Tiefendimension der alten Formulare. Wer sich einmal vertieft in die Sprache der alten griechisch-orthodoxen und katholischen Exorzismen, wird nichts Unbiblisches darin finden. Diese Exorzismen sind gesättigt von der Sprache der Psalmen. Schon zur Zeit Jesu deutete man die Feindpsalmen auf die geistigen Feinde des Menschen. So heißt es im Rituale Romanum:

> „Du hast deinen eingeborenen Sohn in diese Welt gesandt, um den brüllenden Löwen zu vernichten. Wende dich eilends uns zu, errette diesen Menschen, den du nach deinem Ebenbild erschaffen hast, aus seinem Unglück, befreie ihn vom Dämon, der sich am Mittag anschleicht. Jage Schrecken ein dem Untier, das deinen Weinberg verwüstet. Gib denen, die an dich glauben, Zuversicht, damit sie mutig gegen den bösen Drachen kämpfen."

Freilich darf man nicht mehr den Teufel im Menschen anschreien – aber mit den Menschen gemeinsam um Befreiung beten, das sollte man tun, einfach deshalb, weil nicht alle Wirklichkeit flach und harmlos ist. Viele Menschen kennen nur die freundliche Oberfläche, bis eines Tages das Grauen sie überwältigt. Die Wirkung von Teufel und Dämonen ist letztlich Menschenhass und Mord. Gegen diese unheimliche

Gewalt rufen wir die stärkere Macht Gottes an. So beten die alten Exorzismen:

> „Ich beschwöre dich bei dem, der auf dem Rücken des Meeres gehen konnte wie über festes Land, der den Sturm und die Winde bedrohte, dessen Blick die Meeresgründe trocken gelegt hat und dessen Drohen die Berge schmelzen lässt: Fürchte dich, fahre aus [...] Sieh, Gott, der Herrscher kommt. Loderndes Feuer läuft vor ihm her und verzehrt seine Feinde ringsum."

Exorzismen schließen immer mit der eindrucksvollen Bitte:

> „So sage ich im Namen dessen, der kommen wird zu richten die Lebenden und die Toten und die Welt durch Feuer."

Viele fragen: Kommt das Böse, kommen Erdbeben und Flugzeugkatastrophen direkt vom Teufel? Die bibelgemäße Antwort lautet, dass der Teufel nicht für alles steht, was wir als negativ empfinden. Dass diese Schöpfung begrenzt und endlich ist, dass auch in diesem Sinne Naturgesetze wirksam sind und Ressourcen begrenzt, das ist Gottes Werk in seiner vorläufigen Schöpfung. Vom Teufel reden wir dort, wo es um Heimtücke geht, um blinde Zerstörung, um Gottes- und Menschenverachtung, von Besessenheit dort, wo Menschen ihre Freiheit eingebüßt haben – wie bei einer Sucht.

6. Jüdisches Kolorit in Mk 10,48–52

Die folgenden Beobachtungen zeigen, dass Jesu Heilungen nichts Heidnisches sind und auch nicht so aufgefasst wurden. Das Judentum war beweglich genug, zur Heilungsreligion zu werden.

In Mk 10,45 („Der Menschensohn ist dazu da, [...] zu dienen und sein Leben einzusetzen stellvertretend für alle") hatte Jesus auf seinen lebenslangen Sklavendienst hingewiesen. Dass Jesus sich wirklich als Sklaven betrachtet, bestätigt sein Ausdruck jetzt in Mk 10,51, denn er fragt den blinden Bettler, als wäre dieser sein Herr: „Was möchtest du, was soll ich für dich tun?" Ähnlich hatten zuvor in 10,35 die beiden Zebedäussöhne Jesus unter Druck setzen wollen: „Wir wollen, dass du tust, was wir uns von dir wünschen." Ihren Wunsch hatte Jesus nicht erfüllen können, denn Plätze im Himmel hat er nicht zu vergeben. Aber Blinde sehend zu machen, das ist seine Aufgabe (vgl. Jes 35,5: „Dann werden die Augen der Blinden aufgetan" und Mt 11,5). Jesus nämlich bereitet die Menschen vor für den Tag des Kommens Gottes. – Aber auch zum folgenden Einzug Jesu in Jerusalem zeigt unser Bericht Verbindungen, und zwar durch den doppelten Ruf „Sohn Davids, erbarme dich meiner". Beim Einzug in Jerusalem werden die Menschen rufen: „Gesegnet das Reich unseres Vaters David, das jetzt kommt!" – Wie einst Salomo, Davids Sohn, der Krankheiten heilen und Dämonen beherrschen konnte (Weisheit Salomos 7,20), wird Jesus Sohn Davids genannt und ist so die endzeitliche Entsprechung zu König David. Denn Jesus besiegt alles, was den Menschen bedroht und ihm Angst macht. Mit seinem jüdischen Kolorit ist unser Bericht schon ganz auf den Tempel hingeordnet, der noch immer der (wieder aufgebaute) Tempel Salomos, des Sohnes Davids, ist. Der heilende Sohn Davids realisiert sein Anrecht auf die Befugnisse des Hausherrn im Tempel.

So ist unser Text in mancher Hinsicht unter den bisherigen Wunderberichten des Markus der Höhepunkt. Nur hier hat der Geheilte einen Namen, nur hier ist das Wunder mit einer Berufung verquickt, denn der Geheilte folgt Jesus nach (Mk 10,52), und dies in Kontrast zum geheilten Gerasener in Mk 5,18f, der Jesus nicht nachfolgen darf. Dafür ist Bartimäus durch Name und Ausrufe („Sohn Davids", „Rabbuni") eindeutig als Jude ausgewiesen. Dass er sein Gewand abwirft, um schneller auf Jesus zueilen zu können, erinnert an Petrus nach Joh 21,7b. Die Dramatik wird dadurch gesteigert, dass die Volksmenge ihm zunächst Schweigen gebietet – ähnlich wollten die Jünger nach Mk 10,13 die Kinder von Jesus fernhalten. Beides ist vergeblich, denn wie die Kinder, so ist auch Bartimäus besonders „erwählt".

Zusammen mit Mk 8,22–26 (Heilung des Blinden von Bethsaida) bildet diese Blindenheilung die Klammer um die Jüngerbelehrungen in Mk 8–10 vor dem Einzug nach Jerusalem. Die Blindenheilungen sind hier wie auch sonst zusätzliche Symbole für das den Jüngern geschenkte Verstehen.

Und dass die Blinden Jesus nicht sehen, sondern nur hören, weist über die Geheilten hinaus auf die späteren Christen, die ebenfalls von Jesus nur noch hören. Insofern sind die Evangelien die Bilderbücher des Glaubens. Innerhalb des Berichts besteht eine Spannung zwischen der Aufforderung „Los, auf, er ruft dich!" und dem Erbarmen Jesu.

Die Anrede „Rabbuni" (aram.: „Mein Lehrer/Herr") findet sich nur zweimal im Neuen Testament, in Mk 10,51 und in Joh 20,16. Sie ist sachlich deckungsgleich mit der Anrede „Herr!" (griech.: Kyrie), wie Mt 8,25 im Vergleich mit Mk 4,38 („Lehrer!") zeigt. Im Berliner Papyrus 11710 sagt Nathanael: „Rambiu (= Rabbi) Kyrie". Vergleichbar ist daher auch, wenn Thomas in Joh 20,28 Jesus mit „Mein Herr" anredet. In jedem Fall handelt es sich um direkte Anrede namentlich bekannter Jünger an Jesus. Um den Wert dieser aramäischen Anrede „Rabbuni" richtig einzuschätzen, ist zu bedenken, dass Aramäisch für damalige Auffassung die heilige Sprache (auch der Engel) ist. Wer Jesus so anredet, will damit den möglichen schädlichen Einfluss störender böser Mächte fernhalten bzw. ausschließen. Das ist bei einer Auferstehungserscheinung (Maria Magdalena, Thomas) ohnehin bitter nötig, damit teuflischer Trug ausgeschlossen ist, das gilt aber auch für den Blinden, der durch Verwendung der heiligen Sprache den störenden Einfluss von Dämonen auf Blindheit (vgl. Mt 12,22) und besonders auf deren Heilung (Legitimität Jesu!) ausschließen will. Auch die Anrede an Jesus im Seesturm (Mk 4,38; Lk 8,24; Mt 8,25) ist nicht einfach eine Ehrung Jesu als des Lehrers, sondern ist, auch wenn die Jünger hier griechisch reden, mit dem hier gezeigten Hintergrund am besten zu verstehen.

7. Zur symbolischen Deutung von Wundern

Hier ist noch grundsätzlich etwas zu sagen zum Verhältnis von Wunderberichten und Symbolik. Nicht gerade selten haben Wunder in den Evangelien auch eine symbolische Bedeutung. Zum Beispiel steht im Markusevangelium die Heilung des Blinden (Mk 8,22–26) einerseits zwischen dem Tadel Jesu gegen die Jünger, sie seien verstockt, sie hätten Augen und sähen nicht (Mk 8,18), und dem Petrusbekenntnis in Mk 8,29 andererseits. Auf der symbolischen Ebene gesprochen, heißt das, dass Jesus die Blindheit der Jünger heilt, so dass Petrus anschließend das zutreffende Bekenntnis formulieren kann. Die in Mk 8,22–26 berichtete Wunderheilung bereitet daher das Bekenntnis vor, weshalb Jesus in Mt 16,17 formulieren kann: „Nicht Fleisch und Blut haben dir das geoffenbart [...], sondern ...", d. h. diese Erkenntnis wurde geschenkt, indem den Jüngern die Augen geöffnet wurden. – Ähnlich geht der Brotrede in Joh 6 („Ich bin das Brot des Lebens ...") eine wunderbare Speisung mit Brot, ein Mengenwunder, voraus. Auch die Auferweckung des Lazarus in Joh 11 ist der Anlass zu der viel weiter als dieses Wunder reichenden Aussage Jesu: „Ich bin die Auferstehung und das Leben."

Derartige Beobachtungen haben nun immer wieder die Ausleger dazu verführt, die Wunderberichte für lediglich symbolisch zu halten. Dabei wird dem Neuen Testament ein rein rationalistisches Symbolverständnis untergeschoben, das ich der Einfachheit halber „reformiert" nennen möchte, nur um damit die grundlegenden Folgen auch für das Verständnis des Herrenmahls anzudeuten: Für viele Christen sind Symbole leere Zeichen mit lediglich didaktischem Wert. Leider ist dieses unbiblische Verständnis eines Symbols ohne Realitätsgehalt unter Theologen aller Konfessionen längst weit verbreitet. Wahr im Sinne der Bibel ist hingegen etwas ganz anderes: Die Wunder, die Jesus gewirkt hat, sind nicht „nur" symbolisch, sondern sie sind wie die Spitze eines Eisbergs und weisen als leibliche Äußerungen auf eine größere Ganzheit. In der leiblichen Heilung oder Speisung wird etwas sichtbar von dem, was viel umfassender ist und weit in den Bereich des Unsichtbaren hineinreicht. Die Leiblichkeit des Wunders ist ein unabdingbarer Vorposten. Jedes Zeichen hat Anteil an der Wirklichkeit, die es abbildet. Diese Wirklichkeit aber ist unteilbar: Wer bei der Begegnung mit Gott leiblich geheilt wird, ist in Wahrheit umfassend geheilt, auch eben leiblich, aber nicht nur. Das Wichtigere ist unsichtbar, aber ganz organisch verbunden mit dem Sichtbaren, so wie die Spitze des Eisbergs mit dem an der Oberfläche unsichtbaren größeren Rest. Die Wunder sind nicht literarische Fiktionen, sondern realsymbolisch, nämlich real und auf das größere Ganze weisend. So sind auch die Sakramente nicht leere Zeichen, sondern Waschung und Sättigung sind Teile der erneuerten umfassenden Gesundheit des Menschen. – Die symbolische Dimension, die Jesus selbst der Heilung in Joh 9 gibt, wird in der Auslegung des Mittelalters gern aufgegriffen, so etwa in diesem Präfationstext:

„Er hat die Augen der Blinden aufgetan und mit seinen Kräften die Herzen aller Völker geöffnet." Oder in diesem Gebet: „Der allmächtige Herr, der mit der Macht seiner Kraft den blinden Augen Medizin geschenkt hat, wende eure Augen ab von allem, was belanglos ist."

Exemplarisch sei ferner ein in Braunschweig entstandener Text des 13. Jahrhunderts zitiert:

„Gott, der jeden Menschen erleuchtet, der in die Welt kommt (Joh 1,9), möge die ererbte Blindheit in euch mit seiner rechten Hand abwaschen und eure inneren Augen öffnen, damit ihr, wenn die Finsternisse der Sünden vertrieben sind, um so deutlicher die Sonne der Gerechtigkeit strahlen seht. Und der im Blindgeborenen sein Bild wiederherstellen wollte (d. h. die Augen gelten besonders als Bild Gottes!), möge das wiederherstellen, was durch euch in euch gegen die Ähnlichkeit mit ihm verfälscht wurde, und er möge es neu formen nach dem Maßstab seiner Herrlichkeit. Denn ihr seid aus Finsternissen berufen in das wunderbare Licht des ewigen Glanzes. So sollt ihr die Verletzungen meiden, die ihr euch selbst zufügt durch Ungerechtigkeit." (eigene Übers.)

Auch der Text der 2. Lesung aus Eph 5,8–14 folgt ganz der bildlichen Rede von Licht und Finsternis.

Die Heilung des Blindgeborenen in Joh 9 gehört zu den klassischen Texten der Fastenzeit. So wird das, was Jesus hier wirkt, auch seiner Passion gegenübergestellt: „Er hat es ertragen, dass sein Angesicht mit Speichel bedeckt wurde, der kurz zuvor die Augen des Blindgeborenen mit seinem Speichel geöffnet hat." Bei Bernhard von Clairvaux gilt:

„Das Andenken und die Nachbildung des Todes Christi sind die Wasser von Siloah. In ihnen sollen wir gewaschen und von unseren Befleckungen gereinigt werden."[2]

Als Fazit lässt sich festhalten, dass die neutestamentarischen Heilungsberichte den Sinn für alle Schichten der christlichen Botschaft öffnen. In der Frage der Hermeneutik scheiden sich besonders hier die Geister.

---

2 B. v. Clairvaux: Sentenzen 3,119.

Geist, Energie, Person

Überlegungen zur Gotteslehre

WOLFGANG SCHOBERTH

In der religiösen Gegenwartskultur spielen alternative Heilmethoden eine große Rolle: Der klassische religiöse Begriff des Heils kann hier ganz unmittelbar als Heilung gefasst werden: Die religiöse Sehnsucht manifestiert sich in der Suche nach Heilung und Befreiung aus krankmachenden Lebensumständen und Lebensführungen. Und dabei hat wiederum die Vorstellung von Energien große Bedeutung, die strömen oder stocken, die heilsam oder unheilvoll sein können. „Energie" ist dann auch ein Begriff, der für Gott selbst stehen kann: Viele Menschen, die sich unter einem persönlichen Gott nichts vorstellen können, aber doch die religiöse Dimension zur Sprache bringen wollen, reden lieber von Energie oder Energien, gerade auch göttlichen Energien. Anderen, vor allem kirchlich geprägten Menschen, ist gerade das suspekt: Solche unpersönlichen Energien erscheinen ihnen geradezu als Gegenbild zu dem Gott, dem sie sich anvertrauen. Ist es nicht das Eigentümliche, das Charakteristische des biblischen Glaubens, dass er Glaube an einen persönlichen Gott ist?

Die Begriffe im Titel meines Beitrags, die mir von den Herausgebern vorgegeben wurden, markieren folglich eine Spannung religiöser Stile, sie bezeichnen aber auch eine theologische Klärungsaufgabe. Dieser will ich mich im Folgenden zuwenden, während die Analyse der Religionskultur, wie ich sie eben angedeutet habe, nur am Rand, aber auch als Herausforderung erscheinen wird. Ich sehe hier gerade als evangelischer Theologe eine Aufgabe, mit der man es sich nicht allzu leicht machen sollte. Dabei geht es zum einen darum, dass die Theologie angesichts und inmitten der mannigfaltigen Phänomene religiöser Gegenwartskultur sprach-

fähig bleibt und wird und dabei auch die religiösen Bedürfnisse ernst nimmt, die sich hier manifestieren. Zum anderen
ist auch eine Klärung der christlichen Rede von Gott selbst
erforderlich. Beide Aufgaben hängen miteinander zusammen, wie ich zunächst als Frage formulieren will: Wenn gegenwärtig viele Menschen offensichtlich Schwierigkeiten mit
den christlichen Gottesbegriffen und -vorstellungen haben[1]
– ist es authentische christliche Gottesrede, die hier die Probleme erzeugt oder nicht vielmehr eine zwar verbreitete, aber
doch verkürzte Rede? Und warum sollten nicht die Impulse
der Gegenwartskultur die christliche Gottesrede bereichern
und möglicherweise auch Dimensionen wieder entdecken,
die neuzeitlich verdrängt wurden? Zu dieser Aufgabe will
ich einen Beitrag leisten, indem ich im ersten Teil den Leit-
begriffen folge und sie auf ihre Eignung für eine christliche
Gottesrede befrage. Der zweite Teil soll diese Überlegungen
dann zurück binden an das Rahmenthema „Heilung".

1. Wie von Gott reden?

1.1 Zur Eigenart christlicher Gottesrede

Die eben umrissene Aufgabe würde gründlich verfehlt, wenn
ich nur einen Bericht darüber geben wollte, wie in der theologischen Fachdiskussion diese Begriffe gebraucht werden,
um dann die „richtige" Gottesrede zu benennen. Vielmehr
gehört es zur Eigenart theologischer Argumentation gerade
in strittigen Feldern, dass sie sich Rechenschaft darüber ab-
gibt, was sie eigentlich tut, wenn sie Aussagen über Gott
formuliert. Wenn wir etwa fragen: „Ist Gott Energie? Ist er
Geist? Ist er Person?", dann wird der Eindruck erweckt, als
wäre das eine Frage vom Typ derjenigen, ob der Delphin ein
Fisch ist. Solche Fragen kann man beantworten, indem man
die notwendigen Informationen zusammenträgt und dann

---

1 Das belegen zahlreiche religionssoziologische Untersuchungen; vgl. z. B.
  K.-P. Jörns: Die neuen Gesichter Gottes. Was die Menschen heute wirklich glauben, München ²1999.

zu dem Urteil kommt, er sei eben kein Fisch, sondern müsse zu den Säugetieren gerechnet werden. Nicht wenige theologische Argumentationen scheinen gerade so zu verfahren: Sie diskutieren Aussagen nach verschiedenen Seiten und kommen zu einem abschließenden Urteil, das die richtige Gottesrede gleichsam aus souveräner Distanz sicherstellen will. Theologische Fragen erlauben aber kein abschließendes, objektives Urteil. Wer als Theologe nach einem verantwortbarem Reden von Gott fragt, der muss darauf eingestellt sein, dass alle Antworten, die er versuchen muss und will, doch immer strittige Antworten bleiben. Sie sind strittig innerhalb des Faches und der Fachdiskussion, aber auch darüber hinaus. Das ist aber keineswegs ein Nachteil theologischer Argumentationen, sondern vielmehr ein Kennzeichen aller Fragen, die für unser Leben von wirklicher Bedeutung sind. Hier geht es nämlich um Fragen, die keine fertigen Antworten erlauben, weil sie den Fragenden selbst einbeziehen und sein eigenes Leben in seinem Zentrum betreffen. Jeder ist dabei selbst herausgefordert, eine Auskunft, *seine* Antwort zu geben, wobei gleich deutlich ist, dass diese Antworten nicht von Jedermann geteilt werden können oder geteilt werden wollen.

Auch das gehört zur Eigentümlichkeit jeder Rede von Gott: Sie macht Voraussetzungen, die selber strittig sind und strittig sein müssen, gerade weil sie mit dem Zentrum unseres Lebens zu tun haben. Christliche Gottesrede gebraucht zwar Sätze, die mit üblichen Aussagesätzen verwechselt werden können und die grammatikalische Form einer Feststellung, eines Urteils haben. Aber die Erwartung klarer Begriffsdefinitionen und eindeutiger Urteile, die entweder wahr oder falsch sind, würde doch eine falsche Richtung einschlagen. Im Reden von Gott sind keine einfachen Aussagen möglich. Als ein weiteres Charakteristikum ließe sich formulieren: Reden von Gott ist notwendig metaphorisch. Es muss sich der Metaphern bedienen und kann nicht mit klar definierten abgrenzbaren eindeutigen Begriffen arbeiten; es muss vielmehr mit Ausdrücken arbeiten, die es gleichsam über ihre eigenen Grenzen hinaus benutzt. Nelson Goodman hat treffend formuliert: Eine Metapher bringt einem alten Wort neue Tricks bei.[2] Gerade das muss religiöse Sprache leisten: Wenn von Gott die Rede ist, dann muss die Sprache Dinge tun, die sie eigentlich nicht kann. Sie muss etwas aussprechen, was jenseits des Aussprechbaren liegen und wovon sie trotzdem nicht schweigen kann.

Dass das Reden von Gott metaphorisch sein muss, hat weit reichende Konsequenzen auch für die theologische Argumentation. Dies wird schon daran sichtbar, dass sich von den drei Titelbegriffen, die einander auszuschließen scheinen, gleichzeitig sagen lässt, dass sie für die Gottesrede geeignet sind. Üblicherweise fragt man ja: Ist Gott Energie *oder* Person? Und, wie auch schon gesagt, ist das gegenwärtig für viele Menschen eine ausschließliche Alternative: Weil sie mit einem persönlichen Gott nichts mehr anfangen können, sprechen sie *stattdessen* davon, dass Gott Energie ist.

Wenn aber *beides* richtig sein kann, dann ist damit ein zweites Merkmal christlicher Gottesrede aussagt: Christliche Gottesrede kann sich nicht mit *einer* Metapher, mit einer Formulierung bescheiden, sondern sie braucht mehrere, einander ergänzende und zum Teil einander auch korrigierende Metaphern. Dann muss weiter gesagt werden: Wenn wir eine Vielzahl von Metaphern brauchen, um von Gott zu reden, dann ist in striktem Sinne jede für sich genommene, einzelne Metapher und jede verabsolutierte Aussage falsch oder zumindest irreführend. Gott ist eben nicht Person, wie wir Personen sind. Er ist nicht Energie in demselben Sinn, wie elektrischer Strom Energie ist. Er ist nicht in dem Sinne Geist, wie unser Intellekt Geist ist.

Und doch ist solch missverständliches, korrekturbedürftiges Reden notwendig, um überhaupt von Gott reden zu können, um von Gott nicht schweigen zu müssen. Wer von Gott nicht schweigen will, braucht Metaphern.[3] Und von Gott kann man

---

2 N. Goodman: Die Sprachen der Kunst. Ein Ansatz zu einer Symboltheorie, Frankfurt a. M. 1973, 78: „Eine Metapher zu prägen heißt, so scheint es, einem alten Wort neue Tricks beizubringen – ein altes Etikett auf neue Weise zu applizieren".

3 Streng genommen braucht alles Sprechen und Denken Metaphern – auch die „exakten" Wissenschaften; vgl. dazu z. B. M. Black: Models and Metaphors, Ithaca NY 1962.

gar nicht schweigen. Auch da, wo von Gott nicht mehr die Rede ist, bleibt sein Platz nicht leer. Andere Mächte besetzen diesen Platz und bestimmen unser Denken und Handeln.

Gerade darum ist aber auch genau zu bedenken, wie *recht* von Gott zu reden ist. Dass das Reden von Gott eine Vielzahl von Metaphern und Sätzen braucht, heißt nicht, dass es beliebig wäre. Es gibt geeignete und ungeeignete Metaphern, und es gibt Unterscheidungen im Reden von Gott wie es angemessenes und unangemessenes Reden von Gott gibt. Vielleicht gibt es nicht das richtige Reden von Gott; aber es gibt jedenfalls falsches Reden von Gott, das erkannt und kritisiert werden muss, weil es unserem Leben schadet. *Wie* können wir hier unterscheiden? Wie lassen sich Sätze über Gott bewahrheiten? Wir können sie jedenfalls nicht beweisen im strikten Sinn – obwohl es mich schon reizen würde, die Formulierung zu gebrauchen, dass Gott geradezu experimentell beweisbar ist, wenn man nämlich unser ganzes Leben als dieses Experiment auffasst. Dass solches „Beweisen" etwas anderes ist als naturwissenschaftliche oder gar mathematische Beweise, ist selbstverständlich; auch das gilt freilich nicht nur für die Gottesrede, sondern selbst wieder für jeden Satz, der existenzielle Bedeutung hat. Die Erfahrung der Kirche durch zwei Jahrtausende zeigt freilich, dass sich bestimmte Sätze über Gott bewähren können – und andere Sätze eben nicht. Hier liegt nun auch die Basis der notwendigen Unterscheidungen in der christlichen Gottesrede. Die Christenheit hat durch die Zeiten hindurch bestimmte Aussagen für geeignet und andere für nicht geeignet gefunden, hat Metaphern gebraucht und andere wieder abgestoßen. Was sich in solchem Gebrauch und solchem Abstoßen vollzieht, ist eine Selbstprüfung der Gottesrede.

Zu dieser Selbstprüfung gehört auch die kommunikative Dimension. Sätze über Gott müssen sich bewähren im Gespräch mit anderen Glaubenden. Sie sind nur dann gute Sätze, wenn sie sich auch an der Erfahrung anderer als treffende Sätze erweisen. Sie können sich auch bewähren im Gespräch mit Nichtglaubenden, indem sie nämlich eine neue hilfreiche Sicht der Welt zeigen. Denn das ist ja auch eine Eigenart treffender Metaphern: Sie bilden nicht ab, sondern machen etwas sichtbar und eröffnen damit Wirklichkeit. Reden von Gott ist gutes und unverzichtbares Reden, wenn es etwas zeigt, was man vorher noch nicht gesehen hat. Darin liegt die Bewährung der Gottesrede, die vielleicht mehr und verlässlicher ist als ein wissenschaftlicher Beweis.

Gottesrede muss sich der Überprüfung aussetzen. Sie muss bereit sein, Auskunft zu geben. Sie muss sich befragen lassen und selbst befragen, sich kritisieren lassen, ihre Gründe nennen. Glaubensrede ist also keine beliebige Rede, sondern eine kritische, unterscheidende Rede. Diese sehr knappen methodischen Vorbemerkungen sollen genügen, sie waren freilich notwendig, um die drei Gottesmetaphern genauer in den Blick nehmen zu können.

1.2 Die Gottesmetaphern: Energie, Geist, Person

Aus dem Gesagten geht bereits hervor, dass es eine Verkürzung wäre, wenn man diese drei Begriffe ausschließlich gebrauchen wollte. Ein Satz der Gestalt „Gott ist Energie", aber auch „Gott ist Person" kann jedenfalls keine völlige Identifikation bedeuten. Wenn die Gottesrede immer mehrere, einander ergänzende und korrigierende Sätze braucht, dann wäre es eine unzulässige Verkürzung, wenn man sagen wollte: „Gott ist Energie und sonst nichts". Das gilt freilich auch für den Satz: „Gott ist Person und sonst nichts." Mehrere Metaphern sind möglich und notwendig; sie sind aber auch nur dann erlaubt, wenn sie das Denken und Sprechen nicht irreführen. Worin die spezifische Leistungsfähigkeit der verschiedenen Metaphern für die Gottesrede bestehen kann, soll nun in einer Diskussion des Sinngehalts und der Problematik jeder dieser drei Redeweisen aufgezeigt werden, um dann auch zu fragen, wie sie sich zueinander verhalten.

1.2.1 Energie

Dies ist scheinbar die modernste Metapher. In unserem gegenwärtigen Sprechen ist Energie ein außerordentlich oft gebrauchtes Wort, auch und gerade im Zusammenhang religiöser Rede. Unter vielen Gründen für diese Attraktivität ist auch zu nennen: Dieser Begriff ermöglicht Übergänge. Er erlaubt es – im vorliegenden Band wird das schon an den Titeln zahlreicher Beiträge deutlich –, ostasiatische und südostasiatische Religiosität und Philosophie wahrzunehmen und für unser Begreifen verständlich zu machen. Energie spielt in der neuen Religiosität eine große Rolle und ist zugleich ein zentraler Begriff in der zeitgenössischen Physik, der auch in der Technik und ihrer öffentlichen Präsentation von großer Bedeutung ist. Diese Fähigkeit des Begriffs „Energie", Übergänge herzustellen, birgt natürlich auch Gefahren, weil solche Übergänge sich oft als Äquivokationen erweisen können: Man gebraucht das gleiche Wort und meint doch unterschiedliche und mitunter unverträgliche Sachverhalte.[4]

Die religiöse Konjunktur des Ausdrucks „Energie" dürfte daraus resultieren, dass man damit die Wirklichkeit von Kräften und Mächten in den Erfahrungen des Lebens bezeichnen will – hier soll zunächst bewusst allgemein und unbestimmt formuliert werden. Man tut sich leicht, etwa vom Standpunkt des Physikers dabei einen unzulässigen Sprachgebrauch zu diagnostizieren, aber mit dieser Abwehr würde man die Sache verfehlen. Einen exakten wissenschaftlichen Begriff zu fordern, wäre dabei geradezu irreführend: Vielleicht wird man der Wirklichkeit, um die es hier geht, überhaupt nur ansichtig, wenn man die methodische Sicherheit und Enge hinter sich lässt und sich einlässt auf eine tastende und offene Wahrnehmung. Das Vage im Sprachgebrauch gehört in gewisser Weise zur Sache selbst, weil ja von etwas die Rede ist, was schwer greifbar ist. Die verbreitete Kritik, dass hier kein wissenschaftlich haltbarer Begriff von Energie benutzt werde, geht ins Leere, weil hier Erfahrungen im

---

4 Geradezu klassisch für solche Äquivokationen ist F. Capra: Der kosmische Reigen. Physik und östliche Mystik – ein zeitgemäßes Weltbild, Weilheim 1977. Das in der Originalversion unter dem Titel „The Tao of physics" erschienene Buch bezieht seine Attraktivität und Wirkung nicht zuletzt aus solchen problematischen Übergängen, deren mitunter sehr fragwürdige Identifikationen auch die bedenkenswerten Grundthesen des Buchs beeinträchtigen.

Blick sind, die die Wissenschaft vernachlässigt. Was hier benannt werden soll, spielt sich nicht in den Bereichen ab, der mit wissenschaftlichen Instrumenten bearbeitet werden könnte.

Aus dieser Feststellung muss aber zugleich eine Präzisierung in umgekehrter Richtung folgen: Aus der Einsicht, dass es hier um Bereiche geht, die aus prinzipiellen Gründen sich einer wissenschaftlichen Zugangsweise entziehen – und also auch mit den Methoden „exakter" Wissenschaft gar nicht zu widerlegen sind – folgt nämlich auch, dass auch die bei der Darstellung dieser Erfahrungen häufig gebrauchten Anleihen bei der Physik zumindest trügerisch sind, jedenfalls dann, wenn sie für mehr gehalten werden als für vorläufige und letztlich untaugliche Versuche einer ersten Verbalisierung. Mit ihnen weckt man falsche Erwartungen in beide Richtungen: Weder ist es hilfreich, diese Energien jetzt auch apparativ messen zu wollen, noch ist mit dem Nachweis ihrer Nichtmessbarkeit schon negativ über ihre Wirklichkeit entschieden. Um das an einem Beispiel zu verdeutlichen: Improvisierende Musiker sprechen gerne von den *vibrations,* die zwischen den Musikern oder zwischen Musiker und Publikum existieren müssen. Diese Schwingungen sind natürlich keine elektromagnetischen und trotzdem – da sind sich die Beteiligten zumeist einig – irgendwie „da". Womit aber sollte man die musikalischen Energien, die hier „fließen", messen? Das wäre eine offensichtlich unsinnige Unternehmung, weil diese Energien nicht auf Anzeigeinstrumenten ablesbar sind. Das einzige adäquate „Messgerät" – das wiederum belegt die Wirklichkeit solcher Energien – ist die Qualität der Musik, die entsteht, die abhängig ist von den Publikumsreaktionen und der Interaktion der Musiker. Genau das ist es aber auch, was hier eigentlich interessiert – nicht ein in Zahlen fixierbarer Messwert. Zurück zum religiösen Gebrauch von „Energie": Der Umweg über eine physikalische Vorstellung von „Wellen" und ähnlichem ist also weder nötig noch hilfreich; er ist vielmehr irreführend, indem er unterschiedliche Bereiche vermengt. Andererseits besteht auch keine Veranlassung, der Physik das Monopol auf den Begriff „Energie" zuzuschreiben. Sinnvollerweise bleibt man erst

einmal bei der ganz vagen, gleichwohl treffenden, weil leib-
nahen Beschreibung: „Ich spüre da etwas." „Hier fließt etwas in mir, durch mich."[5] Diese ganz vage Verwendung von
„Energie" ist von Bedeutung, weil sie auf etwas verweist,
was wir ganz unmittelbar spüren können, auch wenn uns
möglicherweise genaue Ausdrücke dafür fehlen.

Der Gebrauch des Ausdrucks „Energie" für die religiöse
Rede ist freilich keineswegs so modern, wie es den Anschein
hat. Nicht nur hat der Energiebegriff selbst ein ehrwürdiges
Alter; er wurde, wie so viele wissenschaftliche Begriffe, zuerst von Aristoteles systematisch definiert und bearbeitet.
Auch als theologischer Begriff ist er keine moderne Entdeckung. Der Satz nämlich: „Gott ist Energie", erweist sich
vielmehr als eine der klassischen metaphysischen Gottesbe-
stimmungen: eine Paraphrase der Bestimmung Gottes als *ac-
tus purus*.[6] Hier geht es in einem eminenten Sinn um unsere
Wirklichkeit: Wie kommt es dazu, dass aus den unendlich
vielen *möglichen* Dingen einiges *wirklich* wird? Hier hat der
Begriff der Energie seinen ursprünglichen Sinn; er verweist
auf ein Wirklichkeitsverständnis, das sich nicht auf bere-
chenbare und also beherrschbare Kräfte reduzieren lässt.[7]

Wenn die klassische Metaphysik von Gott als Energie
spricht, dann behauptet sie seine nichtmaterielle Präsenz. Sie
antwortet damit auf die Frage, wie Gott in seiner Welt an-

---

5 Solche vage Redeweise kann geradezu präziser sein als eine wissenschaftliche Beschreibung, weil sie dichter an den erlebten Phänomenen
ist. Übrigens ist natürlich auch die Rede vom „Fließen" des Stroms, die
wir für exakte wissenschaftliche Ausdrucksweise halten, eine kaum
mehr bewusste Metapher, die Elektrizität und das Phänomen fließenden
Wassers in eins setzt.

6 Metaphysik ist eben keine veraltete und längst überwundene Sache,
sondern hat ihre bleibende Bedeutung darin, dass sie das Bewusstsein
für solche Fragen und Zusammenhänge wach hält, die nicht ohne Schaden für das Denken und dann auch unser Handeln vernachlässigt werden können. Ob die klassischen Antworten freilich durchweg befriedigen können, lässt sich füglich bezweifeln.

7 Zu erinnern ist dabei auch an die Lehre von den göttlichen Energien in
der Theologie des christlichen Ostens. Der Begriff der energeia dient
hier dazu, die Gegenwart Gottes in der Welt und in der Kirche zu denken und zu feiern.

wesend gedacht werden kann, da er doch jedenfalls kein Objekt in dieser Welt ist. Gott ist nicht körperlich da, nicht einmal feinstofflich – auch das wäre ja immer noch stofflich -; und zugleich wirklicher als die Wirklichkeit. Dass Gott nicht materiell da ist und trotzdem anwesend und wirksam: Dies zur Sprache zu bringen und dem Denken vorstellbar zu machen, sollte dieser Begriff leisten.

Der Gebrauch des Energiebegriffs für die Gottesgegenwart erscheint freilich nicht nur in der religionsphilosophischen Tradition. Er ist auch in der Bibel zu finden, wo von Gottes Kraft, von seinem Wirken die Rede ist: Das Neue Testament spricht von der *energeia tou theou* (Kol 2,12), der Kraft Gottes, die dann auch in den Gläubigen wirksam wird (Eph 1,19). Freilich ist dieser Begriff nicht für Gott reserviert: Auch von der *energeia* des Satans (2. Thess 2,9) ist die Rede. Wenngleich das Wort „Energie" biblisch nicht häufig erscheint, so ist doch festzuhalten, dass die Bibel selbstverständlich mit solchen Energien in der Welt rechnet.

Aber damit haben wir auch schon die Grenzen der Metapher berührt. Der Satz „Gott ist Energie" lässt sich offensichtlich nicht umkehren: Nicht alle Kräfte und Mächte sind göttlich. Es gibt Mächte und Kräfte die zerstörerisch, unheilvoll sind. Wie können wir also zwischen diesen Mächten und Kräften unterscheiden? Die schiere Größe kann es nicht sein; es ist keineswegs so, dass die großen und beeindruckenden Kräfte eindeutig auf Gott hinweisen. Als der Prophet Elia sehnsüchtig auf die Begegnung Gottes wartet, kommt ein

„großer, starker Wind, der die Berge zerriss und die Felder zerbrach. Aber der H ERR war nicht im Wind. Nach dem Wind kam ein Erdbeben, aber der H ERR war nicht im Erdbeben. Und nach dem Erdbeben kam ein Feuer. Aber der Herr war nicht im Feuer. Nach dem Feuer kam ein stilles, sanftes Sausen" (1. Kön 19,11f).

Es ist nicht schon das Beeindruckende der Energie und nicht ihre Mächtigkeit, die auf Gott deutet. Gottes Wirken ist anders; es ist verborgen und muss erst erkannt werden.

Damit ist ein weiteres Problem der Energiemetapher verbunden, das ihre technische Suggestion genannt werden kann. Von Energien ist gerade da die Rede, wo sie nutzbar und verfügbar gemacht werden sollen – auch und gerade in religiösen Zusammenhängen. Zahlreiche spirituelle Heilungspraktiken basieren auf der Vorstellung, solche Energien zu lenken und nutzen zu können. So kann die Rede von der „göttlichen Energie" auch bedeuten, dass man sie sich zunutze machen will. Darum braucht die Vorstellung von Gott als Energie korrigierende andere Sätze.

1.2.2 *„Gott ist Geist"*

Auch diese Bestimmung ist altehrwürdig und in der metaphysischen Tradition geläufig. Die altprotestantische Orthodoxie etwa definiert Gott als essentia spiritualis infinita – Gott ist ein unbegrenztes geistiges Wesen. Auch diese Bestimmung ist hochgradig reflektiert und komplex, indem sie uns Gott einerseits nahe rückt, denn geistige Wesenheiten sind wir auch. Aber die Bestimmung „unbegrenzte geistige Wesenheit" – das ist philosophisch geradezu raffiniert, weil es eine Definition buchstäblich sprengt, diese Begriffe zu kombinieren –, unterscheidet Gott andererseits wieder ganz und gar von allen weltlichen Wesen, die allesamt begrenzt sind. Das Beieinanderhalten ganz unterschiedlicher, geradezu widersprüchlicher und gleichzeitig notwendiger Aussagen ist in dieser Definition gewährleistet. Die Stärke dieser Beschreibung liegt darin, dass sie die Voraussetzung der Erkenntnis Gottes benennt und zugleich das bleibende Geheimnis festhält: Wir können Gott erkennen, weil wir ihm nahe sind in unserem Sein als geistbegabte Wesen, aber zugleich bleibt Gott uns entzogen. Der Satz: „Gott ist Geist" besagt zugleich, dass Gott nicht Materie ist. Er ist nicht Teil der Schöpfung, denn alles in der Schöpfung ist begrenzt – finit.

Auch diese Redeweise hat Anhalt am biblischen Zeugnis bis hin zur ausdrücklichen Formulierung: „Gott ist Geist" (Joh 4,24). Aber auch diese Metapher hat ihre Schwierigkeiten, insofern sie, wie es in der Tradition auch häufig manifest wurde, ein Gefälle zum Intellektuellen, zur Vergeistigung, zur Spiritualisierung nahe legt. Nicht umsonst ist die Stelle aus dem Johannesevangelium ein Lieblingsvers der Aufklärung. Die Sphäre des Kontakts mit einer geistigen Wesenheit ist in der Regel das Nachdenken oder auch die fromme Anschauung, also jedenfalls ein intellektuelles Vermögen. Das paart sich in der Geschichte der Christenheit auf problematische Weise mit einer aus der Antike übernommenen Tendenz zur Abwertung des Leibes, die aber eben nicht biblisch, sondern eher ein Erbe der griechischen Philosophie ist. Biblisch ist „Geist" keineswegs auf das Intellektuelle konzentriert, hier geht es vielmehr auch um ein leibhaftiges Geschehen, wie schon an den biblischen Worten zu spüren ist: Das hebräische ruach wie das griechische pneuma zeichnet geradezu lautmalerisch das Strömen des Atems nach.[8] Dieses leibliche Phänomen des Lebensatems gehört biblisch zum Geist; der biblische Geistesbegriff hat mit dem zu tun, was ich an mir selbst an Lebensenergie spüre. Schon vom biblischen Sprachgebrauch her muss also unser Verständnis von Gott als Geist korrigiert und erweitert werden.

1.2.3 Gott als Person

Diese Metapher ist vielleicht im gegenwärtigen christlichen Sprachgebrauch die häufigste. Sie erscheint so selbstverständlich, dass die Beobachtung vielleicht überraschen mag, hier keine unmittelbare biblische Grundlage zu finden. In Martin Luthers Bibelübersetzung taucht das Wort „Person" genau zwanzigmal auf, fast durchweg ist damit das Ansehen einer Person gemeint, ihr gesellschaftlicher Status. Das ist geradezu ein durchgehendes Motiv: Du sollst nicht nach dem Ansehen eines Menschen richten, nicht nach ihrem gesellschaftlichen Stand, nach ihrer Rolle, nach ihrem Einfluss entscheiden, denn auch vor Gott gibt es kein Ansehen der Person. Dieses Gebot, nicht nach dem Ansehen zu entscheiden, hat für unsere Rechtsordnung fundamentale Bedeutung gewonnen (Art. 3 GG). Dass Gott die Person nicht ansieht, bezeichnet seine Gerechtigkeit.

---

8 In ästhetisch verdichteter Gestalt wird dies erfahrbar im Werk „Atemzüge" des Komponisten und Theologen Dieter Schnebel.

Wenn der Personbegriff auf Gott angewendet wird, so folgt das nicht unmittelbar dem biblischen Sprachgebrauch. Diese Verbindung hat ihre Wurzeln eher in der Philosophie des Spätidealismus; hier ist vor allem Schelling zu nennen. Die theologische Tradition hat diesen Begriff eher gemieden, vor allem wohl deshalb, weil der Personbegriff für die Artikulation der Beziehungen innerhalb der göttlichen Trinität in der theologischen Sprache gleichsam reserviert war. Und doch kann man auch behaupten, dass dieser Ausdruck als genuin biblische Redeweise gelten kann, wenn man nämlich nicht auf das Wort allein achtet, sondern seinen Bedeutungsgehalt bedenkt. Verstehen wir unter „Person" nämlich das logische Subjekt von Handlungen, dann benennt der Personbegriff sogar eine Voraussetzung der zuvor behandelten Metaphern: Die Begriffe Geist und Kraft erscheinen biblisch kaum selbstständig, sondern sind gebunden an das Subjekt Gott.

Die Bedeutung des Personbegriffs liegt aber vor allem darin, dass er in spezifischer Weise die Gottesbeziehung zum Ausdruck bringt. Dies kann ein Blick auf die Sprachgeschichte verdeutlichen: Das griechische prosopon ist wie das hebräische panim das Gesicht, das zugewandte Angesicht. Das ist nun eine ganz charakteristische biblische Redeweise: Gott wendet sein Angesicht zu und verbirgt es. Es ist von größter Bedeutung für das Verständnis biblischer Gottesrede, dass Gott nicht einfach immer und überall und unterschiedslos da ist, so dass wir über seine Gegenwart geradezu verfügen könnten. Der Gott der Bibel wendet sein Angesicht zu – und wir können diese Zuwendung auch schmerzhaft vermissen.

> „HERR, wie lange willst du mich so ganz vergessen? Wie lange verbirgst du dein Antlitz vor mir?" (Ps 13,2)

Zur biblischen Gotteserfahrung gehört eben, dass Gott nicht ständig verfügbar und gleichförmig gegenwärtig ist, sondern in der je neuen Begegnung erfahren wird. Dazu gehört, dass Gott sich auch ansprechen lässt: Das ist wohl der Kern der Vorstellung des persönlichen Gottes.

Was also im Ausdruck „Person" zur Sprache kommt, ist für die biblische Gottesrede in der Tat wesentlich: Gott ist keine blinde Macht und kein Naturgesetz, für das ja gilt: Es ist immer und überall gleich. Gott ist das nicht; bei Gott gibt es Unterschiede in seiner Präsenz. Man kann nicht so mit ihr rechnen wie man mit der Schwerkraft rechnet, wenn man eine Tasse auf den Tisch stellt. Von Gottes Gegenwart zu reden heißt, von ihr in qualifizierter Weise zu reden. Der Ausdruck „persönlicher Gott" ist eine gute biblisch begründete Weise, die auch auf die narrative Struktur biblischer Rede verweist: Die Gegenwart Gottes wird erzählt, und sie muss erzählt werden, weil sie ihre eigene Zeitlichkeit hat. Im Gegensatz zu einer begrifflichen Bestimmung, die immer den Anschein der Zeitlosigkeit erweckt und nur das zur Sprache bringen kann, was im Wechsel der Zeiten gleich bleibt, ist das Medium der Erzählung die Zeit.

Obwohl also diese Redeweise viele Vorzüge hat, ist auch sie nicht unproblematisch. Es ist nämlich kaum zu vermeiden, dass wir entsprechend dem alltags sprachlichen Gebrauch „Person" mit „Mensch" identifizieren. Bei der Rede vom persönlichen Gott muss man also sofort ergänzen, dass diese Assoziation eines einzelnen Menschen natürlich unzutreffend sei. Mit dieser Problematik ist eine weitere eng verbunden, dass der Begriff der Person immer auch eine Begrenzung und Lokalisierung impliziert: Eine Person ist an einem Ort und an anderen eben nicht. Das will man dann vermeiden durch eine Differenzierung, indem man Gott als eine ganz andere Person fassen will – was heißt dann aber noch Person? – und Gott gleichsam als eine unbegrenzbare Person begreift. Freilich wird damit auch die Anschaulichkeit der Vorstellung einer Person gesprengt.

1.3 Gottes Gegenwart in seiner Welt

Allen drei hier zu bedenkenden Metaphern ist gemeinsam, dass sie je auf ihre Weise die Gegenwart Gottes in seiner Welt zur Sprache bringen. Sie tun das auf je verschiedene Weise, indem sie jeweils andere Aspekte dieser Gegenwart betonen. „Energie" benennt vorrangig die Wirkung von Gottes Gegenwart, während „Geist" die Weise seiner Gegenwart beschreibt. Die Rede von Gott als „Person" wiederum stellt heraus, dass diese Gegenwart nicht die einer anonymen Macht ist, sondern eines Gottes, der Menschen begegnet, ihre Geschichte begleitet und trägt und zu einem guten Ende führen wird. Darum gehört es zu den Aufgaben der Theologie, die Orte aufzusuchen und zu benennen, an denen Gott in der Welt und in unserem Leben erfahren wird. Die Theologie ist auch gut beraten, wenn sie in der Wahrnehmung solcher Orte nicht zu vorsichtig ist: Auch in der Bibel findet sich ja eine große Offenheit, Gott in den Phänomenen der Welt wieder zu finden. Aber gleichzeitig ist zu betonen, dass nicht beliebige Phänomene als Orte der Gegenwart Gottes identifiziert werden. Zwei Momente sind dabei festzuhalten:

1) Damit Gottes Gegenwart in der Welt wieder erkannt werden kann, muss Gott zuvor bekannt sein. Gott in der Schöpfung wieder zu finden, kann keine erste Begegnung sein. Wer von Gott noch nichts gehört hat und sein Handeln nicht kennt, für den können die Phänomene der Welt auch nur undeutlich und mehrdeutig bleiben. Dabei sind es oft gerade nicht die großen und gewaltigen Energien, die sonst mit Vorliebe als göttlich angesehen werden, weil sie die mächtigen sind; vielmehr können es gerade die kleinen und schwachen, aber unermüdlichen Kräfte sein, in denen Gottes Gegenwart erkennbar wird.

2) Gottes Gegenwart ist nicht offensichtlich. Sie lässt sich nicht objektiv definieren, so dass jeder sie anerkennen müsste. Gott erfahren heißt vielmehr, sich auf Übersehbares einzulassen und von ihm herausfordern zu lassen. Dazu gehört, dass solche Erfahrungen nicht in der Distanz möglich sind, sondern dass ich mein eigenes Leben der verändernden Gegenwart Gottes aussetze.

2. Gottes Gegenwart, Heil und Heilung

Wenn von Gottes Gegenwart in seiner Welt die Rede ist, dann gilt in biblischer Perspektive auch, dass ein Leben in Gottes Gegenwart und die Hoffnung auf gutes Leben zusammengehören. Hier geht es nicht allein um das Seelenheil, sondern auch und gerade um ein gutes und gesundes leibliches Leben. Als Johannes der Täufer Jesus durch seine Jünger fragen lässt: „Bist du es, der da kommen soll, oder sollen wir auf einen andern warten?" (Mt 11,2), antwortet Jesus nicht mit einer Deklaration und nicht mit einem Hoheitsanspruch. Vielmehr sagt er: „Geht und berichtet Johannes, was ihr hört und seht." (Mt 11,4) Und die Jünger des Johannes sehen und hören, dass Blinde wieder sehen und Lahme wieder gehen können. Wo Jesus gegenwärtig ist, da werden die Verheißungen wirklich: Dass Gott die Krankheiten überwindet, dass die Gebrechen aufhören, ja sogar dass Tote auferstehen. Es ist nun ganz auffällig, dass Jesus hier nicht endet, sondern in einer rhetorischen Steigerung noch dazu setzt: Den Armen wird das Evangelium gepredigt. Das ist der Höhepunkt der Wunder Gottes.

Hier werden in äußerster Dichte die Wirkungen der Gegenwart Gottes umrissen: Leben, Zukunft, Hoffnung. Die Zeichen der Herrschaft Gottes sind die Erfüllung der tiefen menschlichen Sehnsucht nach Heilsein. Aber indem die Aufzählung der Heilszeichen hier nicht endet, sondern zusammengefasst und überboten wird in der Nennung der Predigt des Evangeliums, wird zugleich deutlich, dass Gottes Gegenwart auch in Spannung steht zu dem, was wir als Gesundheit, als Stärke, als Kraft ansehen. Wo Gottes Geist, seine Energien, aber auch sein Angesicht gegenwärtig ist, da werden die Hoffnungen der Menschen aufgenommen, aber auch die Kriterien, mit denen wir Heil und Heilung beurteilen, neu in Bewegung gebracht.

2.1 Darf man an Wunder glauben?

Unter der Herrschaft des neuzeitlichen, naturwissenschaftlich weithin geschlossenen Weltverständnisses sind Wunder zu einem Problem geworden. Eine durch Naturgesetze definierte Welt lässt keinen Platz für Wunder. Freilich besagt dies bei näherer Betrachtung nichts über die Wirklichkeit von Wundern, sondern eben nur dies, dass sie im Zusammenhang des wissenschaftlich Beherrschbaren keinen Ort haben.[9] Darum lässt sich die Frage[10] auch provokativ beantworteten: Man muss an Wunder glauben. Man muss aber nicht deshalb daran glauben, weil man als Christ blind alles glauben und seinen Verstand ausschalten müsse; im Gegenteil: Man muss als Mensch an Wunder glauben, weil man gar nicht anders kann. Wenn wir menschlich leben, dann glauben wir notwendigerweise an Wunder, weil Wunder eben nicht einfach das Durchbrechen eines natürlichen Erklärungszusammenhangs sind, sondern die Dimensionen des Lebens zur Erscheinung bringen, die sich der Machbarkeit entziehen. Wunder können auch ganz alltäglich sein, insofern nahezu alles, was in unserem Leben fundamentale Bedeutung hat, nicht geplant und nicht selbstverständlich, nicht festgelegt und nicht zu berechnen ist. Wo wir uns als lebendige Wesen erfahren, geschieht das plötzlich und durchbricht den Betrieb; da eröffnen sich neue Aussichten. Dass dieser Mensch gesund wird, ist darum durchaus als Wunder anzusprechen, auch wenn die Medizin unser Wissen über Krankheiten und Heilungsverläufe so eindrücklich erweitert hat. Darum kann auch als Wunder erfahren werden, dass ein Medikament und eine Operation helfen. Wunder sind also nicht verblüffende Durchbrechungen des Naturzusammenhangs, sondern sie verweisen auf die Einstellung, wie ich zur Welt mich verhalte, wie ich die Welt wahrnehme. So gebraucht auch das Neue Testament, wenn von Wundern die Rede ist, auch nicht das griechische Wort, das Staunenswertes, Überraschendes zum Ausdruck bringt (thaumata), sondern spricht von Zeichen und Krafttaten Gottes (semeia, terata, dynameis). Scheinbar alltägliche Ereignisse können Wunder sein, weil in ihnen Gottes Energien spürbar sind.

---

9 Selbstverständlich sind Kräfte, die wir nicht zu verändern vermögen, in den Naturwissenschaften von großer Bedeutung. Dass aber etwa kosmische Abläufe astronomisch berechenbar sind – genauer: dass wissenschaftlich nur solche Abläufe erscheinen können, die berechenbar sind –, muss auch als Ausdruck dessen verstanden werden, dass sie im Kontext des Beherrschbaren wahrgenommen werden.

10 Vgl. K. Berger: Darf man an Wunder glauben?, Gütersloh 1999.

Aber auch hier gilt, dass erst entdeckt werden muss, dass es Gottes Energien sind, die hier wirken.

Das biblische Interesse am Wunder geht also weniger auf seine Tatsächlichkeit, obwohl historisch kaum zu bezweifeln ist, dass Jesus Wunder getan hat. Freilich muss auch dazugesetzt werden: Auch andere haben Wunder getan, wenngleich sich Jesu Wunder vielfältig von solcher gängigen Wunderpraxis unterschieden.[11] Die Frage der Faktizität ist aber in der Sicht des Neuen Testaments völlig unbedeutend, weil sie das Entscheidende verfehlen müsste. Deswegen ist auch nicht schon die Aufzählung der Heilsereignisse die Pointe in Jesu Antwort auf die Frage des Täufers. Sie kulminiert vielmehr in der Predigt des Evangeliums und in dem abschließenden Satz: „Selig ist, wer an mir keinen Anstoß nimmt" (Mt 11,6).

Zum Wunder wird ein Phänomen, das mich und mein Verhältnis zu Gott und der Welt verändert. Dass die Welt mehr ist, als was der Fall ist, und mehr wirklich ist, als die Wissenschaften beschreiben können: das zeigen die Wunder – auch die alltäglichen. Dabei ist die Frage sehr zweitrangig, ob Gott auf übernatürliche Weise in die Welt eingreift. Es ist ja keineswegs ausgemacht, was dabei als „natürlich" angesehen werden soll. Sind die Kräfte und Energien, wie sie in „alternativen" Heilmethoden fruchtbar gemacht werden sollen, nicht auch als „natürliche" zu verstehen, auch und gerade, wenn sie sich gängiger naturwissenschaftlicher Methodik entziehen mögen? Hier geht es um die Entdeckung und das Verstehen der Dimensionen, die von den Wissenschaften gerade nicht gesehen und erfasst werden. Dabei kann und soll die Theologie auch gerne von anderen Religionen und von Neuer Religiosität, von New Age, Esoterik und allem möglichen lernen: Wenn irgendwo der Blick geöffnet wird für heilvolle Perspektiven, so ist das nicht vorschnell und ängstlich zurückzuweisen. Aber auch hier braucht es erst recht kritische Aufmerksamkeit. Als ein ers-

---

11 Zu den Wunderberichten der Evangelien vgl. H. Stegemann, Die Essener, Qumran, Johannes der Täufer und Jesus. Ein Sachbuch, Freiburg/Basel/Wien ⁴1994, 324ff.

tes Unterscheidungskriterium kann gelten, ob die hier behaupteten Kräfte beengende und zerstörerische Verhältnisse und Lebensgeschichten öffnen und befreien, oder ob sie in neue Beschädigungen und Unfreiheit führen.

Weil Krankheit und Gesundheit und erst recht Heil und Heilung so fundamentale Dimensionen des Lebens sind, gibt es allen Grund, hier vorsichtig zu sein: freilich sowohl gegenüber den Ansprüchen alternativer Heilmethoden als auch gegenüber den Verhärtungen der etablierten Medizin. Wir wissen in vielen Fällen, wie gut es ist, einen ordentlich westlich ausgebildeten Mediziner zumindest auch zu konsultieren. Aber dazu gehört auch, die Grenzen wahrzunehmen und das zu bedenken, was in der naturwissenschaftlich ausgerichteten Medizin vernachlässigt wird. Darum gibt es auch allen Grund, hier offen und neugierig zu sein und die Bereiche in unserem Leben wieder deutlicher wahrzunehmen, die wissenschaftlich übergangen und ausgespart werden.

2.2 Jerusalemer und Athener Mensch

Die Tugend der Unterscheidung ist aber noch in einer weiteren Hinsicht gefragt. Die gängigen Fragen, die an Therapien und Heilsversprechen üblicherweise gestellt werden, greifen nämlich zu kurz. Ob eine Therapie tatsächlich wirksam ist, welche Nebenwirkungen sie hat oder ob eine notwendige Maßnahme möglicherweise versäumt wird, ist ohne Zweifel von großem Gewicht. Noch wichtiger als diese Fragen, ist es aber, sehr viel umfassender nachzudenken, welche Bilder von meinem Leben und meiner Zukunft dabei entworfen werden. Es steht keineswegs fest, was als ein gutes und heiles Leben anzusehen ist. Wenn biblisch Gottes Gegenwart mit Hoffnung, Zukunft und Leben verbunden ist, so ist doch auch festzuhalten, dass das Ideal des gesunden, des erfolgreichen, starken und flexiblen Menschen nicht das biblische ist. Heil und Heilung gehören zusammen; sie sind aber nicht identisch. Darum sind auch die Vorstellungen von Gesundheit und Krankheit immer wieder neu zu bedenken.

Was heil ist und was krank, folgt in biblischer Perspektive nicht unbedingt unseren üblichen Einteilungen.

Der Theologe und Psychotherapeut Dietrich Ritschl hat dazu eine treffende und präzise Unterscheidung formuliert, die er mit dem Bild des „Jerusalemer Menschen" und des „Athener Menschen" aufzeigt. Der antike Idealmensch unterscheidet sich erheblich von den Menschen Gottes, deren Geschichten biblisch überliefert werden. In dieser Gegenüberstellung ist dann sehr wohl zu fragen:

> „Ist denn nur die ‚gesunde' Existenz wahre menschliche Existenz? In welchem Ausmaß gehört Krankheit, auch bleibende genetische Störungen, zur Menschlichkeit? Die Griechen freilich haben den Normalmenschen als einen geistig und körperlich wohl balancierten und leistungsfähigen, formschönen Menschen verstehen wollen."[12]

Der Athener Mensch ist keineswegs eine antike Vorstellung, sondern dominiert offensichtlich auch heute. Nicht nur die Werbung zeigt den fröhlich-fitten Menschen; er ist anscheinend auch das ökonomische und politische Leitbild: Der moderne Konsument und Arbeitnehmer soll ja nicht nur formschön und leistungsfähig, sondern auch flexibel und eigenverantwortlich sein. Was geschieht aber mit den Menschen, die das alles nicht sind, die nicht dem Körperideal entsprechen, die geistig, seelisch und körperlich nicht wohl balanciert sind und Eigenverantwortung eben nicht wahrnehmen können? Die sie vielleicht noch nicht wahrnehmen können, weil sie jung sind und wirtschaftlich ohne Chancen, die sie vielleicht nicht mehr wahrnehmen können, weil sie alt sind oder krank, die sie vielleicht nie wahrnehmen können, weil sie behindert sind? Die nicht flexibel, anpassungsfähig sind, weil sie vielleicht in ihrer Biografie festgelegt und starr geworden sind. Sind sie weniger Mensch? Müssen sie erst therapiert, umgestaltet werden, um Menschen zu sein?

---

12 D. Ritschl: „Menschenrechte und medizinische Ethik" in: ders.: Konzepte. Ökumene, Medizin, Ethik. Gesammelte Aufsätze, München 1986, 244 –265, 260.

Das Athener Ideal ist nur auf den ersten Blick so lebens-
freundlich und optimistisch. Gegen seine inhumane Rücksei-
te stellt Ritschl den Jerusalemer Menschen: Biblisch ist doch
auch und zentral von den Menschen die Rede, die oft erst in
ihrer Niederlage, in ihrer Krankheit, in ihrer Schwäche, in
ihrer Behinderung die Gegenwart Gottes erfahren, ja geradezu Gottes Gegenwart verkörpern. Dabei wird sichtbar,

> „daß die wahre Menschlichkeit der Menschen oft erst in ihrer
> Niederlage und Krankheit manifestiert ist."[13]

Dies erlaubt freilich keineswegs eine Idealisierung von Krankheit und Schwäche, auch wenn dies in der Geschichte von
Theologie und Kirche immer wieder mit unheilvollen Auswirkungen geschehen ist. Natürlich wünschen wir uns Gesundheit und sicher sollen Eltern, die ein Kind erwarten, um seine
Gesundheit beten: Alles andere wäre zynisch. Aber trotzdem
ist Gesundheit und Stärke nicht alles. Was geschieht, wenn es
nicht so kommt, wie erhofft? Wie stehen wir zu Menschen,
die nicht formschön und ausbalanciert sind? Und dies gilt
eben für jeden Menschen: Keiner entspricht durchweg dem
Athener Ideal. Ebenso weiß jeder Mensch, dass seine Lebensgeschichte auf den Zustand des Nichtausbalancierten zugeht.
Wie der Anfang meines Lebens alles andere als eigenverantwortlich, stark und kontrolliert war, so auch das Ende. Das
Jerusalemer Modell vom Menschen schärft ein, dass Menschen wesentlich hilfsbedürftig sind und dass Menschlichkeit
in der liebevollen Solidarität mit den Schwachen, Leistungs-
unfähigen und Gestrandeten lebt. Eben diese liebevolle Solidarität braucht jeder Mensch, auch wenn er sich auf den ersten Blick zu den Starken und Gesunden rechnet.[14]

---

13 Ritschl: Menschenrechte und medizinische Ethik, 260.
14 Die berühmte Geschichte vom barmherzigen Samariter (Lk 10,25–37)
   hat ja auch diese Pointe, dass der fragende Schriftgelehrte, der sich als
   Starker und Selbstbewusster zeigt, durch das Gleichnis dazu bewegt
   werden soll, sich in „dem, der unter die Räuber gefallen war" (Lk
   10,36) wieder zu erkennen.

2.3 Gottes Kraft – in der Schwachheit

Ich will meine Überlegungen abschließen mit einem Satz des Paulus, der mir trotz vielfachen Gebrauchs und trotz mancher Trivialisierung immer wichtiger wird: „Meine Kraft ist in den Schwachen mächtig." (2. Kor 12,9) Dem griechischen Urtext folgend wäre genauer zu übersetzen:

„Meine Kraft kommt in der Schwäche zur Vollendung."

Der Gott der Bibel ist nicht einfach Garant von Stärke und Wohlergehen. Dass die Götter bei den Gesunden und Starken sind, ist die gewohnte Perspektive, die in der Predigt des Evangeliums durchbrochen wird. Der Gott der Bibel zeigt gerade bei den Schwachen seine Stärke. Zum christlichen Glauben gehört die Zumutung, gerade da, wo menschliche Erwartungen oft gerade nur das Schwache, das Kranke, das Behinderte usw. sehen, Gottes Kraft zu entdecken. Darum will sich der Apostel auch am liebsten seiner Schwachheit rühmen, ganz paradox, weil er darin eine Kraft spürt, eine Energie fühlt, die nicht aufgeht in dem, was wir an positiven, guten, nutzbaren Energien wahrnehmen, erhoffen und vielleicht auch besser kennen lernen. Gottes Energie geht über alle diese Kräfte hinaus, weil sie auch am Tod nicht endet. Es ist diese Energie, von der Paulus bekennt, dass sie „die Toten lebendig macht und ruft das, was nicht ist, dass es sei" (Röm 4,17) am Anfang der Schöpfung, in unserer Gegenwart und am Ende der Tage.

Zur Handlungslogik
religiöser Heilung

MANFRED JOSUTTIS

Im August 1848 besucht Eduard Mörike, lebenslang mit Krankheit geschlagen, Johann Christoph Blumhardt in Möttlingen, den er seit den Tübinger Studientagen kennt und von dem er sich eine Linderung seiner Beschwerden erhofft. Seine Schwester Klara, die ihn begleitet hat, berichtet darüber an Mörikes Freund Wilhelm Hartlaub:

> „Eduard meinte anfangs ob ihn Blumhardt nicht durch Magnetisieren stärken könnte, allein derselbe erklärte ihm sogleich, dass er dieß nie gethan, dass er keine magnetische Kraft in sich hege, u. diese ganze Behandlungsweise unter allen Umständen schändlich u. verwerflich halte. Die von ihm ausgehende Wirkung, welche er gar nicht verläugne sey ganz anderer Art [. . .]. Er wollte dir sagen, dass er sich körperlich schon durch Blumhardts phisische Nähe sehr gestärkt gefühlt habe, vor dem Abschiede aber hat ihm B. auf Ed. Ausdrücklichen Wunsch auch noch die Hand aufgelegt. Dieses aber möchtest Du keinem Menschen sagen, Ed. Laß dich dringend darum bitten".[1]

Blumhardt ist bis heute der eindrucksvolle Beleg dafür, dass auch im volkskirchlichen Protestantismus das Charisma der Krankenheilung auftreten kann. Er war mit seiner Arbeit so erfolgreich, dass er sich angesichts von Schwierigkeiten mit der Landeskirche selbstständig gemacht hat und in Bad Boll zu einem freien, von vielen unterstützten Unternehmer werden konnte. Charakteristisch für sein Wirken ist eine doppelte Abgrenzung gewesen, wie sie in Klara Mörikes Bericht fassbar wird. Auf der einen Seite wehrt sich Blumhardt selbst gegen die Verwechselung seiner religiösen Praxis mit dem

---

1 Zit. nach V. Beci: Eduard Mörike. Die gestörte Idylle. Biographie, Düsseldorf/Zürich 2004, 244.

methodischen Magnetismus der Mesmer-Anhänger.[2] Und auf der anderen Seite muss die Handauflegung, die er an Mörike vollzieht, auf alle Fälle geheim gehalten werden. Denn mit einem Erlass vom Januar 1846 war dem Möttlinger Pfarrer diese Handlung bei der Absolution ausdrücklich untersagt worden.[3] Bis heute haben Pfarrer und Pfarrerinnen, die, in der Regel nach inneren und äußeren Krisen, bei sich die Gabe der Krankenheilung entdecken, mit erheblichen Schwierigkeiten in der Landeskirche zu rechnen.

Seit dem 19. Jahrhundert, seit Blumhardt und Mörike also, haben die theologischen Schulen die reichhaltigen neutestamentlichen Berichte über Heilungen durch Jesus und die Jesus-Bewegung auf verschiedene Weise in die Vergangenheit entsorgt. Auf der einen Seite, im Gefolge von Rudolf Bultmann, hat man diese Krafttaten zu mirakulösen Wundern erklärt, die alle Naturgesetze durchbrechen sollen und als reine Willkürhandlungen ohne innere Logik erscheinen. Aber auch dort, wo man die Heilungen und Exorzismen Jesu als historisch wahrscheinlich akzeptiert hat, wurden sie häufig im Blick auf den soziologischen Prozess der Arbeitsteilung, der inzwischen gelaufen ist, für irrelevant erklärt. Im Auftritt Jesu fiel demnach die Vermittlung von Heil und Heilung noch aufs engste zusammen. Heutzutage dagegen sind diese beiden Aufgaben durch unterschiedliche Berufsrollen auf Mediziner und Theologen verteilt.[4] Erst allmählich, angeregt durch ökumenische Erfahrungen und esoterische Erfolge, versucht man auch in den Landeskirchen, sich an das Charisma der Krankenheilung wieder heranzutasten.

Die folgenden Überlegungen gehen davon aus, dass es eine strikte Opposition zwischen „wissenschaftlicher" und reli-

---

2 Zu den wissenschaftlichen Hintergründen des Mesmerismus vgl. G. Wolters (Hg.): Franz Anton Mesmer und der Mesmerismus. Wissenschaft, Scharlatanerie, Poesie, Konstanz 1988; dieser Aspekt wird im Roman von P. O. Enquist: Der fünfte Winter des Magnetiseurs, München 2002 nur andeutungsweise berücksichtigt.

3 Vgl. D. Ising: Johann Christoph Blumhardt. Leben und Werk, Göttingen 2002, 240f.

4 Vgl. M. Josuttis: Religion als Handwerk. Zur Handlungslogik spiritueller Methoden, Gütersloh 2002, 177ff.

giöser Medizin faktisch nicht geben kann. Auf der einen Seite ist das therapeutische Feld in sich selbst höchst pluralistisch. Es gibt naturwissenschaftliche, psychotherapeutische, homöopathische Modelle. Eine Klinik ist in ihren Abteilungen hoch spezialisiert, was die Verständigung etwa zwischen Chirurgie und Innerer Medizin nicht immer einfach macht. Die Psychotherapie hat sich in unterschiedliche Schulrichtungen entwickelt, die sich teilweise heftige Ketzerkämpfe geliefert haben. Selbst innerhalb der Homöopathie werden ganz unterschiedliche Methoden der Diagnose und der Restitution verwendet. Und neben diesen mehr oder weniger anerkannten Verfahren breitet sich zunehmend ein Markt von Alternativangeboten aus, der offensichtlich nur deswegen wächst, weil es keine generell wirksamen Modelle von Krankheitsgenese und Heilungseffekten gibt.[5]

Alle therapeutischen Richtungen, von der naturwissenschaftlich fundierten Schulmedizin bis zu energetischen Konzepten, setzen in ihrer Praxis spezifische Annahmen zur Wirklichkeit voraus, die entweder physiologisch, psychologisch oder energetisch sein können. Alle therapeutischen Methoden rechnen mit Vernetzungen von Faktoren und realisieren angenommene Realitäten. Religiöse Medizin ist dann dadurch charakterisiert, dass zu den vorausgesetzten und eingesetzten Faktoren auch „Kraft Gottes" (Röm 1,16) gehört. Diese Kraft steht nicht im strikten Gegensatz zu den anderen Faktoren und Verfahren, weil der Gott, mit dem der christliche Glaube rechnet, mit seinem Segen auch in der Schöpfung waltet und auch durch profane Heilverfahren am Werk ist. Religiöse Medizin setzt aber voraus, dass die Heilungsgnade des Göttlichen nicht nur verborgen zugänglich wird und sich nicht nur in verbalen Heilszusagen artikuliert. Die Leiblichkeit göttlicher Einwohnung ist besonders deutlich in einer Sentenz Jesu formuliert:

---

5 Vgl. R. Jütte: Geschichte der Alternativen Medizin. Von der Volksmedizin zu den unkonventionellen Therapien von heute, München 1996, sowie P. Heusser (Hg.): „Energetische" Medizin: Gibt es heute nur physikalische Wirkprinzipien?, Bern 1998.

„Wenn ich mit dem Finger Gottes die Dämonen austreibe, dann ist das Reich Gottes zu euch gekommen" (Lk 11,20).

Religiöse Heilungen zerstören, weil sie sich der Einwirkung des göttlichen Schöpfers verdanken, keineswegs die Gesetzmäßigkeit des geschaffenen Lebens.

In den folgenden Überlegungen soll gezeigt werden, dass zwischen moderner Medizin und scheinbar archaischen Heilverfahren erstaunliche Strukturanalogien in der Handlungslogik bestehen. Therapeutische Praxis findet durchweg in der Kombination von lokalen, sozialen und energetischen Austauschprozessen statt. Was in der religiösen Heilung abläuft, kann man in entsprechender Weise auch in der modernen medizinischen Praxis beobachten. Als Belege dafür ziehen wir elementare Aspekte der naturwissenschaftlichen und der psychotherapeutischen Medizin heran.

Das klassische Beispiel für einen solchen Vergleich hat in seiner „Strukturale(n) Anthropologie" Claude Lévi-Strauss geliefert. Seine ausführliche Analyse deckt sowohl die Gemeinsamkeiten wie die erheblichen Unterschiede zwischen schamanistischen und psychoanalytischen Heilverfahren auf. Die entscheidende Übereinstimmung zeigt sich für ihn in der Rolle des therapeutischen Subjekts:

> „Der Schamane hat dieselbe Doppelrolle wie der Psychoanalytiker: in der ersten Rolle – der Psychoanalytiker als Zuhörer, der Schamane als Redner – wird eine unmittelbare Verbindung mit dem Bewusstsein (und eine mittelbare mit dem Unbewussten) des Kranken hergestellt. Das ist die Rolle des eigentlichen Beschwörungsgesanges. Aber der Schamane spricht nicht nur die Beschwörung: er ist auch der Held dieses Gesangs, da er an der Spitze des überirdischen Bataillons der Geister in die bedrohten Organe eindringt und die gefangene Seele befreit. In diesem Sinn wird er wie der Psychoanalytiker zum Objekt der Übertragung, um dann – durch die dem Kranken eingegebenen Vorstellungen – zum tatsächlichen Protagonisten des Konflikts zu werden, den dieser auf der Schwelle zwischen der organischen und der psychischen Welt ausficht".[6]

---

6 C. Lévi-Strauss: Strukturale Anthropologie, Frankfurt a. M. 1967, 218.

Sehr viel vordergründiger als in dieser psychologisch orientierten Untersuchung sollen im folgenden einige Beobachtungen zu den Handlungsabläufen und der dabei vorausgesetzten Handlungslogik in den verschiedenen Heilverfahren vorgelegt werden. Ziel ist nicht die Aufdeckung moderner Einsichten in religiösen Überlieferungen, wie es bei der psychologischen Interpretation traditioneller Seelsorge häufig beabsichtigt wird. Vielmehr soll gezeigt werden, dass alle Heilungsverfahren bestimmten Strukturen folgen, die je nach dem vorausgesetzten Wirklichkeitsverständnis mit physiologischen, psychologischen oder eben auch mit religiösen Faktoren rechnen.

1. Lokaler Austausch zur Therapie

Heilbehandlungen setzen in der Regel Raumwechsel voraus und schließen eine spezifische Raumgestaltung ein. Patienten verlassen ihre Privatsphäre und begeben sich in therapeutische Lokalitäten. Wenn der Weg in die Arztpraxis unmöglich ist und der Hausbesuch des Arztes unumgänglich wird, resultiert daraus unvermeidlich eine Einschränkung der aktuellen medizinischen Versorgung. Denn Raumauswahl und Raumgestaltung sind bestimmt von den Erfordernissen für die Anwendung der jeweiligen therapeutischen Methoden. Insofern enthält jeder therapeutische Ort immer schon Informationen über die Realitäten, die für die hier praktizierte Heilbehandlung relevant sind. Jeder Patient, jeder Klient begibt sich zur Therapie in eine spezifische, von anthropologischen, biologischen, psychologischen Einsichten bestimmte Welt.

Die ist in der Schulmedizin hoch differenziert. Die Praxis des Hausarztes bietet auf jeden Fall Plätze für ein kurzes Gespräch und einfache Instrumente für eine erste Untersuchung. Der Facharzt arbeitet mit komplexeren Instrumenten, die sich je nach Spezialisierung zur beeindruckenden und auch beängstigenden Apparatur ausgewachsen haben. Die Ausstattung der ärztlichen Behandlungsräume signalisiert, dass es hier um die Diagnose körperlicher Störungen und ihre Beseitigung geht, wobei die chirurgische Ambulanz auch für die operative Entfernung von Körperteilen sorgen muss. Der Mensch, der in diesen Räumen behandelt wird, ist ein komplexes System von körperlichen Prozessen, die, wie der Blutkreislauf, teils intern vonstatten gehen, teils, wie das Atmen, mit extremen Einflüssen der verschiedensten Art verknüpft sind. Alles, was in diesem Raum steht und in diesem Raum geschieht, soll der körperlichen Restitution des behandelten Lebewesens dienen.

Das Behandlungszimmer des Psychoanalytikers sieht anders aus. Spezifisch ärztliche Utensilien sind in der Regel nicht sichtbar. Das Mobiliar entspricht der Ausstattung bürgerlicher Mittelschichten, freilich in einer bestimmten Konstellation. Es gibt eine Couch, auf der man liegen kann, dahinter steht ein bequemer Sessel. Die Wände sind nicht hellweiß, wie in der medizinischen Praxis, sondern mit ausgesuchten Tapeten und Bildern versehen. Durch ihre neutrale Tönung sollen sie die Aufmerksamkeit des Patienten nicht fesseln, sondern die Konzentration auf die innere Welt ermöglichen. Wer hierher kommt, begibt sich in eine Installation zur behüteten Regression. Auch psychotherapeutische Räume, in denen nicht analytisch gearbeitet wird und die infolgedessen nicht radikal auf die Kommunikation des Unbewussten eingestellt sind, wollen dem Gespräch zwischen zwei oder mehreren Personen dienen und sind in allen Einzelheiten dementsprechend strukturiert.

In welchen Räumen finden religiöse Heilungen statt? Die Frage, ob es „Orte der Kraft" gibt, die durch terrestrische Gegebenheiten oder visionäre Vorgänge geheiligt sind, brauchen wir hier nicht zu diskutieren. Auch für die religiöse Heilung werden ja weltweit Räume „hergestellt". Auch hier kennt man, wie in der medizinischen oder der psychotherapeutischen Praxis, Ausstattungsregeln. Das Inventar soll nicht der technischen Untersuchung oder dem zwischenmenschlichen Gespräch dienen, sondern die Präsenz der heiligen Macht beschwören. Deshalb findet man hier, meist auf einem mehr oder weniger umfangreichen Altar, die Grundsymbole der religiösen Weltsicht. Während sonstige Behandlungszimmer nach außen weitgehend verschlossen sind, wird hier durch Gebete, Gesänge, Schreie die heilige Macht evoziert. Öle, Kräuter, Essenzen sind präpariert und stehen bereit, um alle Anwesenden zu narkotisieren, nicht in Richtung Bewusstlosigkeit, sondern zur Wahrnehmung von Wirklichkeiten, die nur dem Überbewusstsein zugänglich sind. Die Ausstattung des Heilungsraumes soll den Einzug der heilenden Kraft provozieren. Alles, was diesen Raum füllt, soll dazu führen, dass die Anwesenden dem Einfluss des Göttlichen ausgesetzt werden.

Zu jedem Heilungsvorgang gehört in der Regel ein lokaler Austausch. Man verlässt die private Wohnung und geht in einen Raum der Behandlung. Wer sich dort umschaut, kann sofort wahrnehmen, dass er sich in eine besondere Wirklichkeit begeben hat. Was soll und was kann hier mit ihm geschehen?

2. Sozialer Austausch für die Therapie

In den Räumen der Heilung finden zunächst, ausführlich beim Erstkontakt, sonst oft nur durch einige knappe Worte, zwischen den Beteiligten Absprachen statt. Sie folgen jenem Dreischritt sozialer Kontakte, den Marcel Mauss aufgedeckt hat und der in Ablauf und andauernder Verkettung von Geben – Nehmen – Erwidern bestehen.[7] Diese Grundform sozialer Kommunikation liegt letztlich auch den großen Institutionen zugrunde, der Ökonomie, der Justiz, der Religion, aber sie prägt eben auch den Beginn jeder Heilungsprozedur.

Vereinbarungen, die durch einen Wortwechsel zwischen den Beteiligten geklärt werden müssen, betreffen gegenwärtig nur selten den finanziellen Bereich. Medizinische und psychotherapeutische Leistungen werden nach der Gebührenordnung für Ärzte abgerechnet. Neuerdings muss allenfalls sichergestellt werden, dass das Honorar möglichst generell durch die Krankenkassen erstattet wird. Auch religiö-

---

7 M. Mauss: „Die Gabe. Form und Funktion des Austauschs in archaischen Gesellschaften" in: Soziologie und Anthropologie 2, Frankfurt a. M. 1978, 11ff.

se Heilungen haben einen Anspruch auf finanzielle Entloh-
nung. Aber in diesem Bereich wird das Problem meist nicht
zu Beginn des Verfahrens angesprochen, sondern zum Abschluss als Einladung zu einer Spende erwähnt. Der Heiler
hat mit der Kraft des Göttlichen gegeben. Der Kranke hat
von der Kraft des Göttlichen profitiert und wird seine Genesung in Dankbarkeit mit Gebet und Geld erwidern.

Sehr viel umfassender und aufschlussreicher sind die
sprachlichen Kontakte, die explizit den Heilungsvorgang betreffen. In der Schulmedizin benötigt der behandelnde Arzt
zunächst Informationen zur Diagnose. Das Krankheitsbild
wird nicht nur mit Hilfe von Untersuchungen, sondern auch
in sprachlicher Form, durch ungefähre Angaben des Patienten und gezielte Fragen des Mediziners erhoben. Vor der
Durchführung von therapeutischen Maßnahmen, besonders
vor einem operativen Eingriff, muss der Patient über die Risiken der Aktion aufgeklärt werden, und bei der Aushändi-
gung von Rezepten und Überweisungen erhält er Empfehlungen zum konkreten Verhalten, die unter Umständen auch
eine dringende Mahnung zum Verzicht auf den Konsum sti-
mulierender Mittel umfassen können. Das Gespräch, das abläuft, ist von der Kompetenz des Mediziners bestimmt. Er
stellt die Fragen, er führt die Untersuchungen durch, er ver-
schreibt Medikamente. Der Patient ist Gegenstand, letztlich
sogar Objekt einer Behandlung, die freilich besonders wirksam verläuft, wenn er dem Mediziner, etwa dem Hausarzt,
von vornherein Vertrauen entgegenbringt.

Das Gespräch im psychotherapeutischen Prozess verläuft
nach Inhalt und Charakter ganz anders. Nachdem zu Beginn
die Spielregeln der angewandten Methode geklärt sind, entwickelt sich eine „talking cure", die besonders im Fall der Psychoanalyse höchst vielschichtig ist. Die eindeutigen Polaritäten
von Arzt und Patient, Gegenwart und Vergangenheit heben
sich auf. Das, was gewesen ist, wird nicht nur durch Fragen
und Antworten rekonstruiert, sondern wird im Geschehen von
Übertragung und Gegenübertragung vergegenwärtigt. Der Patient kehrt in sein kindliches, manchmal sogar in sein vorge-
burtliches Dasein zurück, mit Hilfe des Analytikers, der in die
Rolle von Mutter und Vater und anderen relevanten Bezugs-

personen gerät. Der methodisch bestimmte soziale Kontakt in der analytischen Arbeit befördert eine regressive Expedition, die es ermöglicht, traumatisierende Szenen in Erinnerung zu rufen, sie zu wiederholen und durchzuarbeiten. Der Analytiker wird für den Patienten zum Begleiter in die Abgründe und Glückseligkeiten der eigenen Lebensgeschichte, die der Heilung mit Befreiung und Versöhnung bedarf.

In der religiösen Medizin wird die Wahrnehmung des Handlungsfeldes noch einmal erweitert. Die Beteiligten rechnen nicht nur mit dem schädigenden Einfluss von empirischen Faktoren und personalen Gestalten sowie der heilenden Wirkung von chemischen Substanzen, körperlichen Operationen und psychischen Prozessen der Einsicht. Alle Beteiligten müssen zu Medien werden, die zwischen guten und bösen Mächten unterscheiden und die einen gegen die anderen einzusetzen verstehen. Der Heilungsprozess umfasst demgemäß Elemente der Anrufung des Göttlichen, der Austreibung des Dämonischen und der Vermittlung von Lebenskraft. Auch hier verschwimmen Grenzen der Alltagserfahrung. Die Grenze zwischen Vergangenheit und Gegenwart wird nicht nur durch die private Erinnerung eines Individuums transzendiert, sondern durch die szenische bzw. sprachliche Vergegenwärtigung einer umfassenden Heilsgeschichte aufgehoben. Dabei muss dann auch die Grenze der Immanenz überschritten werden, und die unheimlichen Mächte, die natürlich auch im Alltäglichen wesen, werden in heilvoller Absicht gezielt beschworen.

Was schon in der sozialen Gestaltung des heilenden Raums in der religiösen Praxis sichtbar wurde, zeigt sich auch im zeitlichen Ablauf der heilenden Rituale. Das soziale Geschehen realisiert einen Kosmos transempirischer, transsozialer, transpsychologischer Realitäten.

3. Energetischer Austausch durch die Therapie

Wer geheilt werden will, muss einen Ortswechsel vornehmen und sich auf einen mehr oder weniger umfangreichen Wortwechsel einlassen. Irgendwann beginnt dann der Heilungsprozess. Der kann schon im ersten Augenblick der Begegnung angesichts der Vertrauenswürdigkeit der behandelnden Person unmerklich anlaufen. Der kann aber auch, wenn die vorgeschlagenen Prozeduren ineffektiv bleiben, abgebrochen werden, um an einem anderen Ort mit einem anderen Heilungsexperten wieder neu zu beginnen. Was geschieht, wenn ein Heilungsvorgang mehr oder weniger erfolgreich verläuft? Allgemein formuliert: die Krankheitssymptome nehmen ab, das Gesundheitsbefinden nimmt zu. Beides geschieht durch den Austausch von Einflussfaktoren. Pathogene Stoffe, Gestalten, Mächte müssen den Leib des Erkrankten verlassen. Stoffe, Gestalten, Mächte, die seine Lebenskraft stärken, werden ihm zugeführt.

Gegenüber einer Tradition, die mit Kräutern, Klistieren und Blutegeln gearbeitet hat, hat sich das medizinische Instrumentarium beträchtlich erweitert. Medikamente werden auch heute noch eingenommen und Operationen auch heute noch durchgeführt. Aber die Wirkungsbreite und Wirkungstiefe solcher Aktionen hat sich erheblich erweitert. So hat die Entwicklung der mikro-invasiven Techniken den operativen Eingriff in Leiblichkeit wesentlich erleichtert. Durch die Integration psychosomatischer Einsichten werden zunehmend auch psychische Einflussfaktoren bei der Krankheitsgenese berücksichtigt. Die Fragen, die aus alternativen Ansätzen, wie etwa der Homöopathie, an die Schulmedizin gerichtet werden, betreffen weiterhin die beiden zentralen Aspekte des Heilungsgeschehens: Werden die Krankheitsursachen radikal genug wahrgenommen oder nicht nur die Symptome beseitigt? Und signalisieren die teilweise erheblichen Nebenwirkungen der Medikamente nicht, dass eine ganzheitliche Heilung mit anderen Mitteln arbeiten müsste?

Die Psychotherapie, vor allem in der analytischen Form, rechnet mit Einflussfaktoren anderer Art. Die frühkindliche Entwicklung ist mehr oder weniger stark durch relevante Bezugspersonen gestört. In den Phasen der psychosozialen Genese haben sich Deformationen gebildet, die ansatzweise auch in den Charaktertypen zu beobachten sind. Die Fixierung auf starre Verhaltensnormen, die Ängste gegenüber libidinösen wie aggressiven Triebregungen können Folge auch einer rigiden „christlichen" Erziehung sein. Durch die Anwesenheit eines Unsichtbaren wird es für den Patienten allmählich möglich, in die schrecklichen Urszenen der Traumatisierung zurückzukehren und sich von den dort internalisierten Ängsten und Zwängen mehr oder weniger weiträumig zu lösen. Ziel ist, jedenfalls in der Therapie von Neurosen, die Restauration eines selbstständigen, selbstverantwortlichen Subjekts, das zur Arbeit wie zur Liebe, zur Abgrenzung, aber auch zu Versöhnung fähig wird. Der Therapeut leitet an, das Verdrängte, das im Krankheitsbild somatisiert ist, ins Bewusstsein zu integrieren, so dass es seine hemmende Kraft verliert und sich neue Lebensmöglichkeiten erschließen.

Die Handlungslogik der religiösen Heilung, die heute in ihren zahlreichen Varianten als sehr exotisch erscheint, lässt sich am ehesten durch einen bekannten Liedvers von Johann Frank (*1653) illustrieren:

> „Weicht, ihr Trauergeister; denn mein Freudenmeister, Jesus, tritt herein. Denen, die Gott lieben, muss auch ihr Betrüben lauter Freude sein."[8]

In der Trauersituation werden deshalb keine sedierenden Medikamente verschrieben. Es wird auch keine psychologische Trauerarbeit versucht. Die Trauermacht, die Menschen zu Boden drückt und niedergeschlagen macht, soll vertrieben werden durch den Einfluss einer machtvollen Gestalt, die den Gegen-Affekt repräsentiert. Trauer und Freude werden hier nicht als Emotionen behandelt, die aus dem Inneren kommen und nach außen drängen, sondern als Affekte, als machtvolle Atmosphären, die Menschen, wie es der Szenejargon wirklichkeitsgerecht formuliert, „anmachen" (afficere). Nicht jede Krankheit geht auf die Einwirkung solcher Mächte zurück. Aber die biblischen wie die außerbiblischen Heilungsgeschichten rechnen damit, dass zahlreiche seelische wie somatische Störungen Folgen dämonischer Besessenheit sind, die durch gezielte Ausweisung, etwa durch den Einsatz machtvoller Namen, behoben werden können. Dabei bildet die leibliche Gestalt des Heilers wahrscheinlich ei-

---

8 Evangelisches Gesangbuch 396, 5.

nen Resonanzraum mit Übertragungsfähigkeiten, die freilich anderer Natur sind als in der Psychoanalyse. Der Heiler kann am eigenen Leib den Krankheitsherd des Anderen erspüren, und er kann durch den eigenen Leib die Heilkräfte des Heiligen beim Anderen aktivieren. Nicht zuletzt deshalb brechen etwa Schamanen nach Heilungsprozeduren erschöpft und bewusstlos zusammen.

Ein deutliches Beispiel für einen solchen energetischen Austausch liefert im Neuen Testament die Perikope von der Heilung des Gelähmten (Mk 1,1–12). Der Kranke wird erst geheilt, nachdem ihm die Sünden vergeben sind. Weil die darin waltende Handlungslogik den Exegeten verborgen geblieben ist, hat man seit Martin Dibelius und Rudolf Bultmann durch traditionsgeschichtliche Analyse an dieser Stelle die Kombination zweier ursprünglich selbstständiger Überlieferungen vermutet.[9] Im Text selbst bleibt diese Handlungslogik unausgesprochen, weil auf der sozialen Ebene die Vollmacht zur Sündenvergebung begründet werden soll (Mk 1,10). Das schließt aber keineswegs aus, dass in energetischer Hinsicht die Reinigung von der Macht der Sünde, die durch das befreiende Wort erfolgt, die Voraussetzung für die Macht des heilenden Wortes bildet. Energetischer Austausch wird in der religiösen Medizin wie auf anderen therapeutischen Feldern immer von der Doppelfrage bestimmt: Was muss raus? Was muss rein? Die Handlungslogik aller Heilverfahren folgt dem Lebensrhythmus des Atmens.

4. Zur Wahrnehmungslogik religiöser Heilung

An „Orten der Kraft" werden „Worte der Kraft" gesprochen, damit durch den Einfluss der göttlichen Kraft beschädigtes Leben geheilt wird. Dass dabei in vielen Fällen positive Effekte entstehen, ist kaum zu bestreiten. Aber ist mit dem Hinweis auf solche Wirkungen die Einwirkung göttli-

---

9 Zur Forschungsgeschichte der Perikope vgl. E. Haenchen: Der Weg Jesu. Eine Erklärung des Markus-Evangeliums und der kanonischen Parallelen, Berlin 1966, 99ff.

cher Wirklichkeit schon eindeutig unter Beweis gestellt? Alle
Methoden realisieren Realitäten und entwickeln im wissenschaftlichen Diskurs die Tendenz, auch in ihrem Rahmen
schwer verständliche Phänomene mit den eigenen Kategorien und von der eigenen Wahrnehmungslogik her zu erfassen. Wie wirklichkeitsoffen und wissenschaftlich differenziert man dabei verfahren kann, sollen abschließend zwei
Studien belegen, die mit ihrem Ansatz die theoretische Alternative zwischen Cartesianismus und Phänomenologie re-
präsentieren.

Ina Rösing hat im Rahmen ihrer umfangreichen Feldstu-
dien auch „Nächtliche Heilungsrituale in den Hochanden Boliviens" dokumentiert. „Weiße Heilung", die dort geschieht,
ist für sie im Anschluss an Donald Sandner eine Form von
„symbolic healing". Sie zitiert ihn wie folgt:

> „(Symbole) sind nicht nur in der Lage, ein Vokabular und eine
> Erklärung (für die Darstellung und Ursache des Leidens) zu lie-
> fern, sondern sie können auch Änderungen in der Seele bewir-
> ken, indem sie Energie in eine andere Form verwandeln, eine
> Form, die heilen kann."[10]

Rösings eigener Kommentar setzt andere Akzente:

> „Durch den Umgang mit dem Symbol werden Bedeutungen ak-
> tiviert. Diese aktivierten Bedeutungen sind in der Lage, intrasee-
> lische Muster umzustrukturieren, Änderung zu bewirken, Hei-
> lung anzubahnen."[11]

Tendenziell wird dadurch ihre Theorie symbolischer Heilung „im kognitiven Bereich" angesiedelt, „im Bereich von
Bedeutungen, Bedeutungsträgern und Sinn".[12] Cartesianisch
ist diese Interpretation deswegen, weil alle Gegenstände, die
bei der Heilung verwendet werden, und alle leiblichen Erfahrungen, die man dabei macht, kognitive Inhalte vermitteln. Eine andere Interpretation würde sich ergeben, wenn

---

10 I. Rösing: Dreifaltigkeit und Orte der Kraft: Die weiße Heilung. Nächtliche Heilungsrituale in den Hochanden Boliviens, Frankfurt a. M.
1988, 718.
11 Rösung: Dreifaltigkeit und Orte der Kraft, 720.
12 Rösung: Dreifaltigkeit und Orte der Kraft, 725.

man das Verhältnis von Ritualsprache und Ritualhandlung nicht additiv und signifikativ, sondern evokativ und affektiv bestimmt. Im Gebet wird die heilvolle Macht herbeigerufen, die die in der Heilung verwendeten Gegenstände nicht zu Bedeutungsträgern erklärt, sondern zu Machtträgern transformiert.

Wie sehr die eigenen wissenschaftlichen Voraussetzungen verwirrt und in Frage gestellt werden, hat Jeanne Favret-Saada in ihrer Studie über „Schwarze Magie" im „Hexenglauben im Hainland von Westfrankreich" eindrucksvoll dargestellt. Das Grundproblem jeder begleitenden Beobachtung, wie sie in der Ethnologie praktiziert wird, liegt im unterschiedlichen Charakter von Sprache.

> „Die Zauberei ist – Wort, jedoch ein Wort, das Macht ist, nicht Wissen oder Information – wenn in der Zauberei gesprochen wird, dann niemals, um zu informieren. Und wenn man informiert, dann nur, damit derjenige, der töten soll (der Zauberbanner), weiß, wo er zuschlagen muss. Es ist im wahrsten Sinn des Wortes undenkbar, einen Ethnographen zu informieren".[13]

Wie soll man also von der Macht eines Wortes reden, wenn man selbst es weder gehört noch gesprochen hat? Und wie soll man über die Macht von Worten reden in einer Sprache, die sich dieser Macht, in der Wissenschaft unvermeidlich, entziehen und diese Macht hinterfragen will? Der Ethnograph, der wirklichkeitsgerecht vorgeht, kann als wissenschaftliches Subjekt, das objektiv über sein Untersuchungsfeld berichtet, nur scheitern.

> „Aber gerade im Protokollieren der Lehren, die man aus diesem Scheitern ziehen muss, besteht die Ethnographie der Zauberei".[14]

Offensichtlich gibt es Phänomene, die niemals Objekt werden können – dazu dürfte auch das Geschehen religiöser Heilung gehören. Damit gerät freilich nicht nur die wissen-

---

13 J. Favret-Saada: Die Wörter, der Zauber, der Tod. Der Hexenglaube im Hainland von Westfrankreich, Frankfurt a. M. 1979, 17.
14 Favret-Saada: Die Wörter, der Zauber, der Tod, 112.

schaftliche Arbeit an Grenzen. Auch das Interesse an „Heilung", das gegenwärtig in den Landeskirchen grassiert, ist in mancher Hinsicht problematisch.[15] Was im Ernstfall bei Blumhardt und auch in der Gegenwart störend wirkt und unerwünscht ist, wird einigermaßen leichtfertig ins Auge gefasst. Unter dem Konkurrenzdruck von Esoterik und Alternativmedizin will man diese Marktlücke selbst möglichst rasch füllen.[16] Krankenhauspfarrer/innen, animiert durch den Leitbegriff „therapeutische Seelsorge", wollen nun endlich zur Sache kommen. Und mit Hilfe von Ritual-Entwürfen, die sich ausbreiten, scheint es ganz einfach zu sein, das Charisma der Krankenheilung zu praktizieren. In einer Hinsicht sind diese Entwürfe realitätsgerecht. Sie enthalten im Zentrum nämlich Bitten um Segen und Lebenskraft – das Stichwort „Heilung" wird jedoch peinlich vermieden. Auch auf diese Weise kann man sich das notwendige Scheitern ersparen.

Der Durchbruch zum Charisma der Krankenheilung kostet in der Regel viel Zeit, Gesundheit und Kraft. Wer wunderbare Heilungserfolge anstrebt, um auf dem Markt der therapeutischen Angebote Interesse, ja Bewunderung zu erregen, der sollte sich darüber im Klaren sein, dass die Vereinigung mit dem Göttlichen nichts ist, was sich einfach „machen" lässt. Mut zur Heilung benötigt Demut vor der Heiligkeit Gottes.

---

15 Dazu gehört vor allem die Diskrepanz, die man in den Segnungsgottesdiensten beobachten kann, zwischen dem ausgesprochenen Sinn des Segnens und dem unausgesprochenen Ziel des Heilens; vgl. Josuttis: Religion als Handwerk, 118ff; zur Grundstruktur großkirchlicher Segnungsrituale vgl. M. Josuttis: Segenskräfte. Potentiale einer energetischen Seelsorge, Gütersloh [2]2002, 231f.

16 In der esoterischen Szene spielt die Methode der Handauflegung, die man Blumhardt verboten hatte, eine zentrale Rolle. Vgl. D. Cowens/T. Monte: Die Gabe des Heilens. Die Praxis der Energieheilung, Reinbek 1997; H. Gamborg: Das Wesentliche ist unsichtbar. Heilung durch die Energiezentren des menschlichen Körpers, Reinbek 1998; K. da Silva: Gesundheit in unseren Händen, München 2000.

Autoren

Klaus Berger, Professor Dr., Universität Heidelberg, Neues Testament.

Jakob Bösch, PD Dr., Chefarzt Psychiatrische Dienste, Bruderholz (CH), Psychologie.

Gerhard Dannecker, Professor Dr., Universität Bayreuth, Rechtswissenschaften.

Manfred Josuttis, Professor Dr., Universität Göttingen, Praktische Theologie.

Martin Lambeck, Professor Dr., Technische Universität Berlin, Physik.

Eckart Otto, Professor Dr., Universität München, Alttestamentliche Theologie.

Werner H. Ritter, Professor Dr., Universität Bayreuth, Praktische Theologie/Religionspädagogik.

Wolfgang Schoberth, Professor Dr., Universität Bayreuth, Systematische Theologie.

Kocku von Stuckrad, PD Dr. Assistenzprofessor (universitair docent), Universität Amsterdam, Religionswissenschaft.

Eike Uhlich, Professor Dr., Chefarzt a. D., Hofheim, Medizin.

Harald Walach, PD Dr. Dr., Dipl.-Psych., klinischer Psychologe, Universitätsklinikum Freiburg, Institut für Umweltmedizin und Krankenhaushygiene.

Bernhard Wolf, Pfarrer, Kirchenrat, Leiter des Forschungs- und Informationszentrums Neue Religiosität an der Universität Bayreuth, Religiöse Gegenwartskultur.